dtv

Länger leben, das Krebsrisiko mindern, mehr Spaß am Sex haben, den Blutdruck unter Kontrolle halten, das Immunsystem stärken – diese und viele andere Gesundheitsziele, die jeder gern erreichen möchte, hat sich auch Mark Mayell vorgenommen. Und er hat herausgefunden, wie sich diese mit vergleichsweise einfachen Mitteln realisieren lassen. Zu den Top 20 der wirkungsvollsten natürlichen Substanzen gehören neben Heilpflanzen wie Knoblauch und Ginkgo auch Vitamine und Mineralstoffe, Nährstoffe, Aminosäuren, medizinisch wirksame Pilze wie z. B. Shiitake sowie ätherische Öle und Homöopathika. Mit ihrer Hilfe kann man jeden Tag etwas für die eigene Gesundheit tun. Die genauen Anwendungs- und Dosierungshinweise werden von einer Vielzahl allgemeiner Tips zur Verbesserung von Gesundheit und Wohlbefinden ergänzt.

Mark Mayell war sieben Jahre lang als Herausgeber der amerikanischen Zeitschrift ›Natural Health‹ tätig und gab auch Bücher dieses Zeitschriftenverlags heraus. Er schrieb zahlreiche Artikel über alternative Heilverfahren für ›Natural Health‹ und andere Zeitschriften und machte sich als Autor mehrerer Bücher zum Thema Naturmedizin auch international einen Namen. Mayell ist Vorstandsmitglied der Amerikanischen Holistischen Gesundheitsorganisation.

Mark Mayell

Forever fit

Die Top 20 der Naturmedizin

Aus dem Amerikanischen übersetzt und bearbeitet
von Margaret Minker

Deutscher Taschenbuch Verlag

Wichtiger Hinweis:

Die diesem Buch zugrundeliegenden medizinischen Forschungsergebnisse und die Empfehlungen entsprechen dem Stand der Wissenschaft bei Fertigstellung. Da sich die Medizin jedoch ständig weiterentwickelt, können zukünftige neue Erkenntnisse nicht ausgeschlossen werden. Die hier genannten Ratschläge und Behandlungsmethoden sollen kein Ersatz für fachkundige Beratung sein. Die richtige Diagnose und Therapie von Erkrankungen müssen immer Sache eines Arztes bleiben. Für Angaben zu Dosierungen und Applikationsformen kann vom Verlag keine Gewähr übernommen werden.

Deutsche Erstausgabe
Mai 1998
Deutscher Taschenbuch Verlag GmbH & Co. KG, München
Titel der amerikanischen Originalausgabe:
Off-the-Shelf Natural Health
1995 Bantam Books, New York, USA
ISBN 0-553-37457-5

Umschlagkonzept: Balk & Brumshagen
Umschlagfoto: © Bavaria Bildagentur
Satz: OREOS GmbH, Waakirchen
Gesetzt aus der Sabon-Antiqua (Textline 2.05)
Druck und Bindung: C. H. Beck'sche Buchdruckerei, Nördlingen
Gedruckt auf säurefreiem, chlorfrei gebleichtem Papier
Printed in Germany · ISBN 3-423-36063-1

Inhalt

Teil I:
Einführung

Teil II: Natürliche Zusatzstoffe ins tägliche Leben integrieren

Teil I:
Einführung

1. Kapitel: Gesundheit und natürliche Heilmittel

Die derzeitige Krise des Gesundheitswesens scheint in einem unlösbaren Dilemma zu stecken. Angesichts der Tatsache, daß die medizinischen Kosten astronomische Höhen erreicht haben und wir einen größeren Teil unseres schwerverdienten Geldes dafür hinblättern müssen als die Leute in den meisten anderen Gesellschaften, müssen wir uns doch fragen: Weshalb ist unsere Lebenserwartung eigentlich nicht so hoch, unser Leben nicht so gesund wie das der Menschen in manchen anderen Industrieländern, die pro Kopf erheblich weniger für ihr Gesundheitswesen zu berappen haben? Ein Großteil der Debatte dieses überaus wichtigen öffentlichen Problems konzentriert sich darauf, wie wir das heutige schulmedizinische System wohl zurechtstutzen, ihm etwas hinzufügen oder es in Stromlinienform bringen könnten. Wie, fragt man sich, erreichen wir am besten, daß mehr Menschen von einer größeren Angebotspalette profitieren oder weniger Angebote mehr Menschen offenstehen oder die vorhandenen Angebote kostengünstiger werden?

Es wäre jedoch auch möglich, das Dilemma zu lösen, indem wir einfach einmal das unausgesprochene Paradigma in Frage stellen, das ihm zugrundeliegt. Dieses Paradigma lautet, kurz gesagt: Die Aufgabe des Gesundheitswesens besteht im Heilen von Krankheiten. Allerdings mehren sich die Beweise dafür, daß unsere Gesellschaft leider weit geschickter darin ist, tödliche Krankheiten hervorzurufen, als die moderne Medizin imstande ist zu heilen. Immer mehr Menschen fordern deshalb eine Umstrukturierung unseres Gesundheitswesens, eine sinnvollere

Einschätzung von Gesundheit und Wohlergehen, die der Vorbeugung ebensoviel Gewicht beimißt wie der Behandlung.

Leider sind viele Schulmediziner gegenwärtig alles andere als geneigt, radikale neue Denkansätze auch nur in Betracht zu ziehen. Wie viele andere Menschen sind auch sie zu einem gewissen Grad Gefangene ihrer Erziehung, ihrer Ausbildung und ihrer Informationsquellen. In den USA beispielsweise wird der Präventivmedizin in den Lehrplänen medizinischer Hochschulen wenig Beachtung geschenkt. An fast allen großen medizinischen Universitäten ist die Ernährungswissenschaft nur ein Wahlfach. Aus einigen Studien geht hervor, daß Ärzte stärker von Pharmafirmen beeinflußt werden als von beruflichen Fachgesellschaften, medizinischen Fachzeitschriften oder dem, was sie in ihrer schulmedizinischen Ausbildung gelernt haben.

Es ist daher kein Wunder, daß der größte Teil der Ärzteschaft nach wie vor zu den Waffen der konventionellen Medizin – Medikamenten und Operationen – greift, um die Krise des Gesundheitswesens zu überwinden. Diese Ärzte sind der Meinung, wenn wir nur weiterhin mit vereinten Kräften gegen Krebs oder AIDS oder Diabetes vorgingen, würden wir schon eines schönen Tages auf einfache, verläßliche (wenn auch wahrscheinlich sehr teure) Heilverfahren stoßen, die uns allen dann ein längeres und gesünderes Leben bescheren.

Zumindest in den Vereinigten Staaten akzeptiert die Mehrheit der Bevölkerung diesen Ansatz. Amerikanerinnen und Amerikaner schlucken 25 Millionen Tabletten *pro Stunde*, inklusive mehr als 50 Millionen Aspirin- und 30 Millionen Schlaftabletten pro Tag. Unliebsame Arzneimittel-Nebenwirkungen gehören zu den zehn wichtigsten und häufigsten Gründen für Klinikeinweisungen und sind alljährlich für rund 50 Millionen im Krankenhaus verbrachte Tage verantwortlich. Allein 1995 mußte sich ein Fünftel der amerikanischen Bevölkerung irgendeiner Operation unterziehen; davon war ein nicht geringer Teil medizinisch überflüssig, etwa viele Gebärmutterentfernungen, Schnittentbindungen und Bypass-Operationen. Schätzungen zufolge sterben in den USA zwischen 50 000 und 100 000 Menschen pro Jahr, nur weil sie sich einer gefährlichen und unnötigen Operation unterzogen haben.

Medikamente und chirurgische Eingriffe werden wohl noch lange Zeit zu den wichtigsten Säulen der Schulmedizin gehören. Doch immer mehr Patientinnen und Patienten steigen aus diesem System aus. Eine 1993 im renommierten »New England Journal of Medicine« publizierte, vielbeachtete Studie belegt, daß die Menschen sich heute ebenso häufig an eine Fachkraft für Akupunktur, Chiropraktik, Pflanzenheilkunde oder sonstige Alternativmedizin wenden wie an einen Internisten oder andere ärztliche Fachleute. Die Studie zeigt, daß 1990 in den USA schätzungsweise 425 Millionen mal Fachleute für natürliche Heilverfahren aufgesucht wurden – rund 40 Millionen mal häufiger als Besuche in schulmedizinischen Praxen aller Art. Ein ähnlicher Trend ist in Deutschland zu beobachten: Demoskopischen Umfragen der letzten Jahre zufolge vertrauen rund 80 Prozent aller Deutschen auf Naturheilmittel; viele geben ihnen den Vorzug vor den üblichen schulmedizinischen Verfahren.

Hinzu kommt, daß viele Menschen sich heute der Verantwortung für ihre eigene Gesundheit bewußt sind und mehr auf Ernährung, Bewegung und psychische Belange achten. Langsam aber sicher bahnen sie einer neuen Form von Medikation den Weg – der Behandlung mit Heilpflanzen und Nährstoffen, die mit dem Körper (statt gegen ihn) arbeiten, um ihn gesund zu erhalten. Auch wenn viele dieser natürlichen Substanzen zur *Behandlung* von Gesundheitsstörungen eingesetzt werden können, ist das doch sehr oft nicht ihr eigentliches Ziel. Von schulmedizinischen Arzneien, die zwar bestimmte Symptome lindern, jedoch oftmals Nebenwirkungen haben und die geistige Leistungsfähigkeit beeinträchtigen, unterscheiden sich die im folgenden vorgestellten natürlichen Heilmittel vor allem in qualitativer Hinsicht. Kräuter, Vitamine und Nahrungsmittel-Ergänzungen sind erheblich sicherer und verursachen viel weniger störende Nebeneffekte, vor allem, wenn sie vorbeugend eingesetzt werden oder dazu beitragen, Entspannung, Verdauung und andere körperlich-seelische Vorgänge zu unterstützen. Oft genug sorgen sie dafür, daß man sich rundum besser, lebendiger, wacher, vielleicht sogar geistig besonders rege fühlt. Diese Substanzen spielen daher bei der *aktiven Krankheitsvorbeugung* eine wichtige, wenn auch natürlich nicht die einzige Rolle. Dieser Ansatz birgt also wahrscheinlich nicht nur die Lösung für das große Dilemma des öffentlichen Gesundheitswesens, sondern auch für Ihre ganz persönlichen gesundheitlichen Bedürfnisse.

Die Heilpflanzen

Phytotherapeutika, wie pflanzliche Arzneien fachlich genannt werden, basieren auf natürlichen Substanzen aus ganzen Heilpflanzen oder ihren Wurzeln, Blättern, Blüten, Früchten, Samen und Stengeln. Sehr wahrscheinlich waren sie die allerersten Arzneien der Menschheit überhaupt. In China, Indien, Griechenland und vielen anderen Teilen der Welt hat die Pflanzenheilkunde eine jahrtausendelange Tradition. Viele der frühen Heilerinnen und Heiler nutzten die Pflanzen – zum Beispiel Aloe in der Wundheilung, Ingwer bei Verdauungsproblemen – zu den gleichen Zwecken wie wir heute. In sehr vielen, wenn auch nicht in allen Fällen bestätigte die moderne Wissenschaft die Erkenntnisse der »Alten«.

Nehmen wir zum Beispiel Ephedra, das Meerträubel. Schon vor fünftausend Jahren wurden die anregenden Wirkstoffe dieser Pflanze genutzt, als nämlich chinesische Kräuterkundler dazu übergingen, eine ihrer Arten – Ephedra sinica, im Chinesischen *ma huang* genannt – bei Atemwegsbeschwerden zu verordnen. Chemische Analysen ergaben, daß Stengel und Zweige dieses Gewächses bestimmte Substanzen mit nachweisbarer Wirksamkeit enthalten, vor allem die Alkaloide Ephedrin und Pseudoephedrin. Millionen westlicher Patientinnen und Patienten nehmen heute immer noch Pseudoephedrin (allerdings meist in synthetisierter Form) gegen genau die gleichen Beschwerden ein, bei denen damals die chinesischen Heiler *ma huang* empfahlen.

Zu den bemerkenswerten Heilpflanzen, deren Wirkstoffe in der modernen Schulmedizin breit eingesetzt werden, gehören unter anderem folgende:

Weide und *Mädesüß.* In der Rinde des Weidenbaums (Salix alba) sowie in den Blättern und Blüten vom Mädesüß (Filipendula ulmaria) findet sich Salicin, ein Bestandteil der Acetylsalicylsäure, der vor mehr als hundert Jahren erstmals zur Herstellung eines bekannten Schmerzmittels benutzt wurde: Aspirin.

Roter Fingerhut. Die Blätter dieser giftigen Pflanze (Digitalis purpurea) enthalten Glykoside, die heute weithin als Arznei bei bestimmten schweren Herzerkrankungen verschrieben werden: Digitalis. Der Gebrauch dieser Pflanze als Herzmittel reicht mindestens bis ins späte 18. Jahrhundert zurück.

Fieberbaum. Die Rinde dieses südamerikanischen Baumes (Cinchona succiruba) wird zur Gewinnung von Chinarindenextrakt bzw. des Alkaloids Chinin benutzt, das man über dreihundert Jahre lang zur Vorbeugung und Heilung von Malaria verwendete. (Heute werden statt dessen meist synthetische Substanzen eingesetzt.)

Indische Schlangenwurzel. Diese Pflanze (Rauwolfia serpentina) wird im Ayurveda eingesetzt, der traditionellen indischen Medizin. Der Wirkstoff Reserpin, aus der Wurzel gewonnen, dient als Arznei bei Bluthochdruck.

Schlafmohn. Aus Alkaloiden dieser Pflanze (Papaver somniferum) wird eine ganze Reihe potenter – und leider auch suchterzeugender – Schmerz- und Schlafmittel gewonnen, nämlich die Opiate (Codein und Morphin sowie deren Abkömmlinge).

Tollkirsche. Aus dieser hochgiftigen Pflanze (Atropa belladonna) und dem ihr verwandten *Stechapfel* (Datura stramonium) werden viele potente Alkaloide extrahiert, unter anderem Atropin und Scopolamin, die man zur Behandlung von Augenleiden, motorischen Störungen und anderen Erkrankungen einsetzt.

Aus der wissenschaftlichen Erforschung der Heilpflanzen ergeben sich mit schöner Regelmäßigkeit aufregende neue therapeutische Einsatzgebiete. Erst kürzlich stellte sich zum Beispiel heraus, daß Extrakte der Wurzeln und Blüten von Kudzu (Pueraria lobata) – eine rasch wachsende wilde Weinrebe, die aus Asien eingeführt wurde und den Weinbauern der amerikanischen Südstaaten in den vergangenen Jahren stark zu schaffen machte – ein enormes Potential in der Behandlung von Alkoholkranken bergen. In der traditionellen chinesischen Medizin wird Kudzu schon seit langem für diese (und andere) Zwecke eingesetzt. Wie die Fachzeitschrift ›Proceedings of the National Academy of Sciences‹ berichtete, hat sich in Tierversuchen herausgestellt, daß Kudzu das Verlangen nach alkoholischen Getränken rasch und drastisch reduzieren kann. Im Augenblick sieht es sogar so aus, als ob Kudzu-Extrakte den Alkoholkonsum besser senken helfen können als irgendein anderes, derzeit dafür verfügbares Medikament, zum Beispiel Antabus.

Mindestens 120 rezeptpflichtige Arzneien – rund ein Viertel aller Medikamente, die jährlich in den USA ärztlich verschrieben werden – lassen sich auf pflanzliche Wirkstoffe zurückführen. Drei Fünftel dieser Phytotherapeutika konnten nur deshalb als Medikamente für uns verfügbar gemacht werden, weil die Pflanzenheilkundigen der jeweiligen traditionellen Volksmedizin ihr Wissen und die Pflanzen selbst so sorgsam bewahrten. In den letzten Jahren werden weltweit große Anstrengungen unternommen, pflanzliche Wirkstoffe auf ihre mögliche therapeutische Wirksamkeit hin zu untersuchen, denn auch in der Wissenschaft hat sich inzwischen herumgesprochen, daß die weltweite Zerstörung der Wälder und andere Faktoren den Bestand der Heilpflanzen akut bedrohen und wohl viele Spezies für immer von der Liste möglicher Phytotherapeutika gestrichen werden müssen. »Mit der Ausrottung der Spezies verschwinden wertvollste genetische und chemische Informationen von unserem Planeten, bevor wir überhaupt merken, welchen Verlust wir da erleiden«, warnt etwa Thomas Eisner, Biologe an der Cornell-Universität.

Weniger als ein halbes Prozent der rund 265 000 Blühpflanzen-Spezies auf der ganzen Welt sind bislang chemisch analysiert und auf ihren medizinischen Nutzen hin untersucht worden, heißt es in einem kürzlich erschienenen Bericht des Ethnobotanikers Paul Alan Cox von der Brigham-Young-Universität und Michael J. Balick vom Botanischen Garten der Stadt New York. Die beiden Wissenschaftler schätzen, daß derzeit gut hundert Projekte laufen, in deren Rahmen man versucht, neue Arzneien aus Pflanzen des Regenwaldes zu gewinnen. Die biologische Grundlage für dieses große Interesse liegt ihres Erachtens nach in der Tatsache, daß Pflanzen ungeheuer anpassungsfähig sind. »Pflanzen sind schon allein deshalb eine wichtige Arzneimittelquelle, weil sie große Mengen bioaktiver Substanzen produzieren, von denen sich sehr wahrscheinlich die meisten nur entwickelten, um der Pflanze Schutz vor dem Gefressenwerden und vor Insektenbefall zu bieten«, merken sie an. Studien legen nahe, daß auch Menschen diese Verteidigungsmechanismen nutzen können, um sich vor Krankheitserregern – von Mikroorganismen bis hin zu den schädlichen freien Radikalen – zu schützen.

»Mutter Natur ist die beste Chemikerin überhaupt, und das sage ich mit allem Respekt vor unseren Fachleuten der Chemie«, meint Gordon Cragg, Leiter der Abteilung für Natürliche Heilmittel im Nationalen Krebs-Institut der Vereinigten Staaten. »Für uns wäre es äußerst schwierig, uns all diese phantastischen Moleküle auch nur im Traum vorzustellen, geschweige denn sie zu gestalten.« Wollen wir hoffen, daß uns eine solche Aufgabe tatsächlich erspart bleibt. Es wäre doch eine traurige Ironie, wenn diese Pflanzenspezies, nachdem sie Hunderttausende oder gar Millionen Jahre überlebt und dabei sehr viele auch für uns Menschen äußerst nützliche Inhaltsstoffe hervorgebracht haben, von eben diesen Menschen ausgerottet würden, noch bevor wir überhaupt darangehen konnten, diese Substanzen zu identifizieren und nutzbringend einzusetzen.

Die essentiellen Nährstoffe

Die Völker alter Zeiten wußten nicht nur viel über Heilpflanzen, sondern kannten auch die Zusammenhänge zwischen individueller Ernährung, Heildiäten und Gesundheit. Ägyptische Heiler, Ärzte der griechischen Antike, etwa Hippokrates, wie auch die Vertreter der traditionellen chinesischen Medizin hielten die Ernährung zugleich für das Übel, das vielen Krankheiten zugrunde liegt, als auch für die beste Arznei der Menschheit. Autoren wie beispielsweise Luigi Cornaro – er schrieb Mitte des 16. Jahrhunderts ein Werk über Ernährung und langes Leben – wiesen immer wieder darauf hin, wie die tägliche Ernährung den Gesundheitszustand beeinflußt. (Offenbar praktizierte Cornaro auch, was er predigte, denn er erreichte das damals wie heute erstaunlich hohe Alter von 99 Jahren.) Im späten 18. Jahrhundert schließlich begannen wissenschaftliche Pioniere wie der französische Chemiker Antoine-Laurent Lavoisier (auch »Vater der modernen Ernährung« genannt), wesentliche Ernährungs- und Diätkonzepte zu erläutern, etwa die Zusammenhänge zwischen Atmung, Stoffwechsel und Verdauung sowie die Unterschiede zwischen Kohlenhydraten, Fetten und Proteinen.

Allerdings standen damals noch keine wissenschaftlichen Methoden zur Verfügung, Nahrungsmittel auf ihre Bestandteile hin zu analysieren; daher blieben die Nahrungskomponenten, die für die Gesundheit essentiell notwendig sind, noch lange Zeit ein Geheimnis. Wissenschaftler des 18. und 19. Jahrhunderts glaubten zunächst, nur Kohlenhydrate, Fette und Proteine seien essentielle Bestandteile der Nahrung. Dann führten verschiedene Forscher Tierversuche durch, bei denen sie den Tieren künstlich hergestellte Milch oder andere Mischungen aus den drei genannten Makro-Komponenten verabreichten. Doch das einzige, was sie zuwege brachten, war, die Versuchstiere ziemlich rasch vom Leben zum Tode zu befördern – und zwar mit alarmierender Häufigkeit. Ganz offensichtlich mußte es also noch andere, bislang nicht identifizierte Nahrungsbestandteile geben, die für Gesundheit und Überleben unbedingt notwendig waren.

Wer eins und eins zusammenzählte, konnte auch schon eine Ahnung davon bekommen, um welche Stoffe es sich dabei wohl handeln mochte. Etwa ab 1700 hatten einige Seeleute bemerkt, daß man dem Skorbut – einer Krankheit, die auf langen Seereisen auftrat und durch blutende Gaumen, Zahnausfall und Gelenkschwellungen charakterisiert war – vorbeugen konnte, wenn man regelmäßig Limonen und andere Zitrusfrüchte aß. Skorbut war damals ein ernstes medizinisches Problem, und zwar nicht nur für Seefahrer, sondern auch für Soldaten sowie, bis ins zwanzigste Jahrhundert hinein, für weite Teile jeder Bevölkerung, die durch Krieg oder andere Katastrophen von der Versorgung mit frischem Obst und Gemüse abgeschnitten war. (Ja, Skorbut wurde sogar an den Skelettüberresten prähistorischer Menschen diagnostiziert.) Der schottische Marinechirurg James Lind fand während einer langen

Seereise im Jahre 1746 seine Annahme bestätigt, daß Zitronensaft sehr gut gegen Skorbut hilft; er publizierte diesen Befund 1753. Andere Forscher fanden zu Beginn des 18. Jahrhunderts heraus, daß jodiertes Speisesalz der Gicht vorbeugen kann.

Erst gegen Ende des 19. Jahrhunderts jedoch wurden die dabei beteiligten lebenswichtigen Wirkstoffe in der Nahrung erstmals chemisch isoliert und identifiziert. 1882 beobachtete ein japanischer Schiffsarzt, daß man die weitverbreitete Krankheit Beriberi verhüten konnte, indem man der bäuerlichen Bevölkerung, die sich hauptsächlich von geschältem (»weißen«) Reis ernährte, zusätzlich Gemüse und Milch verabreichte. Fünf Jahre später gelang Forschern der umgekehrte Nachweis: Sie konnten bei Hühnern künstlich Beriberi hervorrufen, wenn sie die Tiere ausschließlich mit geschältem Reis fütterten.

Aus Extrakten der Schalen, die beim Reispolieren abfallen und imstande sind, die Mangelkrankheit zu heilen, wurde das allererste Vitamin, nämlich Thiamin (B1), gewonnen. Bei einer großen Anzahl ähnlicher Tierversuche zu Beginn des 20. Jahrhunderts fand man schließlich eine ganze Reihe von Nährstoffen, die spezielle Krankheiten verhüten konnten; im Jahre 1912 wurden diese Substanzen »Vitamine« genannt. Man entdeckte Vitamin D, das der Rachitis vorbeugt, und Ende der vierziger Jahre auch Vitamin B12, das bei der perniziösen Anämie eine so große Rolle spielt. Der aus Ungarn stammende amerikanische Biochemiker Albert Szent-Györgyi stellte 1932 das Anti-Skorbut-Vitamin C erstmals auf chemischem Wege her. In den folgenden zwei Jahrzehnten gelang es den Wissenschaftlern, noch viele weitere Vitamine zu synthetisieren. Sie ebneten damit der Nahrungsmittelindustrie den Weg dazu, ihren Produkten Vitamine zuzusetzen, und ermöglichten der Pharmaindustrie, Vitamine als Nahrungs-Ergänzungsstoffe anzubieten.

In der Wissenschaft ist heute allgemein bekannt, daß der Körper kleine Mengen von Vitaminen benötigt, um zu wachsen, sich gesund zu entwickeln und gut zu funktionieren. Im Stoffwechsel arbeiten Vitamine Hand in Hand mit Enzymen und anderen Körpersubstanzen, um Energie zu erzeugen, Gewebe aufzubauen und Abfallprodukte zu beseitigen. In jüngerer Zeit konzentriert sich die Forschung auf die Rolle der Vitamine, Minerale und anderer Nährstoffe für die gesamte Gesundheit, nachdem sich abzeichnete, daß sie nicht nur bestimmte Krankheiten verhüten, sondern das optimale Funktionieren aller Organe und Körpersysteme gewährleisten. Studien haben ergeben, daß Nahrungsmittel-Ergänzungsstoffe das Risiko senken können, an schweren Zivilisationskrankheiten wie Herzleiden und Krebs zu erkranken. Darüber hinaus stärken sie das Immunsystem, stimulieren Lern- und Gedächtnisprozesse, sind gut fürs Sexualleben und beeinflussen eine große Zahl weiterer körperlicher und geistiger Funktionen, mit denen wir uns in den nächsten Kapiteln noch näher beschäftigen werden.

Zu den Mineralstoffen zählen auch metallische Spurenelemente und andere anorganische Substanzen. Sie funktionieren ziemlich ähnlich wie Vitamine, fördern und regulieren verschiedene im Körper ablaufende Prozesse. Mineralstoffe sind außerdem für den Zahn- und Knochenaufbau sehr wichtig. Unterschieden werden die »großen« Mineralsalze, von denen der Körper mehr als 100 Milligramm pro Tag braucht (Kalzium, Phosphor, Natrium, Kalium, Chlorid, Magnesium und Schwefel) sowie die Spurenelemente, von denen man weit geringere Mengen benötigt (Chrom, Zink, Selen und ein halbes Dutzend weitere).

Im Jahr 1941 wurden in den USA erstmals wissenschaftlich begründete Regeln für die tägliche empfohlene Einnahmemenge (Tagesdosis) an Vitaminen und Mineralstoffen aufgestellt; sie orientierten sich an den Bedürfnissen gesunder erwachsener Männer. Später kamen Empfehlungen für Frauen, für Kinder und für den besonderen Bedarf Schwangerer hinzu. Andere Länder zogen nach; inzwischen gibt auch die Weltgesundheitsorganisation WHO solche Empfehlungen heraus und revidiert sie gelegentlich, wenn neue wissenschaftliche Erkenntnisse dies erfordern. Im Augenblick gibt es »empfohlene Tagesdosen« für mehr als zwanzig dieser Nährstoffe: die Vitamine A, C, D, E, K, B1, B2, B3, B6, B12, Folsäure, Biotin und Pantothensäure sowie die Mineralstoffe Kalzium, Phosphor, Magnesium, Zink, Eisen, Jod, Kupfer und Selen.

Mit wenigen Ausnahmen kann der menschliche Körper diese essentiellen (= lebenswichtigen) Nährstoffe nicht selbst herstellen, sondern ist auf die Zufuhr von außen angewiesen. Eine normale, abwechslungsreiche Mischkost, die täglich auch Frischobst und Gemüse enthält, deckt den durchschnittlichen Bedarf im allgemeinen. Ernährungswissenschaftler und Diätassistentinnen sind sich jedoch darin einig, daß viele Menschen sich nicht ausgewogen genug ernähren und es ihnen sehr gut tun würde, wenn sie Vitamine und Mineralstoffe noch zusätzlich als Ergänzungsmittel einnähmen. Auch in den USA verzehrt nur ein Zehntel der Bevölkerung jeden Tag fünf bis zehn Portionen Obst oder Gemüse, wie von den Gesundheitsbehörden empfohlen. Darüber hinaus haben Studien immer wieder gezeigt, daß viele Faktoren – Erkrankung, anstrengende körperliche Betätigung, großer Streß, Verletzungen, Zigaretten- oder Alkoholkonsum und vieles mehr – den Bedarf des Körpers an bestimmten Nährstoffen erheblich steigern können.

Natürlich in der Nahrung vorkommende Vitamine und Mineralstoffe weisen kleine, aber durchaus wichtige Unterschiede zu den künstlich hergestellten Substanzen auf. Die natürliche Form einiger Vitamine, vor allem von Vitamin E, unterscheidet sich chemisch etwas von der synthetisierten Form. Obgleich noch nicht alle Einzelheiten erforscht sind, zeichnet sich doch bereits ab, daß die natürlichen Substanzen einige Vorteile gegenüber den künstlichen aufweisen, zum Beispiel bei der sogenannten Bioverfügbarkeit – einem Quotienten, der aussagt, wie rasch der Nährstoff in den Blutstrom übergeht und zu den Zielorganen gelangt. In den meisten Fällen allerdings unterscheiden sich die synthetischen Nahrungsmittel-Ergänzungen, wie sie zur Anreicherung von Naturprodukten bzw. als (Brause-)Tabletten verwendet werden, kaum von den natürlichen Substanzen. Allerdings gibt es zwischen den einzelnen Vitamin- oder Mineralstoff-Produkten teils wesentliche Unterschiede, weil es auch auf die verwendeten Bindemittel, Konservierungs- und anderen Inhaltsstoffe ankommt. Natürlichen Zusatzstoffen werden in aller Regel keine künstlichen Farb-, Aroma- oder Süßstoffe und auch keine synthetischen Binde- oder Konservierungsmittel zugesetzt. Es gibt außerdem auch streng vegetarisch hergestellte Produkte, bei denen zum Beispiel auf tierische Gelatine zur Kapselherstellung verzichtet wird.

Mit wenigen Ausnahmen (vor allem Kaliumtabletten, die mehr als 99 mg in der Einzeldosis enthalten) sind Vitamin- und Mineralstoffpräparate sowie andere Nahrungsmittel-Ergänzungen nicht rezeptpflichtig. Man kann sie in jeder Apotheke, jedem Reformhaus oder Supermarkt kaufen.

Solche Zusatzpräparate sind heute ein Geschäft, das jährlich Milliardenumsätze verzeichnet. In den USA nimmt bereits knapp die Hälfte der Bevölkerung regelmäßig oder ab und zu solche Ergänzungsstoffe ein, um etwas Gutes für die Gesundheit zu tun. In den letzten Jahren hat sich die Industrie noch einige neue Produkte einfallen lassen; jetzt sind auch vitaminähnliche Substanzen wie das Co-Enzym Q10 und andere Enzympräparate, essentielle Fettsäuren, Aminosäuren und sogar medizinische Pilze im Handel (letztere könnte man allerdings auch den Phytotherapeutika zurechnen).

Die Aromaöle

Aromatische Öle mit heilsamer Wirkung haben in den letzten Jahren zunehmend Beachtung gefunden, weil sie sowohl das geistig-seelische Befinden beeinflussen können (vor allem, wenn sie in der Luft verteilt und eingeatmet werden) als auch dem Körper wohltun (vor allem, wenn sie verdünnt und auf die Haut aufgetragen werden). Bis vor einigen Jahren wurden Aromaöle meist nur in konzentrierter Form als Einzelessenzen verkauft. Heutzutage bietet die Aromaöl-Industrie eine breite Palette von Produkten für die Gesundheits- und Körperpflege an, die auf natürlichen Aromaölen basieren, von Hautpflegelotionen bis hin zu Duftkerzen. Innovative Hersteller sind sogar schon dazu übergegangen, ihre Produkte mit wohlklingenden Namen wie »Euphoria« oder »Sanfte Ruhe« zu belegen, die auf ihren potentiellen Nutzen verweisen.

Natürliche Aromaöle sind konzentrierte Öle aus den Blättern, Blüten, Rinden, Wurzeln, Samen oder dem Harz bestimmter Pflanzen; inzwischen gibt es rund 700 verschiedene. Das natürliche Öl ist dünn- oder dickflüssig, farblos oder farbig. Anders als Schmalz oder fetthaltige Pflanzenöle sind aromatische Öle flüchtig, das heißt, sie lösen sich buchstäblich in Luft auf, wenn man sie auf die Haut aufträgt. Man gewinnt sie gewöhnlich, indem man die jeweiligen Pflanzenteile in Dampf destilliert. Es gibt aber auch kaltgepreßte Pflanzenöle, zum Beispiel aus bestimmten Gemüsesorten oder den Schalen von Zitrusfrüchten. Reine Aromaöle werden normalerweise in kleinen Fläschchen verkauft, die maximal zehn Milliliter enthalten. Da diese natürlichen Aromen so hochwirksam sind, braucht man jeweils nur wenige Tropfen, um den gewünschten Effekt zu erzielen.

In vielen alten Kulturen, etwa der chinesischen, ägyptischen, griechischen und römischen, wurden aromatische Pflanzen, Harze und Öle zu kulinarischen, kosmetischen und religiösen Zwecken verwendet. Außerdem gibt es Hinweise auf ihren medizinischen Einsatz, beispielsweise zur Wundheilung im Schlachtfeld. Die Beliebtheit der aromatischen Öle schwankte in den letzten tausend Jahren immer wieder einmal, je nachdem, wie verfügbare Technik, Handel und medizinische Philosophie es geboten. Dem großen arabischen Arzt Avicenna (980–1037) gelang es, den Destillationsprozeß erheblich zu verfeinern und aromatische Öle von hohem Reinheitsgrad herzustellen. Nach den Kreuzzügen nahm auch in Europa der Gebrauch solcher Öle beträchtlich zu. Gemeinsam mit den Heilkräutern hatten Aromaöle einen wichtigen Platz in der westlichen Medizin inne, bis sie gegen Ende des 19. und im 20. Jahrhundert von synthetischen Medikamenten verdrängt wurden. Auch wenn sie lange Zeit kaum zu medizinischen Zwecken benutzt wurden, spielten sie doch in Küche und Kosmetik nach wie vor eine große Rolle.

Die Geschichte der Aromaöle reicht zwar Jahrtausende zurück, doch das Wort *Aromatherapie* ist relativ neu. Es wurde in den zwanziger Jahren von dem französischen Kosmetik-Chemiker Dr. René-Maurice Gattefosse geprägt. Er begann sich mit den heilsamen Wirkungen von Aromaölen zu beschäftigen, nachdem er seine Hand einmal bei einem Experiment verbrannt und sie, einem Impuls folgend, in den nächsten Kanister mit Lavendelöl gesteckt hatte. Danach heilten seine Wunden erstaunlich rasch und vollständig ab.

Das Wort *Aromatherapie* deutet sehr schön darauf hin, welch enge Beziehung zwischen dem Geruchssinn und den heilsamen Wirkungen aromatischer Öle besteht. Der Schluß, die Heilwirkungen dieser Öle kämen nur zustande, wenn man sie durch die Nase einatmet, wäre allerdings falsch. Ob sie geschluckt oder auf der Haut verrieben werden: In winzigen Mengen verabreicht, haben sie im Körper ganz ähnliche Wirkungen wie etwa konventionelle Medikamente, Phytotherapeutika oder Vitaminpräparate. In der Naturheilkunde und

Aromatherapie werden natürliche Aromaöle oftmals zum Einreiben bei Massagen, für Kompressen, Umschläge und Bäder verordnet, und zwar für alle möglichen Gesundheitsstörungen, von Hautleiden über Muskelkater bis hin zu Kopfweh. Wenn Sie aromatische Öle hingegen einnehmen wollen, sollten Sie dem Rat einer therapeutischen Fachkraft folgen, denn auch in kleinsten Dosen können manche dieser Öle schon giftig sein.

Der Geruchssinn hängt, wie wir heute wissen, eng mit unseren Stimmungen, Emotionen und unserem sexuellen Begehren zusammen. Die Parfümindustrie – bis zur Einführung synthetischer Aromastoffe in den dreißiger Jahren eine der größten Kundinnen von Aromaöl-Händlern und wichtigste Produzentin aromatischer Substanzen – hat diese Zusammenhänge seit langem erkannt und viel Geld in ihre Erforschung gesteckt. Auch gegen Nervosität und Atemwegsleiden haben sich Aromaöle bestens bewährt. Zu den meistverbreiteten Anwendungen gehört es, ein paar Tropfen auf einen Wattebausch zu geben und dann einzuatmen oder das Öl – zum Beispiel mit einem Duftlämpchen – in der Raumluft zu verteilen.

Einige Aromatherapeuten erklären die Wirkung der Aromaöle mit dem Hinweis auf die »Vitalenergie« der gesamten Pflanze. Andere, eher wissenschaftlich-analytisch Orientierte beziehen sich lieber nur auf die chemischen Inhaltsstoffe der Öle und ihre Wirkung im Körper. Diese chemischen Bestandteile sind oft außerordentlich zahlreich und komplex; wir wissen heute noch vergleichsweise wenig über ihre Zusammensetzung und ihre Wirkmechanismen.

Die Homöopathika

Der deutsche Arzt Dr. med. Christian Friedrich Samuel Hahnemann (1755–1843) gilt als »Vater der Homöopathie«. Er selbst allerdings gab zu, beim Entwickeln seiner neuen medizinischen Philosophie durchaus auch vom antiken Griechenland und anderen alten Kulturen beeinflußt worden zu sein, vor allem bei seinem Paradigma, mit den Heilkräften der Natur und nicht gegen sie zu arbeiten.

Der Begriff *Homöopathie*, den Hahnemann für seine Heilmethode prägte, beschreibt ihre spezifische Vorgehensweise. Das Wort stammt vom griechischen *homoios* = ähnlich, gleichgerichtet und von *pathos* = Leiden. Seine berühmte Ähnlichkeitsregel lautet: »Ähnliches möge mit Ähnlichem geheilt werden.« Das unterscheidet Theorie und Praxis der Homöopathie von der schulmedizinischen *Allopathie*, nach dem griechischen Wort *allos* = anders, fremd, gegen(-gerichtet). Hahnemann zufolge kann eine Krankheit geheilt werden, wenn man den Patienten winzige, auf bestimmte Weise zubereitete (potenzierte) Mengen einer Arznei verabreicht, die aus Pflanzen, tierischen Produkten wie etwa Bienengift sowie aus Mineralstoffen gewonnen werden und bei einer gesunden Person Symptome hervorrufen, die jeweils denen ganz bestimmter Krankheiten gleichen. Je ähnlicher das »Symptombild« (Arzneimittelbild) des Homöopathikums dem Symptombild der Kranken jeweils ist, desto eher kann das Mittel heilend wirken. Hahnemanns Ähnlichkeitsregel ist der Theorie und Praxis der Schulmedizin fundamental entgegengesetzt. In der Allopathie geht man davon aus, daß man Krankheiten am besten durch Verabreichung von Mitteln heilt, deren Effekte den Auswirkungen (Symptomen) der Krankheit genau entgegengesetzt sind.

Hahnemanns Ideen gewannen seinerzeit rasch Gefolgschaft, vor allem angesichts der damals vorherrschenden »Roßkur-Medizin«, die sich oftmals extrem gefährlicher Arzneien und Prozeduren bediente (Quecksilber-Präparate und Aderlaß beispielsweise), von denen wir heute wissen, wie viel Schaden sie anrichten können und wie wenig wirksam sie sind. In Deutschland, England, Frankreich und den USA wurden homöopathische Schulen gegründet, und die Methode erfuhr großen Aufschwung. Zu Beginn des 20. Jahrhunderts wandte schätzungsweise ein Siebtel der amerikanischen Ärzteschaft die Homöopathie an, und Homöopathika waren bereits landesweit in mehr als tausend Apotheken erhältlich.

Doch schon Ende des 19. Jahrhunderts begann sich, zumindest in den USA, eine Gegenbewegung durchzusetzen. Dabei spielten sowohl die Fortschritte der medizinischen Wissenschaft und die Entdeckung der bakteriellen Krankheitserreger als auch unfaires Konkurrenzverhalten seitens der Schulmediziner eine große Rolle. Letztere hatten in so mancher Weise von den Homöopathen gelernt. Diese achteten sehr auf die individuellen Symptome, die die Kranken jeweils aufwiesen. Auch die sorgsamen Fallbeschreibungen der Homöopathen, ihre Methode, die Behandlung genau dem Krankheitszustand anzupassen, und ihr Grundsatz, Arzneien erst einmal an freiwilligen Gesunden zu testen und so ihre Wirkungen zu beobachten, wurden von den Allopathen übernommen. Daneben sahen Schulmediziner ein, daß es doch wohl klüger wäre, nur noch weniger gefährliche Arzneimittel anzuwenden. Die homöopathische Praxis, »potenzierte« Arzneien in winzigsten Dosierungen einzusetzen, wurde von der Schulmedizin allerdings nicht akzeptiert. Das ändert sich erst jetzt allmählich, seit immer mehr höchst wissenschaftliche Studien zur Wirksamkeit und zu den Wirkmechanismen von Homöopathika, auch in kleinsten Dosen, veröffentlicht werden.

In den letzten zwei Jahrzehnten kommt die Homöopathie wieder zu neuen Ehren, und das nicht nur in Deutschland und den USA. Ihre Beliebtheit wächst ständig, und immer mehr Ärzte lassen sich in diesem Bereich ausbilden. In Europa hatte die Homöopathie auch im 20. Jahrhundert stets eine starke Anhängerschaft und ist in der Bevölkerung weithin anerkannt. In England läßt sich beispielsweise sogar die königliche Familie homöopathisch behandeln.

In Deutschland gelten für Homöopathika eigene Zulassungsbestimmungen; das Bundesinstitut für Arzneimittel und Medizinprodukte – früher: Bundesgesundheitsamt – behandelt sie anders als etwa Phytotherapeutika (so werden beispielsweise keine der üblichen Wirksamkeitsnachweise verlangt, etwa Doppelblindstudien, die in der Homöopathie aus methodischen Gründen nicht durchführbar sind). Homöopathika werden hierzulande von sehr vielen kleineren, aber auch großen Unternehmen angeboten und sind praktisch in jeder Apotheke zu bekommen; manche homöopathischen Apotheken stellen sie auch selbst her. Nur ganz bestimmte, in der Urform oder geringer Verdünnung eventuell giftige (oder suchterzeugende) Substanzen sind rezeptpflichtig, alle anderen rezeptfrei erhältlich. Neben ärztlichen Homöopathie-Fachleuten verordnen auch Heilpraktikerinnen und Heilpraktiker häufig Homöopathika.

Charakteristisch für die homöopathische Behandlung ist ein ausgedehntes Erstgespräch (Anamnese), das die Fachkraft mit der Patientin oder dem Patienten führt, wobei sie versucht, das individuell genau passende Mittel zu finden, das den körperlichen, seelischen und geistigen Symptomen sowie der Persönlichkeit des kranken Menschen am ehesten entspricht. Deshalb werden zwei Personen mit scheinbar der gleichen Erkrankung oft ganz verschiedene Mittel verordnet, je nachdem, ob man sich beispielsweise morgens besser fühlt als abends, pochende oder brennende Schmerzen empfindet, Durst auf kalte oder heiße Getränke hat usw.

Diese »klassische« Homöopathie ist halb Kunst, halb Wissenschaft. Sie ist zeitraubend und erfordert sehr viel Lernen und Erfahrung, bis sie wirklich korrekt angewendet wird. Zwar gibt es ein paar Dutzend Homöopathika, die sich immer wieder einsetzen lassen; insgesamt besteht der homöopathische Arzneimittelschatz jedoch aus mehr als dreitausend Mitteln, die jeweils bestimmte Unterschiede aufweisen; für jedes Individuum läßt sich das genau passende herausfinden. Die besten Homöopathie-Fachleute haben viele Jahre damit zugebracht, zu lernen, welches Mittel der einzelnen Person und ihrer Gesundheitsstörung jeweils zuzuordnen ist.

Der sorgfältigen homöopathischen Behandlung sind allerdings auch gewisse Grenzen gesetzt. Zum einen gibt es in manchen Orten keine gut ausgebildete Fachkraft, oder eine Gesundheitsstörung ist nicht so schwer, als daß man deshalb extra in eine homöopathische Praxis gehen und ein langes Erstgespräch führen möchte. In solchen Fällen kann man in der Apotheke auch nach homöopathischen Kombinationspräparaten fragen, die gelegentlich durchaus eine praktische und verläßliche Alternative zu »klassischen« Homöopathika (Einzelpräparaten) darstellen.

Die Hersteller von Homöopathika kombinieren dabei bestimmte Mittel miteinander, die ziemlich oft bei einer Vielzahl häufig auftretender Symptome verordnet werden. So ist die Wahrscheinlichkeit recht groß, daß genau die Substanz dabei ist, die auch Ihnen helfen kann. Bestimmte Mittel haben sehr ähnliche Arzneimittelbilder, so daß bei ganz bestimmten Beschwerden immer wieder dieselben zwei oder drei Substanzen verordnet werden. (Ein gutes Beispiel dafür sind homöopathische Kombinationspräparate, die Kindern das Zahnen erleichtern: Sie enthalten fast immer *Chamomilla*, *Belladonna* und/oder *Calcium phosphoricum*.) Andere Kombinationspräparate variieren je nach Herstellerfirma stark. Beispielsweise kann ein Präparat für Erkältungen vier verschiedene Substanzen enthalten, ein anderes zehn verschiedene – und dabei gibt es keinerlei Überschneidungen. Wenn Sie also ein homöopathisches Kombinationspräparat kaufen, weil Sie an Grippe und Erkältung leiden, und es scheint nicht zu wirken, können Sie es auch mit einem Mittel anderer Zusammensetzung probieren. Möglicherweise enthält es genau die Substanz, die Sie brauchen.

Die meisten Homöopathika-Hersteller liefern Produkte

beider Richtungen. Kombinationspräparate werden meist in größeren Mengen (etwa als Tropfen in 50-Milliliter-Flaschen) angeboten, Einzelmittel in kleineren Abfüllungen, etwa Mini-Döschen, die Globuli (Milchzuckerkügelchen mit aufgetropftem Wirkstoff) enthalten. Einzel- oder Kombinationspräparate gibt es außerdem als Tabletten, Tinkturen oder Salben zur äußerlichen Anwendung.

Wie ungefährlich sind Naturheilmittel?

Die relative Sicherheit – das heißt: Ungefährlichkeit – von pflanzenheilkundlichen Mitteln, Vitaminpräparaten, Mineralstoffen, Aminosäuren und anderen Substanzen zur Nahrungsergänzung wurde in den letzten Jahren allseits heftig diskutiert. In Deutschland unterliegen die Nahrungsergänzungs-Präparate mit wenigen Ausnahmen nicht den Arzneimittelgesetzen, sondern sind freiverkäuflich und ohne Rezept oder Verordnung überall zu haben. Für Phytotherapeutika gelten die Zulassungsbestimmungen für Arzneimittel; je nach ihren potentiellen Nebenwirkungen sind sie rezeptpflichtig oder (in den meisten Fällen) rezeptfrei. Daneben gibt es noch zahlreiche Heilpflanzen, die als Badezusätze oder in pflegenden Kosmetika verwendet werden; sie unterliegen keinen Beschränkungen. Auch rezeptfreien Phytotherapeutika müssen allerdings Präparatebeschreibungen beigelegt werden, in denen auf eventuell mögliche Nebenwirkungen hingewiesen wird (Beispiel: erhöhte Lichtempfindlichkeit bei der Einnahme von Johanniskraut-Kapseln oder Warnung vor darmschädigendem Dauergebrauch von Faulbaum- und Aloepräparaten gegen Verstopfung). In den USA belegte eine Studie der Todesfälle zwischen 1983 und 1990, daß insgesamt 2 500 Menschen infolge der Nebenwirkungen konventioneller Schmerzmittel, Beruhigungspillen, Antidepressiva usw. gestorben waren; im Vergleich dazu wurde nur ein einziger Todesfall aufgrund einer (wahrscheinlich stark überhöhten) Einnahme eines Vitaminpräparats registriert. Dennoch ist bei *allen* naturheilkundlichen Mitteln durchaus auch mit unerwünschten Nebenwirkungen zu rechnen, und sie sollten keinesfalls en gros und anders als von den Herstellerfirmen angegeben verwendet werden.

Phytotherapeutika. Pflanzen sind keineswegs nur deswegen schon nebenwirkungsfrei, weil »Mutter Natur« sie herstellt, im Gegenteil: Einige der stärksten Gifte, die wir überhaupt kennen, stammen aus Pflanzen, darunter Kräutern und Pilzen. Die Pflanzenheilkunde kann allerdings auf eine vieltausendjährige Tradition zurückblicken, und verantwortliche Heilkundige benutzen nur solche Pflanzen, deren Nebenwirkungen gut bekannt sind und die bei korrektem Gebrauch kaum Schaden anrichten können. Die freiverkäuflichen pflanzlichen Mittel sind also im großen und ganzen ziemlich sicher zu nennen; sie sollten dennoch mit gebotener Kenntnis und Vorsicht verwendet werden.

Christopher Hobbs, Pflanzenheilkundler in der vierten Generation, meint dazu: »Man behauptet zwar oft, wir Kräuterkundler würden alle pflanzlichen Mittel als völlig unschädlich bezeichnen, doch das würde kein verantwortungsbewußter Heiler jemals tun. Oft sind pflanzliche Präparate tatsächlich sehr sicher, weitaus weniger schädlich jedenfalls als viele synthetische Medikamente, sowohl für die Person, die sie einnimmt, als auch für unsere Umwelt und unsere Energieressourcen. Doch Heilpflanzen enthalten auch sehr komplexe Mischungen chemisch definierbarer Substanzen, die sowohl heilen als auch in verschiedene körperliche Vorgänge eingreifen und dabei unter Umständen Nebenwirkungen verursachen können. Das gilt vor allem, wenn sie zu oft oder in zu großen Mengen verwendet werden oder wenn man sie benutzt, ohne über ihre Gesamtwirkung auf den Organismus Bescheid zu wissen.«

Mark Blumenthal, ein bekannter Kenner der Materie, weist darauf hin, daß der Amerikanischen Gesellschaft der Gift-Kontrollzentren so wenige Berichte über Nebenwirkungen pflanzlicher Mittel zugehen, daß ihre Computer dafür noch nicht einmal eine eigene Datei besitzen. Wenn überhaupt Nachrichten über Vergiftungen mit Pflanzen einlaufen, so handelt es sich fast immer um Fälle, in denen kleine Kinder die Blätter oder Blüten giftiger Zimmerpflanzen gekaut haben (etwa die von Dieffenbachien oder Poinsettien). »Wie bei den meisten Dingen im Leben«, sagt Blumenthal, »kommt es auch hier auf korrekte Information und Mäßigkeit in der Anwendung an... Die meisten auf dem Markt befindlichen rezeptfreien Pflanzenpräparate sind tatsächlich ziemlich nebenwirkungsarm; viele von ihnen werden schon seit Jahrhunderten verwendet, oft sogar als Nahrungsmittel oder -zusatz. Diese lange Tradition, zusammen mit den wissenschaftlichen Wirksamkeitsnachweisen der letzten Jahrzehnte, ist auch der Grund dafür, daß sich die pflanzenheilkundlichen Mittel wieder so großer Beliebtheit erfreuen.«

Paul Bergner, ein bekannter Autor pflanzenheilkundlicher Publikationen und Chefredakteur der Zeitschrift ›Medical Herbalism‹, fügt hinzu: »Viele Pflanzen, die normalerweise keine größeren Risiken bergen, sind zur Einnahme in der Schwangerschaft und Stillzeit nicht geeignet.« Sie sollten also auf jeden Fall den Rat einer guten Fachkraft einholen, wenn Sie gerade schwanger sind und nicht wissen, ob ein pflanzliches Mittel für Sie in Frage kommt oder nicht.

Nahrungsmittel-Ergänzungen. Wenn Sie bestimmte Vitamine – vor allem die fettlöslichen, Vitamin A, D, E und K – in großen Mengen und über lange Zeiträume hinweg einnehmen, können sich unliebsame Nebenwirkungen einstellen. Das gilt unter Umständen auch für die wasserlöslichen Vitamine, etwa B und C. Wenn man zuviel B-Vitamine der einen Sorte einnimmt, kann das ein Ungleichgewicht der anderen B-Vitamine hervorrufen, und wenn man insgesamt zu viele B-Vitamine schluckt, können sich schwere Nervenstörungen einstellen. Jemand, der ständig hochdosiert Vitamin C zu sich nimmt und dann abrupt damit aufhört, kann einen relativen Vitamin-C-Mangel bekommen (das nennt man Rebound-Effekt). Manche Nahrungsmittel-Ergänzungen sollten in Schwangerschaft und Stillzeit, im Säuglingsalter und bei bestimmten Erkrankungen besser ganz gemieden werden. Generell jedoch läßt sich sagen: Vitamine, Mineralstoffe und andere Nährsubstanzen sind vom Nebenwirkungsstandpunkt aus als sicher zu betrachten und selbst dann noch ungiftig, wenn sie in sehr viel höheren Mengen eingenommen werden, als in diesem Buch empfohlen.

Wer zu viele Proteine – zum Beispiel in Form von Aminosäuren-Präparaten – einnimmt, kann auf längere Sicht der Leber und den Nieren schaden. Nimmt man ein Einzelpräparat über lange Zeit hinweg, kann das die Balance anderer Aminosäuren oder auch ihre Funktionen im Körper stören. Denken Sie außerdem daran, daß selbst die empfohlenen Aminosäure-Dosierungen manchmal schädlich sein können, wie wir an den mehr als drei Dutzend Todesfällen aufgrund von L-Tryptophan-Einnahme in den späten achtziger Jahren erfahren mußten. Allerdings gibt es genügend Grund zu der Annahme, daß die Gefährlichkeit gelegentlicher Einnahme einzelner Aminosäuren-Präparate (und vor allem L-Tryptophan) insgesamt übertrieben dargestellt worden ist.

Aromaöle. Bei sachgerechtem Gebrauch haben Aromaöle sehr wenig unliebsame Nebenwirkungen. Grundsätzlich jedoch handelt es sich dabei um hochwirksame Mittel – potenter als die meisten in diesem Buch vorgestellten –, und die müssen unbedingt außer Reichweite von Kindern aufbewahrt werden. Zu Heilzwecken werden nur sehr kleine Mengen aromatischer Öle verwendet. Sie werden tropfenweise abgemessen und müssen meist verdünnt werden, bevor man sie auf die Haut aufträgt oder einnimmt. Äußerlich angewendet, können einige von ihnen Allergien oder eine erhöhte Photosensibilität (Lichtempfindlichkeit) hervorrufen. Es ist daher empfehlenswert, erst einmal einen Tropfen auf ein Pflaster zu geben, das man eine Nacht lang in die Armbeuge klebt, bevor man ein noch nicht verwendetes Aromaöl auf größere Partien des Körpers aufträgt. Bei Brennen, Juckreiz, Quaddelbildung oder Rötungen sollte man das Öl lieber nicht verwenden. Bestimmte Aromaöle sollten Sie meiden, wenn Sie schwanger sind, an einer epileptischen Krankheit leiden oder hohen Blutdruck haben.

Homöopathische Mittel. Homöopathika gehören zu den nebenwirkungsärmsten Medikamenten überhaupt, da sie in so winzigen Dosen verabreicht werden. Ja, manche von ihnen – die sogenannten »hohen Potenzierungen« – sind sogar so stark verdünnt, daß nach den Gesetzen der Wahrscheinlichkeit überhaupt kein Wirkstoffmolekül mehr in ihnen vorhanden ist. Vom homöopathischen Standpunkt aus gehören allerdings gerade diese »hochpotenzierten« (vielmals verdünnten und dabei verschüttelten) Mittel zu den wirksamsten (potentesten). Ganz abgesehen von dieser Diskussion läßt sich jedoch sagen, daß sowohl vom biochemischen als auch vom homöopathischen Standpunkt aus Homöopathika sicher und praktisch risikofrei sind.

Naturheilpräparate verantwortungsbewußt einsetzen

Die zwei wichtigsten Regeln für die Anwendung naturheilkundlicher Mittel folgen dem sogenannten gesunden Menschenverstand:

- Achten Sie auf den Wirksamkeitsgrad des Mittels, seine Dosierung, die Dauer und Häufigkeit der Anwendung und berücksichtigen Sie Ihr Körpergewicht. Je wirksamer ein Mittel und je höher die verwendete Dosis, desto eher kann es zu Nebenwirkungen kommen, die mit denen schulmedizinischer Medikamente vergleichbar sind.*

- Bei Erkrankungen, in der Schwangerschaft oder Stillzeit sowie bei allen Zweifeln wegen der Bekömmlichkeit eines naturheilkundlichen Mittels ist es immer das beste, eine gut ausgebildete Fachkraft um Rat zu fragen.

In diesem Buch werden ausschließlich Dosierungen und Einnahmeregeln empfohlen, die für den größten Teil aller gesunden Erwachsenen ohne jedes Risiko sind.

Wenn Sie aber dennoch das Gefühl haben, ein bestimmter Ergänzungsstoff oder ein pflanzliches Mittel habe bei Ihnen unliebsame Nebenwirkungen verursacht, setzen Sie das betreffende Präparat unbedingt ab und suchen Sie nach einem anderen, das Ihrem Körper und seinen Bedürfnissen besser entspricht.

Benutzungshinweise für dieses Buch

Auch wenn Sie in diesem Buch einige wertvolle Hinweise für das Vorgehen bei bestimmten Gesundheitsstörungen finden, ist es doch nicht als medizinischer Ratgeber gedacht. Wenn Sie also wissen möchten, was Sie gegen Ihr Asthma tun können oder wie Sie Fieber senken oder Wunden mit Heilpflanzen und Nährstoffen behandeln sollten, schlagen Sie bitte in einem der vielen ausgezeichneten Ratgeber nach, die dafür auf dem Buchmarkt angeboten werden.

* Aus neueren Hormon- und Schadstoff-Forschungen geht allerdings hervor, daß viele Substanzen in sehr kleinen Dosen *intensivere Wirkungen* haben können als in größeren Mengen. Der gesunde Menschenverstand allein reicht also nicht immer aus; besser ist es, die Herstellerempfehlungen stets akkurat zu beachten (Anm. d. Übers.).

Der Zweck dieses Buches ist nämlich ein anderer. Teil I, das heißt dieses und das nächste Kapitel, macht Sie mit den beliebtesten natürlichen Heilmitteln bekannt. Sie erfahren darin außerdem das Wesentliche über die zwanzig meistverwendeten Heilpflanzen, Vitamine und Mineralstoffe, Nahrungsmittel-Ergänzungen, Aminosäuren und medizinische Pilze, die dazu beitragen können, Krankheiten vorzubeugen, die Gesundheit zu schützen und die Psyche aufzuheitern.

Teil II bildet mit seinen 14 Kapiteln den Hauptteil des Buches. Sie sind nach den wichtigsten Wirkungen geordnet, die Naturheilmittel auf die Gesundheit haben – zum Beispiel die Abwehrkräfte zu steigern, den Energiepegel zu erhöhen, die Stimmung zu heben, sexuell zu stimulieren, das Krebsrisiko zu senken usw. In jedem Kapitel wird dargestellt, auf welche Weise praktisch alle Menschen täglich von diesen Mitteln profitieren können, ob jung oder alt, krank oder gesund, weiblich oder männlich, in sitzenden Berufen oder körperlich sehr aktiv.

Wenn Sie folgende Punkte beachten, können Sie dieses Buch auf die bestmögliche Weise nutzen:

- Die meisten Heilpflanzen und Nährstoffe lassen sich für verschiedene Zwecke einsetzen. Eine Reihe der hier aufgeführten Pflanzen oder Substanzen wird daher in drei oder mehr Kapiteln besprochen. Dort, wo sie zum ersten Mal erwähnt werden, finden Sie die meisten Einzelheiten über Geschichte, Herkunft, traditionellen Einsatz, Nebenwirkungen usw. Diese Hintergrundinformationen werden bei weiteren Erwähnungen dann nicht jedesmal wiederholt, die Warnhinweise hingegen immer wieder.

- Bei jeder Erwähnung einer Heilpflanze oder eines Präparats werden die empfohlenen Einnahmemengen erläutert. Einige natürliche Heilmittel sollten Sie stets in den gleichen Dosierungen anwenden, egal für welchen gesundheitlichen Zweck. Bei anderen hängt die Dosierung sehr davon ab, wofür Sie sie benutzen wollen.

- Ganz generell werden die beliebtesten, effektivsten und wissenschaftlich am besten erforschten Mittel eigens abgehandelt und stehen ganz oben auf der jeweiligen Liste der Mittel in jeder Kategorie. So zum Beispiel beginnt die Liste pflanzlicher Beruhigungsmittel in Kapitel 12 mit dem Baldrian, dem bekanntesten und am gründlichsten erforschten pflanzlichen Sedativum, das auch in fast allen Kombinationspräparaten gegen Streß und Schlaflosigkeit auftaucht.

- In einigen wenigen Fällen wird zwar auf bekannte Verwendungszwecke eines bestimmten natürlichen Heilmittels verwiesen, jedoch kein festes Dosierungsschema genannt – entweder, weil die Risikodebatte noch nicht beendet ist oder weil das Mittel nur innerhalb eines bestimmten Therapieprogramms angewendet werden sollte, das von einer ärztlichen Fachkraft aufgestellt und überwacht wird.

- So vorhanden, werden entsprechende wissenschaftliche Studien zur Wirksamkeit bzw. Anwendung eines Mittels ausführlich zitiert. Allerdings wurden Naturheilkundepräparate, für die wissenschaftliche Beweisführungen noch ausstehen, deshalb nicht automatisch aus der Diskussion ausgeklammert. Wenn es für ihre Wirksamkeit bislang lediglich Erfahrungswerte und/oder Einzelbeschreibungen gibt, so wird auch das ausdrücklich vermerkt.

- In den meisten Kapiteln finden Sie mehr als ein Dutzend verschiedener naturheilkundlicher Präparate, aus denen Sie wählen können. Natürlich sollen oder dürfen Sie nicht alle auf einmal nehmen! Am besten suchen Sie einige wenige aus und probieren erst einmal aus, was sie Ihnen bringen. In den kurzen Abschnitten »Die beste Wahl treffen« und »Womit anfangen« erfahren Sie mehr darüber, wie Sie bei der Mittelwahl vorgehen sollten.

- Mehrere Substanzen miteinander zu kombinieren – zum Beispiel eine bestimmte Heilpflanze mit einem Vitamin oder eine Aminosäure mit einem Heiltee – ist halb Kunst, halb Wissenschaft. Leider steckt die Wissenschaft der Naturheilkunde großenteils noch in den Kinderschuhen. Viele Einzelmittel wurden bereits auf ihre körperlich-seelischen Wirkungen hin untersucht, nicht jedoch die Kombinationen mehrerer Substanzen. So hat man beispielsweise wissenschaftlich festgestellt, daß Vitamin C oder Zink oder die Heilpflanze Echinacea Erkältungen vorbeugen beziehungsweise lindern können, wenn man sie rechtzeitig einnimmt. Bislang ist jedoch noch keine Studie der Frage nachgegangen, was passiert, wenn Sie alle drei Substanzen in optimalen Mengen gleichzeitig einnehmen, sobald Sie spüren, daß sich eine Erkältung anbahnt. Doch auch angesichts fehlender wissenschaftlicher Beweise sind die meisten Naturheilkundigen der Meinung, solche Kombinationen könnten mindestens genauso gut oder sogar besser wirken als jedes Mittel für sich, vorausgesetzt, sie sind alle etwa gleich nebenwirkungsarm. In jedem Kapitel werden daher einige solcher möglichen Kombinationen vorgestellt; Sie können sie aber auch selbst zusammenstellen und für sich ausprobieren.

- Versuchen Sie es auf jeden Fall zuerst einmal mit einer einzelnen Substanz, bevor Sie darangehen, mehrere Mittel zu kombinieren. Wenn Sie eine Heilpflanze oder einen Nährstoff ungefähr eine Woche lang eingenommen haben, können Sie recht gut abschätzen, welche körperlichen, geistigen und seelischen Wirkungen das Mittel in Ihrem Fall hat. Sie können dabei auch feststellen, ob Sie allergisch darauf reagieren oder ob irgendwelche anderen unliebsamen Nebenwirkungen auftreten.

- Achten Sie auf die Anwendungsempfehlungen der Hersteller! Die meisten von ihnen haben langjährige, oft wissenschaftlich abgesicherte Erfahrungen mit ihrem Produkt; ihre Empfehlungen richten sich in aller Regel auch nach medizinischen Erkenntnissen. In Zweifelsfällen befragen Sie eine naturheilkundige Fachkraft oder schreiben Sie die Herstellerfirma direkt an.

- Das Allerwichtigste jedoch ist: Fügen Sie sich und anderen mit den verwendeten Mitteln niemals Schaden zu! Der Grundsatz »Gutes für die Gesundheit« durchzieht das gesamte Buch. Trotz alledem kann natürlich nicht jeder Einzelfall berücksichtigt werden. Wenn Sie also im Zweifel sein sollten, ob eine bestimmte Substanz in Ihrem Fall ratsam ist oder nicht, fragen Sie Ihre Heilpraktikerin oder Ärztin, Ihren Arzt oder Apotheker.

2. Kapitel: Die wichtigsten Naturheilmittel ohne Rezept

Eine Hausapotheke aufzubauen, die gut mit Naturheilmitteln bestückt ist, bringt uns der optimalen Gesundheit schon einen wichtigen Schritt näher. So wie das normale Medikamentenschränkchen Schmerzmittel, Entzündungshemmer, Antihistamine und Wundheilungsmittel enthält, sollte Ihre »natürliche Hausapotheke« Substanzen enthalten, die das Immunsystem stärken, Herzerkrankungen und Krebs verhüten helfen, die Entspannung fördern und alle Systeme Ihres Körpers in ihrer Arbeit unterstützen. Die folgende Liste nennt die wichtigsten natürlichen Heilmittel, die Sie für diese Zwecke verwenden können.

Pflanzliche Mittel
- Knoblauch
- Ginkgo
- Ginseng
- Taiga-Wurzel (Eleutherokokk)

Vitamine und Mineralstoffe
- Vitamin A bzw. Beta-Carotin
- Vitamin C
- Vitamin E
- Kalzium und Magnesium
- Chrom
- Zink

Nahrungsmittel-Ergänzungen
Cholin
Coenzym Q10
essentielle Fettsäuren
Polyphenole bzw. Flavonoide
nützliche lebende Bifido- und Laktobakterien
Ballaststoffe

Aminosäuren
Phenylalanin
Tyrosin

medizinische Pilze
Reishi
Shiitake

Auch wenn sie vielleicht nicht ganz so oft wie die obengenannten Substanzen zur Selbsthilfe verwendet werden, gehören doch auch zwei andere Arten natürlicher Heilmittel hierher: die Aromaöle und die Homöopathika. Ihnen sind in diesem Buch eigene Kapitel gewidmet.

Die Zubereitungsformen pflanzlicher Mittel

Einige Phytotherapeutika sind so einfach einzunehmen wie Aspirin: Sie machen die Schachtel auf und schlucken eine Pille. In vielen anderen Fällen gelangen die heilsamen pflanzlichen Wirkstoffe nur dann besonders rasch dorthin, wo sie am ehesten benötigt werden, wenn sie auf ganz bestimmte Weise auf- und zubereitet sind. Hier die wichtigsten Formen:

Frische oder getrocknete Pflanze. Das ist die natürlichste Form, in der Sie die Pflanze verwenden können. Mit »frischer Pflanze« sind entweder die ganzen Pflanzen samt Wurzel oder ihre frischgepflückten Blätter, Stengel, Blüten, Wurzeln, Rinden usw. gemeint. Sie beginnen sofort nach dem Pflücken zu welken; frische Pflanzen stammen also in aller Regel aus Ihrem eigenen Anbau, aus der Gärtnerei oder Wald und Flur, nur selten aus dem Kräuterladen. Deren Betreiber pflücken sie oft frisch und unterziehen sie anschließend einem speziellen, schonenden Trocknungsprozeß. Die Pflanzen werden dann leicht zerkleinert und in Leinensäckchen oder Papiertüten abgefüllt. Mit der Zeit verlieren sich Aroma und Wirksamkeit der getrockneten Pflanzen. Achten Sie beim Kauf auf frischen Duft und Geschmack sowie natürlich aussehende (wenn auch durchs Trocknen verblaßte oder bräunliche) Farben! Künstliche Farben laufen aus, wenn sie naß werden.

Teezubereitungen. Nehmen Sie pro Tasse ungefähr einen Teelöffel getrocknetes Kraut oder drei Teelöffel der leicht von Hand zerkleinerten frischen Pflanze. Gießen Sie kochendes Wasser darüber und lassen Sie den Tee dann abgedeckt ungefähr fünf Minuten ziehen, bevor Sie ihn abseihen. In solchen Tees sind nur die wasserlöslichen Pflanzenwirkstoffe enthalten.

Aufguß. Gehen Sie wie beim Teezubereiten vor, doch lassen Sie den Aufguß ungefähr 10 bis 20 Minuten ziehen, so daß er erheblich dunkler und kräftiger wird. Wie auch den Tee müssen Sie einen Aufguß möglicherweise süßen (am besten mit Honig), damit Sie ihn überhaupt trinken können. Er hält sich im Kühlschrank nur begrenzte Zeit und wird daher meist nur in den Mengen zubereitet, die man innerhalb eines Tages verbraucht.

Tees und Aufgüsse sind am besten geeignet für Pflanzen, von denen man nur die oberirdisch wachsenden, nicht-holzigen Teile verwendet, also Blüten und Blätter, welche die aktiven Wirkstoffe enthalten.

Auszug (Dekokt). Im Prinzip handelt es sich dabei um einen Aufguß, der aufgekocht statt eine Weile stehengelassen wird.

Auszüge macht man aus Pflanzen, deren harte, holzige Teile – Rinde und Wurzeln oder Zweiglein – die heilsamen Wirkstoffe enthalten. Bereiten Sie die Pflanze genau wie für einen Aufguß vor, das heißt, schneiden oder brechen Sie sie in kleine Stücke oder zerkleinern Sie sie in einem Mörser oder (kurz, damit das Mahlwerk nicht heißläuft) in einer elektrischen Mühle, geben Sie sie in einen Glas-, Stahl- oder Steinguttopf und gießen Sie kochendes Wasser darüber. Anstatt die Hitze auszuschalten und das Gebräu ziehen zu lassen, decken Sie den Topf mit einem Deckel zu und lassen Sie alles bei schwacher Hitze ungefähr 10 bis 20 Minuten köcheln. Seihen Sie dann ab, so lange die Flüssigkeit noch brühheiß ist. Bei einem solchen Auszug werden die aktiven Inhaltsstoffe aus den harten Pflanzenteilen herausgelöst. Leider gehen beim Aufkochen auch einige ihrer flüchtigen Aromastoffe verloren.

Tinkturen, Konzentrate und flüssige Extrakte. Für diese Zubereitungen gibt man die ganze oder zerkleinerte Pflanze normalerweise in eine Alkohol-Wasser-Lösung und läßt sie tage- oder wochenlang darin liegen (das nennt man auch Kaltauszug), oder aber man benutzt spezielle Extraktionsgeräte. Bei dieser Prozedur werden bestimmte Inhaltsstoffe der Pflanze herausgelöst (»ausgezogen«) und konzentriert. Das ganze ist zuhause ziemlich mühevoll; die meisten Leute ziehen es daher vor, Fertigtinkturen in der Apotheke oder im Reformhaus zu kaufen. Wenn Sie Alkohol für einen Pflanzenauszug verwenden, können Sie eine ganze Reihe von Wirkstoffen aus der Pflanze herausziehen und die Lösung gleichzeitig gut konservieren; sie hält sich dann ziemlich lang. So hergestellte Tropfen und Tinkturen gehen schneller ins Blut über als die Wirkstoffe in Tabletten oder Kapseln. Wer Alkohol, selbst in winzigen Mengen, unbedingt meiden will, sollte sich nach alkoholfreien Tropfen, Extrakten und Tinkturen umsehen, wie sie heute von verschiedenen Herstellern angeboten werden.

Flüssigkonzentrate dosiert man in aller Regel in Tropfen

(Beispiel: 30 bis 60 Tropfen) oder Teelöffeln, oder man verwendet Tropfenspender (drei Dosen per Tropfenspender entsprechen ungefähr einem Teelöffel Flüssigkeit). Sie können die Tinktur oder den Extrakt unverdünnt schlucken, was bei manchen Pflanzen allerdings scheußlich schmeckt. Die meisten Menschen verdünnen Tinkturen daher in etwas Wasser, Kräutertee oder frischem Saft.

Feste und standardisierte Flüssig-Extrakte. Festauszüge entstehen meist dadurch, daß man die Tinktur verdampfen läßt, wobei eine gummiartige Substanz zurückbleibt, die dann getrocknet und zu Tabletten oder Kapseln verarbeitet wird. Bei solchen Festauszügen sind oft Quoten angegeben, etwa 5:1; das bezieht sich auf die Pflanzenanteile pro Anteil Lösungsmittel. Standardisierte Flüssigextrakte enthalten oft (fast) alle aktiven Wirksubstanzen der ganzen Pflanze in bestimmten Konzentrationen.

Tabletten, Kapseln und Lutschtabletten. Diese bekannten Arzneimittel-Zubereitungen können alles mögliche enthalten, von getrockneten, pulverisierten Pflanzenteilen bis hin zu standardisierten Extrakten. Tabletten enthalten vielfach die pulverisierte Pflanze und einige Bindemittel und Stabilisatoren. Eine Kapsel besteht meist aus einer Gelatine-Hülle, in die man den Pflanzenpreßsaft, das Pflanzenöl oder die pulverisierte Pflanze gefüllt hat. Eine Lutschtablette enthält neben den pflanzlichen Wirkstoffen meist noch Zucker und pflanzliche Schleimstoffe oder Harze; man sollte sie langsam im Mund zergehen lassen.

Aromaöle. Aus einigen Pflanzen kann man reine Aromaöle gewinnen, die in aromatischer, flüssiger Form alle oder die meisten heilsamen Wirkstoffe der Pflanze enthalten. (Zu Aromaölen siehe Kapitel 1 sowie die nachstehenden Abschnitte.)

Die Favoriten unter den Heilpflanzen

Die nachfolgend beschriebenen vier Pflanzen gehören zu den wertvollsten, vielseitigsten und historisch interessantesten Heilpflanzen, die wir überhaupt kennen.

Knoblauch

Knoblauch ist als Würzmittel und Heilpflanze weit verbreitet. Er ist keine Wurzel, sondern eine Knollenfrucht (eine Knoblauchknolle enthält mehrere Zehen), die sich unter der Erde bildet; aus ihr wächst der Stengel der Pflanze heraus. Mit rund 450 anderen Spezies zusammen, zu denen auch Zwiebeln, Lauch, Schalotten und Schnittlauch gehören, ist der Knoblauch (Allium sativum) ein Familienmitglied der Liliengewächse. Als Nahrungs- und Würzmittel ist er reich an Proteinen, den Vitaminen A, B-Komplex und C sowie verschiedenen Spurenelementen. Mit Knoblauch kann man, alten Hausrezepten zufolge, fast alles heilen, von Insektenstichen bis hin zu fieberhaften Erkältungen. Auch die Liste der wissenschaftlich abgesicherten medizinischen Einsatzbereiche wird immer länger; dazu gehören unter anderem Herzleiden und Verdauungsstörungen.

Die Medizingeschichte des Knoblauchs reicht mindestens fünftausend Jahre zurück. Sein gesundheitlicher Wert war schon den alten Ägyptern geläufig, wie aus den Fresken in Pharaonengräbern und einer Papyrusrolle mit medizinischem Text hervorgeht (entstanden etwa 1500 Jahre vor unserer Zeitrechnung). Darin wird Knoblauch gegen Kopfweh und andere Leiden empfohlen. Wikinger sowie phönizische Seeleute nahmen Knoblauch auf ihren Seereisen mit, um ihn als Arznei bei allerlei Gesundheitsstörungen zur Hand zu haben. Bei den allerersten Olympischen Spielen im antiken Griechenland »dopten« sich griechische Athleten mit Knoblauch, um bessere Leistungen zu erbringen. Auch den Heilern im alten China und in Indien war Knoblauch als Heilpflanze wohlbekannt. In jüngerer Zeit nutzten russische Frontsoldaten beider Weltkriege Knoblauch zur Wundbehandlung (bis er durch Penicillin ersetzt wurde), und auch Albert Schweitzer verwendete Knoblauch in Afrika zur Behandlung von Amöbenruhr und Cholera.

Der Knoblauch gehört außerdem zu den ältesten Kulturpflanzen der Menschheit. Wahrscheinlich gelangten die ersten Knoblauchpflanzen noch in prähistorischer Zeit aus Zentralasien zu uns. Knoblauch gedeiht in ganz unterschiedlichen Klimazonen und wird heute fast überall in der Welt – vor allem aber in Spanien und China – angebaut. Das japanische Volk ist eines der wenigen Völker, die Knoblauch meiden, im Gegensatz zum koreanischen, das ihn sehr liebt.

In den letzten zwei Jahrzehnten hat sich die Knoblauchforschung zu einem kleinen Industriezweig ausgeweitet; insgesamt wurden bereits mehr als 700 Studien mit dieser Heilpflanze durchgeführt. Ihre Ergebnisse lassen den Schluß zu, daß Knoblauch eines der besten Naturprodukte für die Prävention und Heilung zahlreicher Gesundheitsstörungen darstellt. So lassen sich mit der Knolle beispielsweise zuverlässig Mikroorganismen wie Bakterien und Viren abtöten. Die antibakterielle Wirksamkeit des Knoblauchs wurde bereits 1858 von Louis Pasteur in klinischen Studien beobachtet. Die virushemmenden Eigenschaften des Knoblauchs führten dazu, daß man ihn heute auch bei Hautinfektionen wie dem sogenannten Athletenfuß (einer Hauterkrankung der Füße, bedingt durch Schweißabsonderung und Reibung in Sportschuhen) und Ringelwurm-Befall einsetzt. Knoblauch macht außerdem Darmparasiten und Würmern den Garaus.

In den Mittelmeerländern ist Knoblauch sehr beliebt und die Rate der Herzerkrankungen ziemlich niedrig. Das hat Forscher bewogen, die Auswirkungen der Pflanze auf das Herz-Kreislauf-System genauer unter die Lupe zu nehmen. Die Anzeichen mehren sich, daß Knoblauch Herzinfarkte verhüten hilft, indem er die Blutfettspiegel – vor allem der Triglyzeride und des Cholesterins – senkt (siehe hierzu Kapitel 8). Zahlreiche Studien haben ergeben, daß sich die Knolle auch zur Krebsvorbeugung eignet; in einer kürzlich veröffentlichten chinesischen Studie heißt es zum Beispiel, Knoblauch könne wahrscheinlich das Magenkrebsrisiko senken (siehe Kapitel 9). Aus anderen Studien geht hervor, daß man mit Knoblauch das Immunsystem stärken kann, günstige Wirkungen auf den Blutzuckerspiegel erzielt und Verdauungsproblemen vorbeugt (siehe Kapitel 15). Japanischen Forschern gelang der Nachweis, daß Knoblauch toxische Metalle wie Blei und Quecksilber im Körper zu binden und abzutransportieren vermag – möglicherweise, indem er der Leber behilflich ist, diese und andere Gift- und Schadstoffe zu neutralisieren.

Knoblauch ist darüber hinaus ein wirksames Antioxidans (siehe Kapitel 10), das den Körper vor den ungünstigen Auswirkungen der freien Radikale schützt. Das sind instabile, höchst reaktive Atome oder Moleküle (aus chemischen Substanzen, Rauch, fetthaltigen Nahrungsmitteln und anderen Quellen), die lebenden Zellen großen Schaden zufügen können. Zu den Antioxidanzien gehören auch die Vitamine A, C und E. Sie können sich mit freien Radikalen verbinden und sie so unschädlich machen, ohne selbst instabil zu werden. Auf diese Weise schützen sie den Körper vor schädlichen Prozessen, von Krebserkrankungen bis hin zu frühzeitigem Altern.

Die Knolle ist zudem eine verläßliche Quelle von Aminosäuren, Flavonoiden (Pflanzenfarbstoffen) sowie diversen Vitaminen und Mineralstoffen. Darüber hinaus haben Wissenschaftler inzwischen mehr als zweihundert weitere Substanzen im Knoblauch entdeckt, unter anderem drei Dutzend Schwefelverbindungen, die sich in anderen Pflanzen nur selten finden. Viele Wissenschaftler sind der Meinung, bei den Schwefelverbindungen, die dem Knoblauch seinen charakteristischen Geruch verleihen, handele es sich gleichzeitig auch um die wichtigsten medizinischen Ingredienzien der Knolle. Wird sie gepreßt oder kleingehackt, werden chemische Inhaltsstoffe wie etwa das Alliin in Allicin umgewandelt. Allicin ist eine instabile Substanz, die wiederum in Diallyldisulfid und andere organische Schwefelverbindungen umgewandelt wird. Sie sind für den stechenden Knoblauchgeruch verantwortlich. Wahrscheinlich handelt es sich hierbei um einen Schutzmechanismus der Pflanze, die so Bakterien und andere Schädlinge abhält. Und was die Pflanze schützt, kann auch für Menschen medizinisch bedeutsam sein.

Knoblauch wird weithin zum Kochen benutzt. Hitze inaktiviert allerdings seine Enzyme und reduziert den medizinischen Nutzen der Knolle beträchtlich. In den Vereinigten Staaten, aber auch in Deutschland werden Knoblauch-Zusatzpräparate inzwischen in großem Maßstab vermarktet; Knoblauch ist nicht nur frisch oder als Preßsaft erhältlich, sondern auch in Form von Pulver, Tabletten, Kapseln, Tropfenkonzentraten, Extrakten und Tinkturen. Das Interesse der Verbraucherinnen und Verbraucher an solchen Produkten ist enorm gewachsen; darüber hinaus wird Knoblauch inzwischen auch in Kombination mit Ginkgo, Echinacea (dem Roten oder Blaßfarbenen Sonnenhut) und vielen Kräutern angeboten. Knoblauchzusätze gehören in der Lebensmittelindustrie zu den Produkten mit hohen Zuwachsraten. Selbst Kindern wird er schon schmackhaft gemacht, und zwar in Form von Kaubonbons.

Der Kräuterspezialist Dr. Varro E. Tyler, Autor des Buches ›Herbs of Choice‹, meint dazu: »Die meisten Knoblauchexperten sind inzwischen zu dem Schluß gelangt, daß der Umfang der Allicin-Produktion einer Knoblauchpflanze am besten Aufschluß über ihre medizinisch nutzbare Gesamtaktivität gibt. Allicin wird ja wiederum in andere aktive Substanzen umgewandelt. Wir nennen diese Produktion den Allicin-Ertrag des jeweiligen Knoblauchpräparats.« Leider unterscheiden sich die auf dem Markt erhältlichen Knoblauchpräparate hinsichtlich ihrer Schwefelverbindungen stark voneinander; der Allicin-Ertrag ist nämlich abhängig vom Anbau der Pflanze, der Art, wie das Präparat hergestellt wird, und einer Reihe anderer Faktoren. In einer kürzlich durchgeführten Studie hat sich beispielsweise gezeigt, daß manche Präparate bis zu sechsmal mehr Allicin enthalten als andere. Die Herstellerfirmen bemühen sich inzwischen um eine gewisse Standardisierung der erwünschten Inhaltsstoffe ihrer Produkte, und zwar nicht nur des Allicins, sondern auch des Alliins, der Diallyldisulfide, der gesamten Schwefelverbindungen sowie anderer Komponenten, etwa des Allylzysteins.

Die meisten Wissenschaftler sind sich darüber einig, daß Allicin im Lauf der Zeit seine medizinische Wirksamkeit verliert, weil es sich chemisch aufspaltet. Manche sind außerdem der Auffassung, wenn Knoblauch nicht mehr riecht, ist er auch nicht mehr wirksam. Es gibt jedoch eine ganze Reihe fundierter Studien, aus denen hervorgeht, daß auch »geruchsfreie« oder »geruchsarme« Knoblauchpräparate im Verdauungstrakt Allicin freisetzen und signifikante Heilwirkung besitzen.

Der Knoblauchgehalt derartiger Zusatzpräparate wird oft in Milligramm (frischer Knoblauch, Knoblauchkonzentrat oder Frischknoblauch-Äquivalent) angegeben, manchmal auch in Mikrogramm Allicin. Empfohlene Tagesdosen sind 600 bis 1000 mg Knoblauchextrakt bzw. -konzentrat oder 1,8 bis 3,0 g Frischknoblauch-Äquivalent. Diese Dosierungen entsprechen ungefähr dem Verzehr einer frischen Knoblauchzehe pro Tag. Die empfohlene Tagesdosis für Allicin liegt zwischen 1,8 und 3,0 Milligramm.

Ginkgo

Ginkgopräparate werden aus den fächerförmigen Blättern von einem der ältesten Bäume der Welt (Ginkgo biloba) gewonnen, den man oft als lebendes Fossil bezeichnet. Christopher Hobbs, Heilpflanzenspezialist und Gründer des Instituts für Naturprodukt-Forschung in Santa Cruz/Kalifornien, nennt den Ginkgo auch einen »biologischen Superbaum«. Als Spezies, erläutert er, hat der Ginkgo fast unverändert 150 Millionen Jahre überlebt; ein einzelner Baum kann mehr als tausend Jahre alt werden. Bis zur letzten Eiszeit waren Ginkgobäume weit verbreitet; dann gingen sie fast überall auf der Welt, mit Ausnahme einiger Teile Asiens, zugrunde. Seit mehr als zweihundert Jahren pflanzt man sie in Amerika und anderen Ländern ihrer Schönheit wegen wieder an.

Jahrtausendelang benutzten die Chinesen sowohl die kleinen, scharfriechenden Ginkgofrüchte als auch die Blätter des Baums, um verschiedene Leiden zu heilen, unter anderem Asthma, Allergien und Husten. Im Westen erfreuen sich Ginkgopräparate einer ständig wachsenden Beliebtheit, weil ihnen der Ruf vorauseilt, gut für die Hirnfunktion zu sein und die Gedächtnisleistung zu verbessern (siehe Kapitel 11) sowie geistig wach zu machen (siehe Kapitel 5). Aus der Wissenschaft kommt die Nachricht, daß Ginkgo den Blutkreislauf im Gehirn und im Innenohr verbessert; er kann daher unter Umständen vorbeugend wirken gegen Gleichgewichtsstörungen und Schwindelanfälle, Hörverlust (siehe Kapitel 13), Tinnitus, Hirnschlag und Depressionen (siehe Kapitel 6). Ginkgo wirkt als Antioxidans (siehe Kapitel 10). Studien zeigen, daß er sich wohl auch zur Impotenz-Behandlung eignet (siehe Kapitel 7), für die Therapie von Krampfadern und anderen Herz-Kreislauf-Leiden (siehe Kapitel 8) sowie für die Behandlung von Morbus Alzheimer. Inzwischen ist der Ginkgo eines der meistempfohlenen natürlichen Heilmittel in ganz Europa.

Ginkgoblätter enthalten sehr viele Flavonoide, unter anderem Quercetin, sowie ungewöhnlichere, ja möglicherweise einzigartige Verbindungen wie die sogenannten Ginkgolide. Der Heilpflanzenspezialist Steven Foster merkt dazu an: »Soweit wir feststellen können, basieren praktisch alle der fast 250 pharmakologischen und klinischen Studien, die in den letzten 15 Jahren veröffentlicht wurden, auf einem spezifischen, standardisierten Ginkgo-Extrakt, der in Deutschland entwickelt und erforscht wurde. Er wird in einem komplizierten Extraktionsverfahren gewonnen und enthält als Standard 24 Prozent Flavonglykoside, außerdem u.a. standardisierte Anteile an Ginkgoliden und Bilobalid.« Dieser Standardextrakt mit 24 Prozent Flavonglykosiden ist auch die Basis der meisten rezeptfrei erhältlichen Ginkgopräparate. Empfohlene Tagesdosis: dreimal täglich 40 mg.

Ginseng

Ginseng ist eine merkwürdige, wie eine menschliche Gestalt geformte Wurzel, die im Osten wie im Westen zu den beliebtesten Heilpflanzen überhaupt zählt. Es gibt eine asiatische Ginseng-Spezies (Panax ginseng, auch chinesischer oder koreanischer Ginseng genannt) sowie eine nordamerikanische (Panax quinquefolius, der amerikanische Ginseng). Der sibirische Ginseng, bei uns unter dem Namen Eleutherokokk oder Taigawurzel bekannt (siehe Seite 122), gehört hingegen nicht zur Panax-Spezies, wenn er auch aus der gleichen Pflanzenfamilie, den Araliazeen, stammt. Er hat jedoch ähnliche therapeutische Wirkungen und wird zu ähnlichen Zwecken verwendet.

Die Namen *panax* und *ginseng* weisen darauf hin, wie hoch die Heilpflanze im Osten geschätzt wird: *Panax* stammt aus dem Altgriechischen, wo *pan* »alles« bedeutet und *akos* Heilmittel. (Im Englischen gibt es dafür die Entsprechung *panacea*= Allheilmittel.) In China, wo die Ginsengwurzel seit mehr als drei Jahrtausenden verwendet wird, bedeutet ihr Name so viel wie die Essenz (*seng*) des Menschen (*gin*). »Die alten Chinesen glaubten, daß die Ginsengwurzel nichts anderes sei als die Essenz der Erde in Form eines Menschen und daß sie verjüngende, wiederherstellende, belebende und heilende Kräfte besitzt«, bemerken dazu T. B. Ng und H. W. Yeung, Autoren der Monographie ›Wissenschaftliche Grundlagen der therapeutischen Effekte von Ginseng‹.

Zusammen mit dem Knoblauch gehört der Ginseng zu den bislang besterforschten pflanzlichen Heilmitteln. In den letzten zehn Jahren haben Wissenschaftlerinnen und Wissenschaftler weltweit mehr als dreihundert Originalarbeiten über Ginseng – meist den aus Asien stammenden – veröffentlicht; in den vergangenen fünfzig Jahren wurden rund dreitausend Studien zu Ginseng durchgeführt. Dabei stellte man fest, daß einige der aktiven Inhaltsstoffe des Ginseng bestimmten Steroiden und Hormonen in ihrer chemischen Struktur verwandt sind. Ginseng enthält außerdem Vitamine, Aminosäuren sowie Spurenelemente, unter anderem Germanium.

Die Wurzelextrakte wirken sowohl auf das kardiovaskuläre als auch auf das zentrale Nervensystem. Ginseng hilft den Blutdruck zu regulieren, hält den Blutzuckerspiegel auf einem bestimmten Niveau (wichtig bei Diabetes) und unterstützt die Aktivität der Thymusdrüse und der Milz, damit also das Immunsystem. Andere Inhaltsstoffe des Ginseng, zum Beispiel die sogenannten Ginsenoside, wirken aller Wahrscheinlichkeit nach auf das Nervensystem, die Blutzufuhr zum Gehirn und bestimmte Neurotransmitter im Gehirn.

Heute werden Ginsengpräparate von allen möglichen Menschen für eine Vielzahl heilsamer Zwecke benutzt, unter anderem für die folgenden:

- Verbesserung sportlicher Leistungen und der Ausdauer (siehe Kapitel 4),
- Stimulierung des Nervensystems und der geistigen Aufnahmefähigkeit, »Energiespritze« (siehe Kapitel 5),
- Stärkung der Sexualfunktionen (siehe Kapitel 7),
- Senkung der Cholesterinspiegel im Blut und möglicherweise auch anderer Faktoren, die das Risiko eines Herzleidens vergrößern (siehe Kapitel 8),
- Schutz der Körperzellen vor Schäden durch Strahlung und toxische Substanzen, also vorzeitiger Alterung (siehe Kapitel 10),
- Normalisierung aller körperlichen Funktionen sowie Streßabbau (siehe Kapitel 3).

»Zahllose Studien haben ergeben, daß Ginsengpräparate, wenn sie korrekt angewendet werden, absolut sicher und nebenwirkungsfrei sind«, sagt Mark Blumenthal, Leiter des American Botanical Council in Austin/Texas. Seines Erachtens sind Berichte, die von einem »Ginseng-Überdosierungs-Syndrom« mit Reizbarkeit, Nervosität, Schlaflosigkeit und anderen Nebenwirkungen sprechen, ins Land der Mythen zu verweisen; sie entstammen, meint er, »einem weitverbreiteten Mißverständnis, das sowohl in der Fach- wie auch in der Publikumspresse immer mal wiedergekäut wird... Es sollte daher besser als ›Presse-Überdosierungs-Syndrom‹ bezeichnet werden.«

Ginseng wird in vielen verschiedenen Zubereitungen angeboten, von der ganzen frischen oder getrockneten Wurzel bis hin zu standardisierten Extrakten. Die Heilkraft variiert sehr stark, je nachdem, welche Wurzel verwendet wird, wo und wie sie angebaut wurde, wie man sie lagert und wie man das Präparat herstellt. Bei einer kürzlich in der englischen Medizinfachzeitschrift ›The Lancet‹ veröffentlichten Analyse von 50 kommerziellen Ginsengpräparaten fand man zum Beispiel ganz erhebliche Unterschiede hinsichtlich des Ginsenosidgehalts: Sechs Präparate enthielten gar kein Ginsenosid, andere bis zu neun Prozent. Steven Foster und Yue Chongxi, Autoren des Buches ›Herbal Emissaries: Bringing Chinese Herbs to the West‹, empfehlen den Verbraucherinnen und Verbrauchern, entweder die ganze Wurzel oder ein standardisiertes Ginseng-Produkt zu kaufen, das mindestens sieben Prozent Ginsenoside enthält; das sollte auf der Packung angegeben sein.

Die Dosierung hängt ganz vom Verwendungszweck ab (siehe dazu auch ab Seite 40). Generell sollte die Dosierung höher sein, wenn man Ginseng nur kurzzeitig einnimmt (zum Beispiel als »Energiespritze« oder Aphrodisiakum), und niedriger bei einer Langzeiteinnahme (etwa zur Verhütung des vorzeitigen Alterns).

Taigawurzel (Eleutherokokk)

Die Taigawurzel ist ein beliebtes pflanzliches Heilmittel, das aus der Wurzel eines in der sibirischen Taiga weitverbreiteten Strauches (Eleutherococcus senticosus) gewonnen wird. Er stammt aus dem fernen Osten; chinesische Wissenschaftler nennen ihn meist Acanthopanax senticosus. Diese Wurzel gehörte zu den weniger bekannten Mitteln der russischen und chinesischen traditionellen Volksmedizin, bis russische Wissenschaftler in den vierziger und fünfziger Jahren daran gingen, einen leichter erhältlichen – und erheblich preisgünstigeren – Ersatz für den echten Ginseng zu suchen. Studien zur Taigawurzel in Rußland und anderen Ländern haben ergeben, daß diese Heilpflanze vielversprechende Eigenschaften zu besitzen scheint: Offenbar schützt sie die Zellen vor Alterungsprozessen und wirkt sich außerdem günstig auf die gesamte Gesundheit aus. Wie die echte Ginsengwurzel enthält auch die Taigawurzel sogenannte adaptogene Substanzen – Inhaltsstoffe also, die alle Körpersysteme stärken, normalisieren und ins Gleichgewicht bringen können. Die Taigawurzel wirkt auf die adrenalinausschüttenden Drüsen und beugt den ärgsten Folgen nervöser Verspannung vor. Sie gibt mehr Energie, stärkt das Durchhaltevermögen und schützt vor Abschlaffen und Erschöpfung. Außerdem regt sie das Immunsystem an und ist wahrscheinlich auch geeignet zur Behandlung von Bluthochdruck, Blutzuckerschwankungen, Depressivität und anderen leichteren psychischen Störungen (siehe Kapitel 6). Studien weisen darauf hin, daß Eleutherokokk den Kreislauf anregt, die Blutgefäße erweitert, Zellen vor freien Radikalen schützt und den Sauerstoffgehalt in den Zellen erhöht.

In chemischen Analysen fand man bisher mehrere mögliche Wirksubstanzen der Taigawurzel, einschließlich der sogenannten Eleutheroside. Sie unterscheiden sich von den Ginsenosiden der Ginseng-Spezies. Der russische Wissenschaftler I. I. Brekhman, einer der Pioniere der Eleutherokokk-Forschung, ist allerdings der Meinung, daß die reinen, isolierten Eleutheroside nicht den gleichen stärkenden und ausgleichenden Effekt besitzen wie die ganze Pflanze.

Unerwünschte Nebenwirkungen der Taigawurzel sind sehr selten. Selbst bei relativ hohen Tagesdosen gilt diese Heilpflanze also als sicher. Viele Herstellerfirmen kombinieren Eleutherokokk mit anderen adaptogenen Pflanzen wie Ginseng oder Beerentraube (Schisandra). Präparate aus der Taigawurzel sind im allgemeinen preisgünstiger als Ginsengpräparate. In der letzten Zeit kamen jedoch auch Fälschungen bzw. falsch deklarierte Präparate, die gar keine Taigawurzel enthielten, auf den Markt; Sie sollten daher nur qualitativ hochwertige Produkte bekannter, vertrauenswürdiger Hersteller kaufen. Die empfohlene Durchschnittsdosis beläuft sich auf 250 bis 500 mg, ein- oder zweimal täglich, oder auch zwei- bis dreimal täglich ein bis zwei Dosierungen aus dem Tropfenspender, wenn es sich um ein Konzentrat bzw. eine Tinktur handelt.

Vitamine und Mineralstoffe

Alle folgenden Vitamine und Mineralstoffe sind überall als einzelne oder kombinierte Fertigprodukte erhältlich. Multi-Präparate in Form von Kapseln, Tabletten, Pulvern oder Tropfen haben den Vorteil, sehr leicht anwendbar zu sein. Die Hersteller haben dabei bereits bedacht, welche empfohlenen Tagesdosen Sie benötigen, und die einzelnen Komponenten in einer ausgewogenen Mischung zusammengestellt. Viele Leute ziehen es auch einfach vor, nur einmal täglich ein Kombinationspräparat einzunehmen statt vieler Einzelpräparate.

Der Nachteil solcher Kombi-Präparate besteht darin, daß sie nur wenige Mineralstoffe mit großer Molekularstruktur – etwa Kalzium oder Magnesium – auf einmal anbieten können. Das bedeutet, einmal am Tag einzunehmende Präparate dekken Ihren gesamten Tagesbedarf an vielen Vitaminen und Mineralstoffen, leider jedoch nicht an allen, denn dann wären sie zu groß zum Schlucken oder in einem Glas Wasser nicht löslich.

Dazu kommt noch etwas anderes: Eine ganze Reihe von Ernährungswissenschaftlerinnen und -wissenschaftlern sowie viele, die Nahrungsmittelergänzungen verordnen, sind sich der Grenzen sogenannter empfohlener Tagesdosen bewußt geworden. »Solche Tagesdosen entsprechen dem, was beim Einkommen als Existenzminimum gilt«, sagt der Ernährungswissenschaftler Dr. Alexander Schauss. Wie auch der verstorbene Nobelpreisträger und »Vitamin-C-Papst« Dr. Linus Pauling oder die Ökotrophologin Dr. Shari Lieberman, Co-Autorin des Buches ›The Real Vitamin and Mineral Book‹ ist Schauss der Meinung, empfohlene Tagesdosen seien heute »out« und sollten durch völlig neue Richtlinien für Nährstoffe ersetzt werden. Diese »optimalen Nährstoff-Skalen« müßten auf der Grundlage dessen errechnet werden, was Menschen im Durchschnitt brauchen, um nicht nur Mangelzuständen vorzubeugen, sondern insgesamt bei guter Gesundheit zu bleiben und möglichst lange zu leben. Schauss weist darauf hin, daß dieser Ansatz von einer Studie an 13 500 Frauen und Männern in den USA erhärtet wird, die von Dr. Emanuel Cheraskin und Dr. W. M. Ringsdorf jr. von der Medizinischen Hochschule der Universität Alabama durchgeführt wurde und Daten aus 15 Jahren Beobachtung enthält. Die beiden Wissenschaftler verglichen dabei den Nährstoff-Konsum der Teilnehmerinnen und Teilnehmer mit deren Gesundheitszustand und stellten fest: Menschen, die besonders viele Vitamine und Mineralstoffe mit der Ernährung und mit Nahrungsmittel-Ergänzungspräparaten zu sich nehmen, sind auch am gesündesten.

Zugegeben, die Erforschung der jeweils optimalen Nährstoffmengen steckt noch in den Kinderschuhen. Bislang existieren keine international gültigen Erkenntnisse, nach denen alle Erwachsenen, sagen wir mal, täglich 500 mg Vitamin C zu sich nehmen sollten. Manche Menschen benötigen mehr, manche weniger. Ein höherer Nährstoffbedarf ist vor allem in folgenden Fällen vorhanden:

- bei starkem Alkoholkonsum und/oder Rauchen,
- bei Menschen, die in Gegenden mit hoher Schadstoffbelastung leben und/oder ihre Nahrungsmittel aus sehr kargen, nährstoffarmen Böden gewinnen,
- bei Krankheit, Bewegungsmangel oder sehr geringem Appetit,
- bei Übergewicht oder im Verlauf einer Schlankheitskur (eine Studie zu elf verschiedenen Schlankheitsdiäten ergab, daß man dabei Mangel an mindestens einem wichtigen Nährstoff leidet),
- bei Schwangeren und Stillenden,
- bei alten Menschen,
- bei Menschen mit schlecht funktionierender Verdauung.

Es gibt jedoch auch Menschen, deren Nährstoffbedarf geringer ist als im Durchschnitt. Dazu gehören solche, die sich ihr Leben lang besonders gesund ernähren, also zum Beispiel mehrmals am Tag dunkelgrünen Blattsalat und andere vitamin- und mineralstoffreiche Nahrungsmittel zu sich nehmen, niemals »einen über den Durst« trinken, nicht rauchen, geistig-seelisch wenig gestreßt sind, kein Übergewicht haben und sich ständig ausreichend bewegen bzw. körperlich aktiv sind. Falls Sie nicht zu dieser besonderen Gruppe gehören – und bereits das erste Kriterium engt das Feld erheblich ein: Höchstens jeder zehnte Mensch ißt täglich die empfohlenen fünf Portionen Obst und Gemüse –, kann es Ihrer gesamten Gesundheit nur nützen, wenn Sie zusätzlich auf Vitamin- und Mineralstoffpräparate zurückgreifen.

Die optimalen Tagesmengen, die im folgenden für diese Nährstoffe genannt werden, liegen weit unter dem, was Ihnen unliebsame Nebeneffekte bescheren könnte. Die genannten Optimalmengen sind meist erheblich höher als die medizinischen bzw. auf den Präparatepackungen genannten empfohlenen Tagesdosen. In einigen Fällen – etwa bei Zink oder Kalzium – entsprechen sie ihnen ungefähr.

Um wirklich auf die optimalen Tagesmengen zu kommen, müssen Sie die jeweiligen Vitamine und Mineralstoffe entweder mehrmals am Tag als Einzelpräparate schlucken, oder Sie müssen zwei bis drei Kapseln oder Tabletten der Multi-Präparate pro Tag einnehmen, oft sogar bis zu sechs.

Vitamin- und Mineralstoffpräparate sind überall in Apotheken, Reformhäusern und Supermärkten erhältlich. Stellen Sie Preisvergleiche an! Für ein paar Mark am Tag bekommen Sie qualitativ hochwertige Präparate, die praktisch Ihren gesamten Bedarf decken. Nehmen Sie jedoch nicht mehr ein als die auf den Packungen angegebenen Maximaldosen; bei bestimmten Vitaminen und Mineralstoffen können sich Unverträglichkeitserscheinungen einstellen, wenn Sie zuviel davon schlucken (etwa: Magenbeschwerden und Durchfall bei zuviel Vitamin C, Nervenstörungen bei zuviel Vitamin B). Reduzieren Sie in einem solchen Fall die Tagesdosis, bis die Beschwerden verschwinden. Als Kurzzeit-Einnahmezeit gelten ein bis drei Wochen; Kuren zum Kräfteaufbau sollten vier bis maximal acht Wochen nicht überschreiten; legen Sie dann eine dreiwöchige Pause ein und beginnen Sie bei Bedarf eine neuerliche Kur. Jede Dauereinnahme darüber hinaus sollte mit einer Ernährungsberaterin oder einer ärztlichen Fachkraft abgesprochen werden.

Vitamin A bzw. Beta-Carotin

Vitamin A, auch Retinol genannt, ist ein fettlöslicher Mikro-Nährstoff, der für viele sehr wichtige Körperfunktionen – gutes Sehen, Zellerneuerung, Wundheilung usw. – unbedingt notwendig ist. Vitamin-A-Vorstufen nehmen wir unter anderem über tierische Nahrung auf; Beta-Carotin stammt aus pflanzlicher Nahrung. Beta-Carotin und andere chemisch verwandte Carotinoide sind jedoch nicht nur als Vitamin-A-Vorstufen, sondern auch in anderer gesundheitlicher Hinsicht relevant.

Die immunstimulierenden Fähigkeiten von Vitamin A (siehe Kapitel 3) wurden inzwischen in vielen wissenschaftlichen Studien bestätigt. Vitamin A erhöht die Widerstandskraft gegenüber Infektionen und kann zur Vorbeugung oder Behandlung von Atemwegsinfekten, Durchfall und Masern dienen. Manche Wissenschaftler sind der Meinung, Vitamin A oder seine Derivate ließen sich auch in der Krebsvorbeugung und -therapie einsetzen (siehe dazu Kapitel 9). Vitamin A ist wichtig für Augen und Ohren (siehe Kapitel 13). In der Dermatologie werden Vitamin-A-Abkömmlinge zur Behandlung von Akne und alternder Haut eingesetzt (siehe Kapitel 14).

Beta-Carotin ist das bekannteste der fast sechshundert Carotinoid-Pigmente, die man inzwischen in der Pflanzenwelt gefunden hat. All diese Farbstoffe verleihen gelben Melonen, Karotten, Süßkartoffeln sowie anderen Früchten und Gemüsen ihre charakteristische rötliche oder orange-gelbe Farbe. Neben Beta-Carotin kommen verschiedene Carotinoide natürlicherweise in dunkelgrünen Salaten und anderen chlorophyllreichen Gemüsen vor.

Die menschliche Leber wandelt Beta-Carotin sehr effizient in Vitamin A um. Von allen ungefähr sechzig Carotinoiden, die als Vitamin-A-Vorstufen gelten, hat Beta-Carotin offenbar die höchste Bioverfügbarkeit (das bedeutet, es kann vom Körper am besten genutzt werden). In unseren Nahrungsmitteln kommt Beta-Carotin auch am häufigsten vor. Kürzlich durchgeführte Studien lassen allerdings den Schluß zu, daß andere Carotinoide für unsere Gesundheit bzw. als Heilmittel womöglich noch bedeutsamer sind als das Beta-Carotin. Viele Carotinoide, die keine Vitamin-A-Vorstufen darstellen, sind zum Beispiel hochwirksame Antioxidanzien (siehe Kapitel 10). Carotinoide wie das Lycopen schützen die Zellen vor krebsiger Entartung; Lutein bewahrt die Augen vor Grauem Star. Alpha-Carotin, nach dem Beta-Carotin das am häufigsten vorkommende Carotinoid, ist zwar für die Vitamin-A-Synthese weniger wichtig, spielt aber bei der Krebsvorbeugung ebenfalls eine bedeutsame Rolle. Viele Ernährungswissenschaftlerinnen und -wissenschaftler sind der Ansicht, Ähnliches werde sich auch für andere Carotine noch herausstellen.

Sehr wahrscheinlich wirken die Carotinoide gemeinsam viel besser als einzeln. In den meisten Ergänzungspräparaten ist bislang jedoch ausschließlich Beta-Carotin enthalten (gelegentlich wird auch schon Alpha-Carotin zugesetzt). Reich an Carotinoiden aller Art sind grüne Salate und Gemüse sowie blaugrüne Algen, darüber hinaus Trockenextrakte junger Getreidesprossen, etwa Hafer und Weizen. In Zerealienkonzentraten hingegen sind sehr wenige Carotinoide enthalten. Wer sich abwechslungs- und nährstoffreich ernährt, nimmt dabei etwa 5 bis 10 mg Beta-Carotin pro Tag zu sich. Die amerikanische und auch die deutsche Durchschnittsnahrung liefern pro Tag hingegen nur 1 bis 2 mg.

In der Ernährungswissenschaft gilt Beta-Carotin als ebenso nützlich wie das in rotem Fleisch enthaltene Vitamin A, jedoch als weit weniger toxisch. Wer hohe Dosen Vitamin A – sagen wir, 100 000 Internationale Einheiten (IE, hier das Maß für die Provitamin-A-Aktivität) pro Tag über Monate oder aber 500 000 bis eine Million IE täglich zwei bis drei Wochen lang – einnimmt, läuft Gefahr, daß sich das Vitamin im Körper anreichert und ernsthafte Gesundheitsstörungen hervorruft. Hingegen wird vom Beta-Carotin nur so viel in Vitamin A umgewandelt, wie der Körper gerade braucht. Der Überschuß wird zwar ebenfalls gespeichert, ruft jedoch außer einer leichten Gelbfärbung der Haut keine weiteren Symptome hervor. Viele Menschen ziehen es deshalb vor, nicht Vitamin A, sondern Beta-Carotin als Nahrungsergänzung einzunehmen.

Auf der anderen Seite gilt als sehr wahrscheinlich, daß Vitamin A mit Beta-Carotin und anderen Carotinoiden zusammenarbeitet, also sogenannte synergistische Effekte im Körper hervorruft. Die meisten Hersteller bieten daher Präparate an, die sowohl Vitamin A als auch Beta-Carotin enthalten. Darin sind dann beispielsweise 5000 IE Vitamin A (meist aus Fischlebertran) plus 15 000 IE »Vitamin-A-Aktivität« aus Beta-Carotin (meist entweder synthetisch hergestellt oder aus Karotten bzw. Algen gewonnen). Reine Beta-Carotin-Präparate werden meist in Kapselform angeboten, trocken oder mit Öl gefüllt; eine Kapsel entspricht normalerweise 10 000 bis 50 000 Internationalen Einheiten.

Wie bereits angedeutet, haben Studien inzwischen ergeben, daß auch andere Carotinoide wichtig für unsere Gesundheit sind. Große Mengen reinen Beta-Carotins allerdings, so ging aus einer weiteren Studie hervor, senken den Blutspiegel der anderen Carotinoide. Man kam daher zu dem Schluß, daß es wahrscheinlich am gesündesten ist, statt reiner Beta-Carotin-Präparate Mischpräparate aus verschiedenen Carotinoiden einzunehmen. Seit kurzem sind entsprechende Kombinationen – mit oder ohne Beta-Carotin – auf dem Markt; sie enthalten meist Alpha- und Gamma-Carotin sowie Lycopen, Lutein und Cryptoxanthin.

Als empfohlene Tagesdosis für Vitamin A gelten (bei Erwachsenen) 5 000 IE; als optimale Tagesdosen werden 5 000 bis 10 000 IE Vitamin A plus 25 000 bis 50 000 IE Beta-Carotin (oder noch besser, Beta-Carotin und andere Carotinoide) empfohlen. Beta-Carotin wird übrigens gelegentlich in Milligramm statt in Internationalen Einheiten gemessen. 1 mg entspricht ungefähr 1667 IE; 25 000 bis 50 000 IE sind dann ungefähr 15 bis 30 mg.

Vitamin C

Schon in den allerersten wissenschaftlichen Untersuchungen, die sich mit der Rolle von Nährstoffen beschäftigten, ging es um Vitamin C. Im Jahre 1746 demonstrierte der schottische Arzt James Lind erstmals, daß Zitronensaft dem gefürchteten Skorbut vorbeugen konnte. Das aktive Ingrediens – die »Antiskorbut-« oder Ascorbinsäure, später Vitamin C genannt – wurde allerdings erst 1932 chemisch isoliert. Studien haben seitdem ergeben, daß dieses Vitamin die Blutgefäßwände stärkt, die Immunabwehr gegen Infektionen aufbaut und andere Vitamine vor der Oxidierung (dem Zerfall) schützt. Vitamin C ist unabdingbar für das optimale Funktionieren des Immunsystems (siehe Kapitel 3) und lindert die Symptome von Erkältungen, Asthma und Allergien. Außerdem spielt es eine wichtige Rolle bei der Wund- und Knochenheilung sowie bei der Rekonvaleszenz nach Operationen, und zwar unter anderem deshalb, weil es die Kollagenfasern des Bindegewebes wieder aufbauen hilft. Wer genügend Vitamin C zu sich nimmt, sorgt dafür, daß die Haut immer wieder ausreichend Kollagen bilden kann, das wiederum die Blutgefäße vor allzuleichtem Einreißen oder Aufschürfen schützt (siehe Kapitel 14). Ein hoher Vitamin-C-Blutspiegel erhöht auch die sportliche Leistungsfähigkeit (siehe Kapitel 4), wirkt sich günstig auf die Stimmung aus (siehe Kapitel 6), verbessert den Zustand des Herz-Kreislauf-Systems (siehe Kapitel 8), hilft Krebs verhüten (siehe Kapitel 9), beugt vorzeitigem Altern vor (siehe Kapitel 10), fördert die Hirnfunktionen (siehe Kapitel 11) und die Funktionen der Sinnesorgane (siehe Kapitel 13).

Bestimmte Früchte und Gemüse enthalten Vitamin C in hochkonzentrierter Form, zum Beispiel dunkelgrüne Blattgemüse und -salate, Brokkoli, Rosenkohl, Blumenkohl, Kartoffeln, Erdbeeren und Pampelmusen (Grapefruits). Von allen Vitaminen wird Vitamin C am häufigsten als Ergänzungspräparat eingenommen. Die empfohlene Tagesdosis für Erwachsene liegt bei 60 bis 95 mg, doch das ist nur ein Bruchteil dessen, was manche Leute täglich schlucken, um sich rundherum gesund zu halten.

Vitamin C wird in Form von Kapseln oder (Brause-)Tabletten angeboten, die 250 mg bis 1500 mg pro Stück enthalten. Darüber hinaus wird das Vitamin auch in einer ganzen Reihe von Kautabletten, Tabletten mit Langzeitwirkung, gepufferten Kapseln (zum Beispiel mit zusätzlichem Kalzium, das die Säurewirkung des Vitamins etwas abschwächt), in Pulverform, als Flüssigkeit, ja sogar als Kaugummi angeboten.

Selbst wenn Sie sehr viel mehr als die empfohlene Tagesdosis einnehmen, ist Vitamin C weitgehend unschädlich. Wenn Sie von einem Tag auf den anderen plötzlich anfangen, hochdosiert Vitamin C – mehr als ein Gramm pro Tag – zu schlukken, können Sie Magenbeschwerden oder Durchfall bekommen. Diese »natürliche Darmtoleranz« des Vitamins, wie viele

Fachleute für Naturheilkunde es nennen, eignet sich gut als Maßstab dafür, was Sie individuell vertragen. Sie sollten dann unter der Dosis bleiben, die Ihnen Symptome dieser Art verursacht. Ihre Darmtoleranz können Sie testen, indem Sie mit einer Tagesdosis von 500 mg Vitamin C, auf zwei bis drei Tabletten o. ä. verteilt, beginnen und drei bis vier Tage lang beobachten, wie Ihr Körper darauf reagiert. Vertragen Sie diese Menge gut, steigern Sie die Dosis auf 1000 mg (ein Gramm) täglich und sehen, was passiert, und so fort. Nach einiger Zeit vertragen Sie eventuell bis zu 5 g pro Tag. So viel brauchen Sie jedoch allenfalls kurzzeitig, um Ihre Abwehrkräfte während oder nach einer Erkrankung aufzubauen; in aller Regel genügen ein bis zwei Gramm Vitamin C pro Tag vollauf. Megadosen über zwei Gramm täglich sollten Sie unbedingt mit Ihrem Arzt oder Ihrer Ärztin absprechen; sie können nämlich das Risiko erhöhen, daß sich Nierensteine bilden, und bei schwangeren Frauen zu einer Fehlgeburt führen.

Vitamin E

Vitamin E, chemisch Tokopherol genannt, wurde erstmals 1936 isoliert. Dieses Vitamin ist ein hochwirksames Antioxidans, daß für die gesamte Gesundheit eine sehr wichtige Rolle spielt. Da es den Körper gegen die üblen Auswirkungen freier Radikale schützt, senkt es das Risiko für das Auftreten vieler Gesundheitsprobleme, von Krebs (siehe Kapitel 9) bis zu vorzeitigem Altern (siehe Kapitel 10). Vitamin E wird von fast allen Körpergeweben benötigt. Es verhindert den Zerfall von Vitamin A und Vitamin C und hilft beim Aufbau roter Blutkörperchen, der Muskel- und vieler anderer Gewebezellen. Auch gegen Wadenkrämpfe und nächtliches Zucken mit den Beinen, gewöhnlich ein Zeichen für Magnesiummangel, kann es einigen Studien zufolge nützen, ein paar Dosen Vitamin E zu schlucken. Darüber hinaus stärkt Vitamin E das Immunsystem (siehe Kapitel 3), fördert die Leistungsfähigkeit beim Sport (siehe Kapitel 4), steigert die Fruchtbarkeit bei beiden Geschlechtern (siehe Kapitel 7), schützt vor Herz-Kreislauf-Leiden (siehe Kapitel 8) und wirkt sich günstig auf die Funktion der Sinnesorgane aus (siehe Kapitel 13).

Vitamin-E-Öl, das auf die Haut aufgetragen wird – Sie brauchen dazu nur eine Vitamin-E-Kapsel aufbrechen und das Öl aufträufeln –, kann anscheinend auch die Wundheilung fördern, vor allem bei Verbrennungen. Es nährt die Haut (siehe Kapitel 14) und hilft bei vielerlei Hautleiden, zum Beispiel bei Geschwüren, durchs Stillen aufgesprungenen Mamillen sowie bei Windelausschlag. Wird Vitamin E auf bereits geschlossene Wunden aufgetragen, verhindert es eine überschießende Narbenbildung.

Die höchsten Konzentrationen an Vitamin E finden sich in kaltgepreßten Pflanzenölen, in Safran, Weizenkeimen und Mais. Die besten Vitamin-E-Lieferanten sind dunkelgrüne Blattgemüse und -salate, Vollkorngetreide, kaltgepreßte pflanzliche Öle, Weizenkeime, Nüsse, Samen und Hülsenfrüchte. Fleisch und Milch sowie Milchprodukte enthalten hingegen nur wenig Vitamin E. Ergänzungspräparate werden meist in Form ölgefüllter Kapseln angeboten. Die natürlich vorkommenden Formen von Vitamin E, in der Fachsprache mit einem D vorweg gekennzeichnet (etwa D-Alpha-Tokopherol), werden vom Körper leichter absorbiert als die synthetisch hergestellten (mit DL gekennzeichnet, etwa DL-Alpha-Tokopherol).

Die empfohlene Tagesdosis Vitamin E für Erwachsene beträgt rund 30 Internationale Einheiten (IE). Wer sehr hohe Dosen, etwa 1200 bis 1600 IE täglich, einnimmt, kann Schwindelgefühle, Blutdrucksteigerungen, verminderte Blutgerinnung und andere Nebenwirkungen erleiden. Die optimale Tagesdosis beläuft sich auf 400 bis 600 IE; sie ist auch bei einer Langzeiteinnahme ungefährlich.

Kalzium und Magnesium

Kalzium ist ein weithin bekannter Mineralstoff, der für verschiedene lebenswichtige Körperfunktionen eine große Rolle spielt, beispielsweise den Aufbau von Knochen und Zähnen, die Übermittlung von Nervenimpulsen, die Regulierung des Herzschlags und die Blutgerinnung. Kalzium wird zur Vorbeugung von Osteoporose (altersbedingtem Knochenschwund), Herzleiden und bestimmten Krebserkrankungen empfohlen. Vor dem Schlafengehen gemeinsam eingenommen, haben Kalzium und Magnesium eine beruhigende, ja schlaffördernde Wirkung (siehe Kapitel 12). Kalziumpräparate werden aus ganz verschiedenen Quellen gewonnen, unter anderem aus Dolomitgestein, Austernschalen und Knochenmehl. Sie werden außerdem in unterschiedlichen chemischen Zusammensetzungen angeboten, von denen insbesondere Kalziumzitrat und Kalziumkarbonat sich als sehr leicht absorbierbar erwiesen haben.

Magnesium ist ein Mineralstoff, der vor allem in dunkelgrünem Blattgemüse, Sojabohnen, Nüssen und Samen enthalten ist. Magnesium wird für den Aufbau starker Knochen und Zähne benötigt und in diesen Körpergeweben gespeichert. Auch andere Körperfunktionen hängen von einem ausreichenden Magnesiumangebot ab: Der Mineralstoff reguliert die elektromagnetische Zellstabilität und sorgt, gemeinsam mit Kalzium, für den Energiehaushalt des Körpers, die Herzfunktion (siehe Kapitel 8) und die Übertragung von Neurotransmitter-Impulsen. Magnesiummangel kann Muskelzuckungen, Waden- und Zehenkrämpfe, Krampfanfälle im Gehirn und möglicherweise auch psychiatrische Störungen auslösen. Magnesiumpräparate werden gegen Symptome des prämenstruellen Syndroms (PMS), gegen Bluthochdruck, Panikattacken (siehe Kapitel 6), Osteoporose, Erschöpfung (siehe Kapitel 5) sowie Diabetes eingesetzt. Kalzium und Magnesium können die Leistungsfähigkeit im Sport erhöhen (siehe Kapitel 4), das Krebsrisiko mindern (siehe Kapitel 9), die Hirnleistungen fördern (siehe Kapitel 11) sowie die Haut vor Schäden schützen (siehe Kapitel 14). Frauenärzte und -ärztinnen verabreichen Frauen, die unter einer Schwangerschaftsvergiftung (Gestose) leiden, meist auch Magnesiumpräparate. Insgesamt gilt Magnesium als das sicherste Ergänzungsmittel überhaupt, das kaum Nebenwirkungen verursacht.

Kalzium und Magnesium arbeiten im Körper sozusagen Hand in Hand; daher enthalten viele Präparate gleich beide Mineralstoffe. Vielfach empfehlen Ernährungswissenschaftlerinnen und -wissenschaftler, sie im Verhältnis 2:1 einzunehmen, also zwei Teile Kalzium plus ein Teil Magnesium (Beispiel: 750 mg Kalzium und 375 mg Magnesium).

Die empfohlene Tagesdosis für Erwachsene beträgt bei Kalzium 800 bis 1200 mg, bei Magnesium 280 bis 400 mg. Die Optimaldosis beläuft sich auf 800 bis 1500 mg Kalzium und 450 bis 650 mg Magnesium.

Chrom

In den fünfziger Jahren war das Element Chrom bei Autoherstellern heißbegehrt, weil man daraus die glänzenden Chromleisten herstellte; am Arbeitsplatz und bei der Entsorgung ist es jedoch ein starkes Umweltgift, und auch in der Ernährungswissenschaft galt Chrom damals als toxisches Metall. Heutzutage machen Autohersteller einen großen Bogen darum; die Fans gesunder Ernährung haben es hingegen als wichtiges Spurenelement entdeckt. Dafür gibt es auch viele gute Gründe. In den späten fünfziger Jahre entdeckte ein Wissenschaftler namens Dr. Walter Mertz, daß Chrom in winzigen Spuren nötig ist, damit Insulin überhaupt seine Wirkung entfalten kann. Da körpereigenes Insulin – der Wirkstoff, den die Bauchspeicheldrüse ausschüttet – für den Eiweiß-, Kohlenhydrat-und Fettstoffwechsel lebenswichtig ist, kann Chrommangel alle möglichen Gesundheitsstörungen nach sich ziehen, von Schwankungen des Blutzuckerspiegels bis zu Fettleibigkeit und Zuckerkrankheit. Seit einigen Jahren nehmen immer mehr Menschen zusätzlich Chrompräparate ein, um sich vor Herz-Kreislauf-Leiden zu schützen (siehe Kapitel 8), den Blutzuckerspiegel regulieren zu helfen und das Risiko von Sehstörungen zu verringern (siehe Kapitel 13). Leute, die sich sportlich betätigen oder aus anderen Gründen den Fettgehalt ihres Körpers senken und Muskelmasse aufbauen wollen, greifen ebenfalls auf das Spurenelement Chrom zurück (siehe Kapitel 4), desgleichen Menschen, die mit Gewichtsproblemen kämpfen (siehe Kapitel 16).

Für Chrom gibt es derzeit noch keine empfohlene Tagesdosis. Die amerikanische Nationalakademie der Wissenschaften hält 50 bis 200 Mikrogramm für nebenwirkungsfrei und ausreichend. Ernährungsstudien, unter anderem durchgeführt vom amerikanischen Landwirtschaftsministerium, haben ergeben, daß rund 90 Prozent der amerikanischen Bevölkerung über ihre Nahrung zu wenig Chrom bekommen, nämlich nur rund 25 bis 33 Mikrogramm pro Tag; das gleiche dürfte für die deutsche Durchschnittsbevölkerung gelten. Auch in England und Finnland hat man ähnliche Mangelzustände festgestellt. Die meisten Nahrungsmittel enthalten nur sehr wenig Chrom. Am ehesten findet es sich in Bierhefe und in Fleisch aus biologisch kontrollierter Tierzucht*; auch Meeresfrüchte, Vollkornprodukte, Kartoffeln und Weizenkeime sind vergleichsweise chromreich. Raffinierte bzw. einem längeren Herstel-

* Amerikanisches Hähnchenfleisch ist oft mit Chrom angereichert. Ob diese Hähnchen und andere nicht-biologische Lebensmittel, z. B. hormonhaltiges Fleisch, auch in EU-Länder importiert werden sollen und dürfen bzw. entsprechend gekennzeichnet werden müssen, ist noch nicht ausdiskutiert. (Anm. d. Übers.)

lungsprozeß unterworfene Nahrungsmittel (etwa Dosennahrung) enthalten hingegen kein Chrom. Wer körperlich anstrengende Arbeit leistet, braucht mehr von diesem Spurenelement; geistig-seelischer Streß sowie hoher Zuckerkonsum sind »Chromräuber« und nagen an den Chromreserven des Körpers.

Chrom gilt heute als eines der nebenwirkungsärmsten Spurenelemente überhaupt. Als Zusatzpräparat eingenommen, vertragen die meisten Menschen bis zum Hundertfachen der Erwachsenendosis, die auf den Packungen als Richtlinie angegeben ist; Sie können sie außerdem über unbegrenzte Zeiträume hinweg einnehmen. Mit einer Ausnahme: Wer an Diabetes leidet, sollte vor der Einnahme von Chrompräparaten ärztlichen Rat einholen.

Als Spurenelement wird Chrom in den unterschiedlichsten Zubereitungen angeboten. Wie es bei der Autoherstellung verwendet wurde, ist das Element Chrom für den Körper unverdaulich, ja hochgiftig. In Nahrungsmittel-Ergänzungspräparaten wird hingegen das ungiftige, biologisch aktive dreiwertige Chrom verwendet. Am sichersten insulinregulierend ist der sogenannte Glukose-Toleranz-Faktor (GTF), ein wasserlöslicher, organischer Chromkomplex, der sowohl Niacin als auch Zystein und andere Nährstoffe enthält. Seine natürliche Form kommt in Bierhefe vor. Auch Chrom-Polynicotinat ist ein niacingebundener Chromkomplex. Leicht absorbierbar ist außerdem das Chrompicolinat, ein synthetisch hergestellter Chromkomplex.

In einigen Präparaten sind GTF, Chrompicolinat und andere Chromkomplexe miteinander kombiniert. Chrompräparate sind als Tabletten und Kapseln (meist zu je 100 oder 200 Mikrogramm) sowie in flüssiger Form überall erhältlich. Die Optimaldosis für Erwachsene liegt bei 200 bis 400 Mikrogramm Chrom pro Tag.

Zink

Zink ist ein Spurenelement, das für die Wundheilung, das Immunsystem (siehe Kapitel 3), für die sexuelle Potenz des Mannes (siehe Kapitel 7), zur Leberentgiftung und für zahlreiche andere Körperfunktionen unabdingbar ist. Es wird außerdem benötigt, damit die Sinnesorgane gut arbeiten (siehe Kapitel 13). Zu seinen therapeutischen Einsatzbereichen gehören Akne und andere Hautleiden und Wunden (siehe Kapitel 14), Erkältungen, Unfruchtbarkeit, Augenerkrankungen, Geschwüre sowie Alkoholismus. Oftmals wird es vor und nach Operationen verabreicht, weil es die Rekonvaleszenz fördert. Im Körper reichert es sich vor allem in den Spermien, den Augen, im Herz und im Gehirn an. Zinkpräparate können das Krebsrisiko senken (siehe Kapitel 9), die Hirnleistungen verbessern (siehe Kapitel 11), den Blutzuckerspiegel ausgleichen und Übergewicht reduzieren helfen (siehe Kapitel 16).

Natürliche Zinkquellen sind tierische Nahrungsmittel, Austern, Vollkorngetreide sowie einige Samen und Nüsse. Da immer mehr Nahrungsmittel industriell vorgefertigt auf den Tisch kommen und die Böden immer weniger Zink enthalten, sind leichte Zinkmangelzustände inzwischen weit verbreitet. Zinkpräparate werden in Form von Tabletten, Kapseln und Getränken angeboten. Oft wird das Zink dabei mit anderen Mineralstoffen, Spurenelementen und Vitaminen kombiniert, denn wer große Mengen Zink zu sich nimmt, riskiert einen Kupfer-, Selen- oder Eisenmangel. Die meisten Menschen verspüren keinerlei Nebenwirkungen, wenn sie bis zum Neunfachen der optimalen Zink-Tagesdosis für Erwachsene einnehmen, also bis zu rund 150 mg täglich. In manchen Fällen jedoch treten Nebenwirkungen auf, etwa Magen-Darm-Störungen. Bei sehr hohen Dosierungen, etwa zwei Gramm pro Tag, können sich Vergiftungserscheinungen einstellen, zum Beispiel Erbrechen.

Die empfohlene Tagesdosis liegt bei 12 bis 19 mg Zink; die meisten Erwachsenen tolerieren aber auch die optimale Dosis von 17 bis 25 mg pro Tag.

Weitere Nährstoffe

Einige in Nahrungsmitteln enthaltene Substanzen haben Eigenschaften, die sich mit denen von Vitaminen und Mineralstoffen messen können. Dazu gehören zum Beispiel das Cholin, das Coenzym Q10, die essentiellen Fettsäuren und die Flavonoide. Ob sie den Vitaminen (wörtlich: »lebensnotwendige Bausteine«) zugerechnet werden können, ist in der Ernährungswissenschaft umstritten. Zwei andere natürliche Substanzen, die Ballast- oder Faserstoffe sowie die lebende Bakterienflora unseres Darms, sind zwar nicht den Nährstoffen zuzurechnen, doch für unsere Gesundheit gleichermaßen unabdingbar. Fehlen sie bzw. geraten sie aus dem Gleichgewicht, stellen sich Krankheitssymptome ein.

Cholin, Phosphatidylcholin und Lecithin

Cholin ist ein Nährstoff, der von manchen Ernährungswissenschaftlern dem B-Vitamin-Komplex zugerechnet wird. Eine empfohlene Tagesdosis dafür existiert nicht; jüngere Studien haben jedoch ergeben, daß Cholin – zusammen mit anderen Nährstoffen wie den B-Vitaminen sowie Vitamin C – sehr wichtig für den Fettstoffwechsel (siehe Kapitel 16), die gesunde Funktion der Leber und des Nervensystems ist. Cholin ist nötig, damit Zellmembranen, Nerven und das Gehirn richtig arbeiten können. Cholinmangel wurde mit bestimmten neurologischen Störungen in Verbindung gebracht, etwa Morbus Parkinson und der sogenannten Dyskinesia tarda, einem

Bewegungsstörungs-Syndrom, das vor allem im Gesichtsbereich auftritt (meist nach langjähriger Einnahme von Neuroleptika). Im Moment wird erforscht, ob Cholingaben vor Herzleiden und bestimmten Lebererkrankungen schützen können.

Der Körper benötigt Cholin zur Synthese und Freisetzung bestimmter Neurotransmitter, vor allem des Acetylcholins, die die Stimmung beeinflussen (siehe Kapitel 6), die Sexualität (siehe Kapitel 7) sowie Gedächtnis und Lernvermögen (siehe Kapitel 11). Wenn gewisse Arten von Neuronen im Gehirn nicht genügend Acetylcholin zugeführt bekommen, kann es passieren, daß man das Gedächtnis verliert oder sogar an Morbus Alzheimer erkrankt – einer Krankheit, die normalerweise den altersbedingten Leiden zugerechnet wird. Eine Reihe von Studien hat ergeben, daß Cholingaben möglicherweise helfen können, der Alzheimer-Krankheit vorzubeugen oder sie sogar zu behandeln.

Cholin kann der Körper teilweise selbst herstellen; Muttermilch ist beispielsweise sehr cholinreich. Darüber hinaus ist Cholin an Lecithin gebunden, eine Fettsäure, die in vielen Nahrungsmitteln enthalten ist. Besonders viel Lecithin findet sich in Eiweiß, Sojabohnen, Haferflocken, kaltgepreßtem Öl aus Pflanzensamen, Erdnüssen, Hülsenfrüchten, Fisch und Meeresfrüchten sowie bestimmten Gemüsen, etwa Kohl und Blumenkohl. Manche Ernährungswissenschaftler warnen davor, daß leichte Cholinmangelzustände immer häufiger auftreten könnten, weil viele Menschen heutzutage von lecithin-, aber auch fett- bzw. cholesterinreichen Nahrungsmitteln wie Eiern, Erdnüssen und Pflanzenölen lieber die Finger lassen. Übrigens kann auch häufige, langdauernde Gymnastik oder andere schwere körperliche Anstrengung den Cholinspiegel im Blut senken. Die Nahrungsmittelindustrie fügt Produkten wie Mayonnaise häufig Lecithin zu, allerdings nicht in Mengen, die diätetisch ins Gewicht fallen würden; die Substanz dient als Emulsions-, Eindickungs- und Stabilisierungsmittel. Viele Menschen nehmen außerdem Lecithin in Form von Flüssigkeit, Granulat oder Kapseln zu sich, nicht zuletzt wegen des Cholingehalts.

Das Wort *Lecithin* hat eigentlich zwei Bedeutungen. In der Ernährungswissenschaft ist es ein Terminus technicus, der sich auf Phosphatidylcholin bezieht, eine natürliche, cholinhaltige Substanz. In der Nahrungsmittelindustrie und im allgemeinen Sprachgebrauch hingegen versteht man unter Cholin Präparate, die reines Phosphatidylcholin sowie andere Substanzen, etwa die Aminosäure Serin, enthalten.

Die Tatsache, daß Cholin mehrere Namen hat und in verschiedenen Formen auftritt, kann Verwirrung stiften, wenn es um die Bestimmung der Tagesdosen geht. Darüber hinaus ist der Lecithingehalt eines Präparats aus der Packungsangabe nicht immer genau ersichtlich. Daumenpeile für viele lecithinhaltige Zusatzpräparate: Meist enthalten sie etwa 50 Teile Lecithin, 10 Teile Phosphatidylcholin und ein Teil Cholin. So nehmen Sie etwa mit 1,2 Gramm Lecithin insgesamt 240 mg Phosphatidylcholin und 24 mg Cholin zu sich. Bei manchen Präparaten ist der Phosphatidylcholin- und damit der Cholingehalt sogar noch höher. In sogenannten »reinen Phosphatidylcholin-Präparaten« kann der Gehalt an dieser Substanz in Wirklichkeit zwischen 20 und 99 Prozent liegen (der Rest sind Puffersubstanzen). Beispiel: 420 mg eines neunzigprozentigen Präparats enthalten 378 mg reines Phosphatidylcholin und rund 38 mg Cholin.

Die Hersteller kombinieren Cholin häufig mit Inositol und anderen Nährstoffen oder reichern Vitamin-B-Komplexpräparate bzw. Multivitaminpräparate mit Cholin an.

Wer Cholinpräparate einnimmt, entwickelt gelegentlich einen unangenehm nach Fisch riechenden Körper- oder Mundgeruch. Das kann man vermeiden, indem man die Cholin-Tagesdosis in mehrere kleine Dosen aufteilt oder Lecithin und Phosphatidylcholin zu sich nimmt. Im Vergleich zu Cholin sind diese beiden Substanzen auch leichter absorbierbar und verursachen weit seltener Nebenwirkungen wie etwa Übelkeit, Muskelsteifheit, Spannungskopfweh oder Verdauungsstörungen. Einer der großen Nachteile von Lecithinpräparaten besteht allerdings darin, daß sie leicht ranzig werden.

In der Ausgabe von 1992 des bekannten amerikanischen Ärztemanuals ›The Physician's Desk Reference‹ [vergleichbar mit dem deutschen ›Pschyrembel‹] heißt es: »Im Zusammenhang mit der Einnahme großer Mengen Phosphatidylcholin oder kommerziell erhältlicher (weniger reiner) Lecithinpräparate wurde bislang über keine stärkeren Nebenwirkungen berichtet.« Die amerikanische Gesundheitsbehörde FDA veröffentlichte zwei Studien, die bestätigten, daß man gefahrlos bis zu 13,5 Gramm Lecithin pro Tag zu sich nehmen kann.

In der Durchschnittsnahrung, so wurde kürzlich festgestellt, sind etwa 300 bis 1000 mg Cholin pro Tag enthalten. Als zusätzliche Tagesdosis werden 100 bis 200 mg Cholin empfohlen, wahlweise auch 1,1 bis 2,2 g Phosphatidylcholin (Reinheitsgrad 90 Prozent) oder 5 bis 10 g (ein bis zwei Teelöffel) Lecithingranulat, das mindestens 20 Prozent Phosphatidylcholin enthalten sollte.

Coenzym Q10

Das Coenzym Q10 ist eine vitaminähnliche Substanz, die auch als Ubiquinon bekannt ist (in Abwandlung des Wortes ubiquitär = überall vorhanden). Bei seiner Entdeckung im Jahr 1957 nannte man es Coenzym Q10 – ein irreführender Begriff, der ihm aber leider geblieben ist. Jüngste Forschungen belegen, daß es sehr gut als Vitamin hätte bezeichnet werden können, da es für die Gesundheit von essentieller Bedeutung ist und durchaus Mangelzustände auftreten können. Wie viele andere Vitamine agiert auch diese Substanz im Körper als Coenzym (= die Enzymfunktion unterstützend) und bringt dabei verschiedene chemische Prozesse in Gang. So benötigen die Körperzellen Q10 für die Sauerstoffaufnahme und zur Energieumwandlung. Vor allem aber ist das Coenzym ein Katalysator im Produktionsprozeß von Adenosintriphosphat (ATP), einer Substanz, die für den Energieaufbau auf zellulärer Ebene eine große Rolle spielt. Darüber hinaus ist das Coenzym Q10 ein Antioxidans.

Im menschlichen Körper reichert es sich in bestimmten Geweben an, vor allem in der Leber und im Herz; Studien ergaben, daß es sich zur Vorbeugung und Behandlung von Herzleiden und Bluthochdruck eignet (siehe Kapitel 8). Das Coenzym stimuliert außerdem das Immunsystem und den Stoffwechsel. Es kann bei Diabetes, der Alzheimer-Krankheit sowie bei Fettleibigkeit hilfreich sein. Manche Menschen nehmen das Coenzym ein, um mehr Energie zu haben (siehe Kapitel 5), ihre Muskeln zu kräftigen und ihre sportliche Leistung zu verbessern (siehe Kapitel 4) oder um Übergewicht loszuwerden (siehe Kapitel 16). Mit dem Coenzym Q10 erzielte man außerdem hervorragende klinische Resultate in der Zahn- und Kieferbehandlung, bei der Wundheilung nach Kieferoperationen, beim Verkleinern von Zahnfleischtaschen und ganz allgemein bei Beschwerden der Mundhöhle.

Große Mengen des Coenzyms Q10 finden sich in Fleisch sowie in Seefisch, etwa in Sardinen und Thunfisch. Weitere natürliche Quellen sind mehrfach ungesättigte pflanzliche Öle sowie Spinat. Ansonsten enthält vegetarische Nahrung das Coenzym nur in winzigen Spuren. Der menschliche Körper kann Coenzym Q10 auch selbst herstellen, allerdings nur, wenn er genügend Vitamine des B-Komplexes sowie Vitamin C bekommt.

Das Coenzym Q10 verursacht sehr wenige Nebenwirkungen, selbst bei Einnahmemengen, die die optimale Tagesdosis um das Zehnfache überschreiten. Eine offizielle empfohlene Tagesdosis gibt es nicht; die Optimaldosis für Erwachsene beläuft sich auf 15 bis 30 mg pro Tag.

Essentielle Fettsäuren

Essentielle Fettsäuren sind bestimmte Fette, die der Körper zwar braucht, aber nicht selbst produzieren kann und daher mit der Nahrung zugeführt bekommen muß. Die Fettsäuren werden manchmal mit dem Oberbegriff »Vitamin F« bezeichnet. Eine zu empfehlende Tagesdosis ist bislang nicht ermittelt worden. Die essentiellen Fettsäuren kräftigen die Zellmembranen und fördern das Muskel- und Nervenwachstum. In der Medizin werden sie dazu eingesetzt, das Blut dünnflüssiger zu machen und seine Gerinnung zu hemmen; außerdem können sie den Cholesterin- und Triglyzeridspiegel des Blutes günstig beeinflussen. Auf diese Weise tragen sie zur Verhütung von Herz-Kreislauf-Leiden bei (siehe Kapitel 8). Essentielle Fettsäuren wirken außerdem als natürliche Entzündungshemmer und lassen sich daher in der Behandlung von Arthritis, Allergien, entzündlichem Asthma sowie Hautleiden einsetzen (siehe Kapitel 14). Einiges weist darauf hin, daß sie auch einen gewissen Schutz vor Krebs bieten (siehe Kapitel 9).

Zu den wichtigsten essentiellen Fettsäuren gehören die Omega-3-Säuren, etwa EPA und DHA, sowie die Alpha-Linolensäure, eine EPA-DHA-Vorstufe, die aus Pflanzen gewonnen wird. EPA und DHA sind vornehmlich im Lebertran von Kaltwasser-Meeresfischen enthalten. Meist treten beide Fettsäuren gemeinsam auf, und sie haben auch ganz ähnliche Auswirkungen auf den Körper – sie lindern Entzündungen, reduzieren die Blutfett- und Cholesterinwerte und verdünnen das Blut. Allerdings muß man aufpassen, daß man nicht zu viel von ihnen schluckt, denn das könnte die Blutgerinnung (und damit die Wundheilung) sehr ungünstig beeinflussen.

Auch Linolensäure und Gamma-Linolensäure, zwei Omega-6-Säuren, gehören zu den essentiellen Fettsäuren. Größere Mengen Gamma-Linolensäure finden sich lediglich in bestimmten Pflanzenölen, etwa dem Öl der Nachtkerze, in Borretschöl sowie im Öl schwarzer Johannisbeeren. Studien haben ergeben, daß Gamma-Linolensäure bei der Behandlung von Herzleiden, Arthritis, Hauterkrankungen sowie bei PMS von therapeutischem Nutzen ist. Außerdem kann diese essentielle Fettsäure das Haar- und Nagelwachstum fördern und beruhigt angegriffene Haut, wenn sie als Salbe oder Tinktur örtlich aufgetragen wird.

Die im folgenden genannten Nahrungsmittel gehören zu den besten Quellen essentieller Fettsäuren im täglichen Essen. Präparate, die aus ihnen gewonnen werden, muß man möglicherweise im Kühlschrank aufbewahren, damit sie nicht ranzig werden. Viele Produkte enthalten daher auch Vitamin-E-Öl, das längeres Aufbewahren erlaubt. Ergänzungspräparate essentieller Fettsäuren werden als Flüssigkeiten und in Kapselform angeboten.

Konzentrierte Fischöle. Das sind fettige Öle, die aus Kaltwasserfisch gewonnen werden, unter anderem aus Lachs, Makrelen, Sardinen, Kabeljau, Goldmakrelen, Hering und Thunfisch. Die Gruppe der Omega-3-Fischöle gehört zu den beliebtesten Präparaten. Die meisten enthalten 1,0 bis 1,25 g Fischölkonzentrat; auf die Fettsäuren EPA und DHA bezogen, bedeutet das: ca. 180 bis 360 mg EPA und 120 bis 240 mg DHA.

Kabeljau-Lebertran. Dieses Fischöl enthält besonders viel EPA und DHA. Allerdings sollten die ebenfalls in hoher Konzentration darin vorhandenen Vitamine A und D weitgehend herausgefiltert worden sein; sonst kann es nämlich passieren, daß sich toxische Mengen dieser Vitamine in Ihrem Körper anreichern, falls Sie sehr viel Lebertran zu sich nehmen. Lebertran ist außerdem oft reich an giftigen Umweltschadstoffen, etwa Quecksilber.

Borretschöl. Das ist ein pflanzliches Öl, das aus dem blau blühenden Borretsch (Borago officinalis) gewonnen wird. In europäischen Ländern benutzt man ihn auch als Heilpflanze, vor allem zur Stärkung der Nebennierenrinden-Funktion und als Entzündungshemmer. Das aus den Samen gewonnene Öl ist eine der reichsten natürlichen Quellen essentieller Fettsäuren, vor allem der Omega-6-Fettsäure GLA. Eine Kapsel mit 1,0 bis 1,3 g Borretschöl enthält normalerweise 240 bis 300 mg GLA.

Nachtkerzenöl. Dieses Öl wird aus den Samen einer gelb blühenden, zur Familie der Weidengewächse stammenden Pflanze, der Nachtkerze (Oenothera biennis), gewonnen und enthält ebenfalls besonders viel GLA. Nachtkerzenöl wird vorrangig in England und Deutschland hergestellt und ist als pflanzliche Arznei in Europa sehr beliebt. Über Nebenwirkungen wurde bislang nur selten berichtet. Die Präparate sind in flüssiger Form oder als Kapseln erhältlich.

Öl schwarzer Johannisbeeren. Das Öl dieser Pflanze (Ribes nigrum) liefert gewöhnlich 50 bis 100 mg GLA pro Ein-Gramm-Kapsel.

Rapsöl. Aus dem Samen von Raps (Brassica napus) gewinnt man das Öl für alle möglichen Zwecke, unter anderem zur natürlichen Schädlingsbekämpfung. Es ist reich an essentiellen Fetten und wird auch als Zusatzpräparat zum Einnehmen angeboten.

Flachsöl. Aus Flachs (Linum usitatissimum) wird nicht nur Leinen fabriziert; sein Samen eignet sich zur Gewinnung eines Öls, das reich an essentiellen Fettsäuren verschiedener Art ist.

»Die Wirkungen von Omega-3-Fettsäuren und Omega-6-Fettsäuren überlappen sich bis zu einem gewissen Grad«, erläutert die Ernährungswissenschaftlerin Shari Lieberman. »Beide stärken das Immunsystem, so daß man besser gegen

Entzündungen und Infektionen gefeit ist, und reduzieren den Cholesterinspiegel im Blut. Welche Fettsäuren wem am besten bekommen, muß man ausprobieren. Aus einigen Studien geht hervor, daß es wohl am besten ist, sowohl Omega-6- als auch Omega-3-Fettsäuren gleichzeitig zu sich zu nehmen.«

Die optimale Tagesdosis essentieller Fettsäuren für Erwachsene beläuft sich auf 250 bis 500 mg.

Polyphenole und Flavonoide

Polyphenole sind eine große Gruppe von Pflanzeninhaltsstoffen, die als potentielle Antioxidanzien (siehe Kapitel 10) und zur Vorbeugung verschiedener Gesundheitsstörungen genutzt werden können. Zu den bekanntesten Polyphenolen gehören die Flavonoide – Pflanzenfarbstoffe in oft leuchtenden Farben, die vielen Früchten (vor allem Zitrusfrüchten und Beeren), Gemüsen, Körnern und Kräutern ihre besondere Färbung verleihen. Manchmal werden sie auch mit dem Oberbegriff »Vitamin P« bezeichnet; so nannte sie jedenfalls der Entdecker des Vitamin C, der Biochemiker Szent-Györgyi, der sich auch als einer der ersten den Bioflavonoiden widmete. Flavonoide können den Körper vor Virusbefall und Allergenen schützen. Sehr wahrscheinlich spielen sie auch für die Prophylaxe von Herz-Kreislauf-Leiden (siehe Kapitel 8), Krebs (siehe Kapitel 9) sowie Blutzuckerstörungen eine große Rolle.

Zu den ersten überhaupt wissenschaftlich untersuchten Flavonoiden gehörten Hesperidin, Quercetin und Rutin, die in Zitronen, Orangen und anderen Zitrusfrüchten vorkommen. Studien ergaben, daß sie die Blutkapillaren schützen und Zellmembranen stärken und stabilisieren können. Gemeinhin werden sie als Bioflavonoide, also biologisch aktive Flavonoide, oder als Bioflavonoidkomplex bezeichnet (obwohl auch viele andere Flavonoide biologische Aktivität aufweisen). Die Hersteller von Ergänzungspräparaten bieten Quercetin (als Einzelwirkstoff, meist aus Algen gewonnen) sowie Rutin (aus Buchweizen) an, meist in Einzeldosen zu je 250 bis 500 mg. Noch beliebter sind Komplexpräparate, die entweder nur verschiedene Bioflavonoide oder Kombinationen mit anderen Substanzen, etwa Vitamin C, enthalten. Letzteres schützt übrigens das Quercetin vor dem Oxidieren. Die Einzeldosen enthalten meist 500 bis 1000 mg der Wirkstoffe.

Zu den Heilpflanzen, die besonders viele Polyphenole bzw. Flavonoide enthalten, gehören der Ginkgobaum, die Heidelbeere, die europäische Mittelmeerpinie, der Weißdorn und die Mistel. Reich an Polyphenolen sind auch grüner Tee, Rotwein und Grapefruitsaft. Inzwischen kommen allmählich auch Produkte auf den Markt, deren Wirkstoffe aus diesen Pflanzen gewonnen werden. Sie enthalten meist eine Kombination aus Vitamin C, Bioflavonoiden wie Quercetin und Rutin sowie Extrakten aus polyphenol- bzw. flavonoidreichen Kräutern.

Ginkgo. Die Blätter des Ginkgobaums (siehe auch Seite 53) enthalten Quercetin, Flavoglykoside (Abkömmlinge von Flavonoidzuckern) sowie andere Flavonoide. Die meisten Zusatzpräparate sind auf 24 Prozent Flavoglykoside standardisiert.

Heidelbeere. Diese blauschwarzen Beeren (Vaccinium myrtillus) wachsen auf kleinen Sträuchern, die in ganz Europa weit verbreitet sind. Heidelbeeren enthalten sehr viel rötlichblauen Pflanzenfarbstoff, der zur Gruppe der Anthocyanoside gehört und die Sehschärfe fördert (siehe Kapitel 13). Eine in Italien durchgeführte Studie läßt außerdem darauf schließen, daß Heidelbeeren den Cholesterin- und Triglyzeridspiegel im Blut senken können.

Europäische Mittelmeerpinie. Die Rinde dieses am Mittelmeer beheimateten Baumes (Pinus maritima) ist, neben Pampelmusen, Cranberrys und ein paar anderen Früchten und Gemüsen, eine der wenigen natürlichen Quellen der Flavonoid-Gruppe, die als Proanthocyanidine bekannt sind. Extrakte aus

Pinienrinde sind in Europa ziemlich beliebt; die Kapseln enthalten meist 20 bis 50 mg dieser Wirksubstanz. Naturheilkundige Fachleute empfehlen diese Präparate meist als Antioxidanzien zur Herzinfarkt- und Krebsvorbeugung, gelegentlich aber auch zur Stärkung der Blutgefäße und des Kreislaufs oder zur Verbesserung der Sehschärfe. Der Pinienextrakt gilt als nebenwirkungsarm und ungiftig.

Weißdorn. Weißdornpräparate werden aus den Blüten, Blättern oder Beeren eines in Europa weitverbreiteten Strauchs (Crataegus oxyacantha) hergestellt. Die Pflanze ist reich an Polyphenolen und Flavonoiden, unter anderem an Quercetin, Vetexin und Cachetin. Forschungen haben ergeben, daß Weißdorn den Serumcholesterinspiegel und den Blutdruck senken sowie Herzflattern und Arrhythmien vorbeugen kann. Da Weißdorn vor allem aufs Herz wirkt – und dabei auch Neben- bzw. unerwünschte Wirkungen auftreten können –, empfehlen die meisten Naturheilkundigen seine Anwendung nur unter fachlicher Aufsicht.

Mariendistel. Die Hersteller von Phytotherapeutika verwenden die Flavonoidkomponenten der Samen dieser stachligen Pflanze (Silybum marianum), um daraus einen standardisierten Extrakt namens Silymarin zu gewinnen. Die darin enthaltenen Flavonoide unterscheiden sich von anderen insofern, als sie auch eine leberschützende Wirkung besitzen (siehe Kapitel 10). Distelextrakte sind normalerweise auf einen Silymaringehalt von 70 bis 80 Prozent standardisiert.

Rotwein und Grapefruitsaft. Zu den Flavonoiden in der Schale und den Kernen von blauen Trauben und Pampelmusen gehören die Catechine, das Proanthocyanidin sowie die Anthocyanidine. Junge Rotweine enthalten mehr Flavonoide als länger gelagerte; der Flavonoidgehalt von Weißwein ist sehr gering.

Grüner Tee. Er ist eines der beliebtesten Getränke auf der ganzen Welt und wird aus den Blättern eines Busches (Camellia sinensis) gewonnen, der in den Tropen und Subtropen wächst und seit alters her in Asien kultiviert wird. Dreiviertel der gesamten Tee-Ernte der Welt wird zur Herstellung von schwarzem Tee verwendet; dabei werden die Blätter getrocknet, gerollt, fermentiert und dann geröstet. Die Geschmacksstoffe in den Blättern oxydieren dabei, so daß die Teeblätter eine braune oder schwarze Farbe annehmen. Daneben gibt es noch den sogenannten Oolong-Tee; er macht fünf Prozent der Weltproduktion aus und ergibt einen grünlichbraunen, halbfermentierten Tee. Die restlichen 20 Prozent des Weltmarkts macht der grüne Tee aus, von allen Teesorten der frischeste und am wenigsten aufbereitete. Die Teeblätter behalten ihre grüne Farbe, weil sie unmittelbar nach dem Pflücken in trockener Hitze oder Dampf erhitzt werden; das zerstört die Oxydationsenzyme und verhindert die Fermentation. Dabei bleiben gleichzeitig die Teekomponenten erhalten, die heute als gesundheitsfördernd bekannt sind.

Grüner Tee kann ziemlich viel Vitamin C, Vitamin E und Mineralstoffe enthalten, einschließlich des kariesvorbeugenden Fluorids. Seine aktivsten Wirkstoffe sind jedoch die Polyphenole, vor allem Flavonoide, die zwischen 15 und 30 Prozent des Trockengewichts der Blätter ausmachen können.

Das wichtigste dieser Flavonoide ist das farblose Catechin (chemisch Epigallocatechingallat, EGCG, genannt). Studien haben ergeben, daß EGCG krankheitserregende Viren und Bakterien zerstören und das Immunsystem stärken kann. Catechine sind außerdem hochwirksame Antioxidanzien, die freie Radikale wie etwa das Wasserstoffperoxid reduzieren können. Derzeit laufende Forschungen sollen zeigen, ob sich Extrakte aus grünem Tee zur Prophylaxe von Karies, Herzleiden und Krebs eignen.

Grüner Tee wird in verschiedenen Sorten angeboten, je nach Alter und Form seiner Blätter. Zu den feinblättrigen Sorten gehören *Gunpowder* (zu deutsch Schießpulver, so genannt wegen der zu kleinen Bällchen aufgerollten Blätter), *Gyokuro, Sencha, Matcha* sowie *Extra Choice*. Aufgebrüht ergeben ihre Blätter ein delikates, gelblichgrünes Getränk mit zartem Geschmack und Aroma. *Fannings* und *Dust* werden auf dem internationalen Teemarkt diejenigen Sorten genannt, die von etwas minderer Qualität sind und aus älteren Blättern, Zweiglein, Rindenteilen und Resten besserer Produktionen hergestellt sind. Grüne Teesorten aus Japan, *Bancha* (wörtlich: »Dreier-Tee«, weil die Teeblätter bei der Ernte drei Jahre alt sind) und *Kukicha* (»Zweigtee«), gelten als minderwertige Sorten. Grüner Tee wird sowohl offen als auch in Teebeuteln verkauft; einige Hersteller fügen Aromastoffe wie Orange oder Limone hinzu.

Diskutiert wird noch darüber, wie hoch der Koffeingehalt des grünen Tees denn nun tatsächlich ist. Manche Hersteller behaupten, er enthalte weniger als schwarzer Tee. Dr. Richard J. Gilbert, Autor des Buches ›Caffeine: The Most Popular Stimulant‹, vertritt hingegen die Auffassung, schwarzer und grüner Tee enthielten etwa die gleiche Menge Koffein. Man kann den Koffeingehalt bei der Teezubereitung jedoch senken, wenn man die grünen Teeblätter oder -beutel nur zwei bis drei Minuten lang ziehen läßt. Das Aroma bleibt dabei sehr zart, und der Koffeingehalt steigt nicht über 20 bis 30 mg pro Tasse. Da vor allem die ganzen Blätter Koffein enthalten, ist seine Konzentration in Produkten minderer Qualität natürlich entsprechend niedriger. Inzwischen kommen sogar schon entkoffeinierte Sorten grünen Tees auf den Markt; es ist jedoch wahrscheinlich, daß bei diesem Prozeß auch die Konzentration an gesundheitlich bedeutsamen Polyphenolen gesenkt wird.

Wenn grüner Tee lange zieht, werden die meisten seiner nicht-oxidierten Geschmacksstoffe freigesetzt; das Getränk schmeckt dann bitter. Trinken Sie Tee – auch Kräutertee – niemals siedendheiß! Er ist dann nicht nur weniger bekömmlich, sondern kann unter Umständen sogar schaden (zum Beispiel das Risiko von Speiseröhrenkrebs erhöhen; daran erkranken häufiger Menschen, die sehr oft sehr heiße, teils auch sehr scharf gewürzte Speisen und Getränke zu sich nehmen).

Heutzutage sind in vielen Geschäften auch bereits Kapseln mit Extrakt aus grünem Tee erhältlich. Ihr Polyphenolgehalt schwankt zwischen 15 und 50 Prozent. Im Vergleich dazu enthält eine Tasse mit aufgebrühtem grünen Tee rund 20 bis 30 mg Polyphenole. Eine 200 mg-Kapsel mit 25 Prozent Polyphenolen entspricht also etwa zwei Tassen Tee. Die durchschnittliche Polyphenolmenge pro Tag wird für Erwachsene mit 50 bis 100 mg angegeben. Wenn kein Koffein als Aufputscher zugefügt ist, enthalten die meisten Kapseln etwa 5 bis 15 mg Koffein.

Polyphenole und Flavonoide sind in zahlreichen Lebensmitteln enthalten und gelten als sicher und ungiftig. Eine empfohlene Tagesdosis gibt es dafür nicht. Man nimmt an, daß die Durchschnittsernährung täglich rund ein Gramm dieser Substanzen liefert.

Aminosäuren

Aminosäuren sind die Bausteine von Eiweißmolekülen. Der menschliche Körper stellt Eiweiß (Proteine) aus zwanzig verschiedenen Aminosäuren her; acht davon werden als essentielle Aminosäuren bezeichnet – das heißt, der Körper produziert sie nicht selbst, sondern muß sie aus der Nahrung gewinnen. Diese Aminosäuren heißen Isoleucin, Leucin, Lysin, Methionin, Phenylalanin, Threonin, Tryptophan und Valin. Als Zusatzpräparate kann man jedoch auch andere, vom Körper selbst produzierbare Aminosäuren einnehmen, wenn es gesundheitlich angezeigt ist. Zu diesen nicht-essentiellen Aminosäuren gehören Tyrosin, Arginin und Glutamin. Kinder brauchen zum Beispiel manchmal zusätzlich Arginin, um besser zu wachsen. Einige weitere Aminosäuren im Körper, etwa Taurin und Ornithin, haben zwar potentielle therapeutische Wirkungen, werden aber zur Proteinsynthese nicht benötigt.

Für Aminosäuren jeglicher Art existieren keine Tagesdosen-Empfehlungen.

In den letzten Jahren haben Forscherinnen und Forscher festgestellt, daß die Zahl unserer Neurotransmitter auch vom Aminosäurenspiegel abhängt: Manche Aminosäuren können sie erhöhen, andere senken sie. Diese wichtigen chemischen Botenstoffe beeinflussen sehr viele Funktionen des Körpers und der Seele, unter anderem die Stimmung, den Schlaf, die sexuelle Erregung und die Immunabwehr.

Aminosäurenpräparate gibt es einzeln oder als Kombinationspräparate. Die beiden meistverwendeten Aminosäuren sind Phenylalanin und Tyrosin. Tryptophan wird, nach einem anfänglichen Boom, heute kaum noch und nur unter ärztlicher Aufsicht eingesetzt, weil es teils schwerwiegende Nebenwirkungen nach sich zog.

Im chemischen Fachjargon bekommen die Aminosäuren, je nach ihrer Strukturformel, ein L oder ein D vorgesetzt, wobei L für »linksarmig« und D für »rechtsarmig« (lat. *dextro-*) steht. Daher lesen Sie oft etwas über L-Tryptophan, L-Tyrosin usw. Die meisten Aminosäurenpräparate enthalten L-Formen, nur selten D-Formen und noch seltener DL-Kombinationen. In diesem Buch wird auf das L- meist verzichtet, es sei denn, verschiedene Formen – etwa des Phenylalanin – müssen voneinander unterschieden werden.

Phenylalanin. Die winzigen molekulären Unterschiede zwischen L-, D- und DL-Phenylalanin (auch als DLPA bekannt) sind dafür verantwortlich, daß diese Substanzen etwas unterschiedliche Wirkungen im Körper haben. L-Phenylalanin sowie DLPA regen das Nervensystem an (siehe Kapitel 6) und wirken als sexuelle Stimulanzien (siehe Kapitel 7); sie heben die Stimmung (siehe Kapitel 6), fördern die Sinneswahrnehmung (siehe Kapitel 13) und verringern den Appetit (siehe Kapitel 16). D-Phenylalanin hingegen hat eine leichte antidepressive Wirkung, wird aber meist als Schmerzmittel eingesetzt, so zum Beispiel, um den Effekt von Akupunktur zu verstärken.

Phenylalanin ist in vielen eiweißhaltigen Nahrungsmitteln enthalten, etwa in Geflügel, Fleisch, Sojabohnen, Fisch, Milch und Milchprodukten, Nüssen, Samen und dem Süßstoff Aspartam. Aus diesen Quellen bezieht die Durchschnittsbevölkerung zwischen 500 und 2000 mg Phenylalanin pro Tag. Die Aminosäure kann die Blut-Hirn-Schranke überwinden und im Gehirn die Produktion der natürlichen, schmerzhemmenden und stimmungshebenden Neurotransmitter Dopamin, Adrenalin und Noradrenalin ankurbeln. In einigen Studien haben sich günstige Effekte dieser Aminosäure bei Parkinson-Patienten gezeigt.

Phenylalanin kann, wie andere Stimulanzien auch, Nebenwirkungen wie Schlaflosigkeit und Angstzustände auslösen. Wer unter hohem Blutdruck leidet oder MAO-Hemmer als Antidepressiva einnimmt, sollte L-Phenylalanin meiden. Sowohl die L- als auch die D-Form sind schädlich für Menschen mit Phenylketonurie, einem angeborenen Stoffwechselleiden.

Die durchschnittliche Tagesdosis dieser Aminosäure hängt ganz vom Einnahmezweck ab; siehe dazu die oben angegebenen Kapitel.

Tyrosin. Diese nicht-essentielle Aminosäure hilft dem Gehirn ebenfalls, Dopamin, Adrenalin und Noradrenalin zu produzieren. Tyrosin kann unter Umständen wirkungsvoll gegen leichte Depressionen eingesetzt werden, wie einige Studien ergeben haben (siehe Kapitel 6). In einer placebokontrollierten Doppelblindstudie zeigte sich, daß die Probanden auf Tyrosin ungefähr genauso rasch reagierten wie auf herkömmliche Antidepressiva, allerdings ohne deren übliche Nebenwirkungen zu verspüren. Ähnlich dem Phenylalanin, aus dem es im Körper synthetisiert wird, kann Tyrosin mehr Energie verleihen und den sexuellen Appetit steigern (siehe Kapitel 7). Frauen nehmen die Aminosäure manchmal ein, um die Lethargie und Reizbarkeit, die sie prämenstruell belastet, zu mildern. Tyrosin kann außerdem nützlich sein, wenn es gilt, den Appetit zu zügeln oder den Körper von Kokain oder anderen Drogen zu entgiften.

Auch bei relativ hohen Dosen verursacht Tyrosin ziemlich wenig Nebenwirkungen, meint Dr. Leon Chaitow, Autor des Buches ›Thorsons Guide to Amino Acids‹. Dennoch lautet die einhellige Empfehlung, sich erst einmal mit einer naturheilkundigen Fachkraft zu beraten, bevor man mehr als 2 bis 3 g Tyrosin pro Tag einnimmt. Dabei kann zum Beispiel die Wahrscheinlichkeit geprüft werden, daß Ihr Gehirn zu wenig Noradrenalin produziert. In diesem Fall könnten Sie es mit der Einnahme eines Tyrosinpräparats versuchen.

Wie Phenylalanin sollte auch Tyrosin nicht eingenommen werden von Personen, die unter hohem Blutdruck leiden oder MAO-Hemmer einnehmen. Diese Antidepressiva können nämlich, wenn sie mit Tyrosin kombiniert werden, den Blutdruck noch erhöhen.

Für Tyrosin gibt es ebenfalls keine allgemeinen Einnahmeempfehlungen; die Menge hängt ganz vom spezifischen Zweck ab.

Ballaststoffe

Bei den Ballast- oder Faserstoffen in unserer Nahrung geht es im allgemeinen um bestimmte Pflanzenteile, vor allem Zellwände und harte oder holzige Teile, die wir größtenteils unverdaut wieder ausscheiden. Zu den ballaststoffreichen Nahrungsmitteln gehören Obst, Gemüse, Nüsse, Hülsenfrüchte, Zerealien sowie Samen. Auch wenn die Ballaststoffe nicht direkt Nährstoffe oder Energie liefern, sind sie doch in vieler Weise sehr wichtig für unsere Gesundheit. Seit den frühen siebziger Jahren erregten die Ballaststoffe immer mehr Aufmerksamkeit, weil sie dazu beitragen, Krebsleiden, koronare Herzkrankheiten und Diabetes zu verhüten. Außerdem spielen sie eine bedeutsame Rolle für die normale Verdauung sowie beim Vorbeugen bzw. der Behandlung diverser Verdauungsstörungen, von Verstopfung bis hin zum Morbus Crohn (einer schweren, entzündlichen Darmerkrankung).

Es gibt vorrangig zwei Arten von Ballaststoffen: die wasserlöslichen und die in Wasser nicht löslichen. Unlösliche werden von Wasser nur durchtränkt, nicht aber chemisch verändert; wasserlösliche bilden eine gelähnliche Substanz, wenn sie mit Wasser in Kontakt kommen, die sich an die Darmwände schmiegt und den Darminhalt besser gleiten läßt. Viele Pflanzen enthalten sowohl die eine wie die andere Form von Ballaststoffen, wenn auch oftmals eine Sorte überwiegt.

Zu den wasserlöslichen Ballaststoffen gehören Gummi- und Knorpelsubstanzen, einschließlich Akaziengummi (aus den Stämmen der afrikanischen Akazie), Guar-Gummi (aus den Samen verschiedener Hülsenfrüchte, vor allem der Cyanopsis-Familie, die aus Indien stammt, heute aber auch in den USA angebaut wird) sowie Glucomannan (aus den Wurzeln einer japanischen Pflanze, Amorphophallus konjac). Weitere Nahrungsquellen solcher wasserlöslichen Ballaststoffe sind Bohnen, Erbsen und andere Hülsenfrüchte sowie Pflanzensamen oder -samenschalen, vor allem Hafer (Avena sativa) und Psyllium (Plantago ovata, P. psyllium). Auch Pektine gehören zu dieser Art von Ballaststoffen, vor allem in Obst wie Äpfeln und Orangen. Ganz allgemein gelten wasserlösliche Ballaststoffe als cholesterinsenkend, helfen beim Abnehmen (siehe Kapitel 16) und wahrscheinlich auch beim Regulieren der Blutzuckerspiegel (was für Zuckerkranke wichtig ist).

Zu den wasserunlöslichen Ballaststoffen zählen die Zellwandkomponenten Zellulose sowie Hemizellulose und die holzartigen Lignine. Sie sind vor allem in Weizen- und Reisschalen enthalten; aber auch Hafer und Psyllium sind reich daran. Generell gesprochen sind wasserunlösliche Ballaststoffe wichtiger für die Gesundheit des Magen-Darm-Kanals als die wasserlöslichen.

Ballaststoffe sollten am besten über die Nahrung selbst aufgenommen werden (dazu stets viel trinken, damit sie den Darm nicht etwa verstopfen, sondern gut quellen und gleiten können!). Sollte das aus irgendeinem Grund nicht in ausreichender Quantität möglich sein, zum Beispiel, weil Sie häufig auf ballaststoffarmes Kantinenessen oder Fast-Food-Snacks angewiesen sind, können Sie auch Ballaststoff-Präparate kaufen, zum Beispiel aus Kleie, Weizenkeimen oder Leinsamen. Ein bis zwei Teelöffel pro Tag, unter Joghurt gerührt oder mit einem Glas Wasser eingenommen, reichen in aller Regel für den Normalbedarf aus.

Die nützliche Bakterienflora

Lebende Bakterien zu verspeisen, erscheint vielen Menschen absurd, um nicht zu sagen eklig. Bakterien sind doch Krankheitserreger – sollten wir sie also nicht lieber meiden wie die Pest? (Tatsächlich wurde die Beulenpest von Bakterien hervorgerufen, und zwar von *Pasteurella pestis*.)

Bestimmte Milchsäurebakterien jedoch, das weiß man schon sehr lange, haben einen ausgesprochen positiven Einfluß auf unsere Gesundheit. Dazu gehören die Bakterien, die zur Fermentierung von Lebensmitteln wie Käse, Joghurt, Kefir und Miso verwendet werden. Die Bakterien wirken hier als Konservierungsmittel, erhöhen den Nährwert und fördern die menschliche Verdauung. Darüber hinaus helfen sie, sobald sie den Darm erreicht haben, den pH-Wert – also das Säure-Basen-Gleichgewicht – der Darmschleimhaut im Gleichgewicht zu halten, und bereichern die gesunde Darmflora, eine Mischung aus nützlichen Bakterien, die krankheitserregende Pilze und andere Mikroorganismen in Schach hält.

Diese Milchsäurebakterien, auch Laktobazillen genannt, spielen außerdem für die Gesundheit und den natürlichen Säuregehalt der Scheide eine wichtige Rolle. Viele Studien an Frauen mit immer wiederkehrenden Candida-Infektionen zeigten bereits, daß die Patientinnen weniger Scheidenentzündungen bekamen, wenn sie täglich Joghurt aßen. (Auch Joghurt-Tamponaden können bei entzündlichen Scheideninfektionen sehr gut helfen.)

Die beiden wichtigsten »guten« Bakterienarten sind *Lactobacillus acidophilus* sowie *Bifidobacteria bifidum*. Oft werden sie abgekürzt »Lakto« und »Bifido« genannt.

Laktobazillen. Unter diesem Oberbegriff werden verschiedene natürlich vorkommende Milchsäurebakterien zusammengefaßt, die als Nahrungsmittelergänzungen heute immer mehr an Popularität gewinnen. Meist handelt es sich dabei um den bereits genannten *L. acidophilus*; manche so gekennzeichneten Produkte enthalten jedoch auch *B. bifidus, L. bulgaricus* und andere Bakterienstämme. Laktobazillen sind für die gesunde Flora im Dünndarm besonders wichtig, weil sie die mit der Nahrung eingeschleppten Krankheitskeime – unter anderem Salmonellen, Klebsiellen, Staphylokokken und Pilze wie etwa *Candida albicans* – an der Vermehrung und Schädigung der Dünndarmfunktionen hindern.

Bifidus. Das ist der Kurzname für Bifidobakterien wie *B. bifidum, B. breve, B. longum* und andere. Sie sind mit den Laktobazillen verwandt und arbeiten Hand in Hand mit ihnen, um den Darm gesund zu halten. Bifidobakterien sind auch in der Muttermilch enthalten; der Säugling schluckt sie, und sie lassen sich in seiner noch sterilen Darmschleimhaut nieder, wo sie die schützende Flora zu bilden beginnen. Anders als Laktobazillen, die in vielen Nahrungsmitteln wie etwa Käse und Joghurt enthalten sind, ist es etwas schwieriger, genügend Bifidobakterien mit der Nahrung allein aufzunehmen. Sie sind besonders für den Dickdarm bedeutsam und sollten dort in größerer Zahl als irgendein anderer Mikroorganismus vorhanden sein. Im richtigen Verhältnis mit Laktobazillen kombiniert, hemmen sie Krankheitskeime, senken den Cholesterinspiegel und schaffen die richtige Umgebung für die körpereigene Synthese von Vitaminen des B-Komplexes.

Alle Menschen, die gerade aus irgendeinem Grund Antibiotika einnehmen, können von Zusatzpräparaten mit Laktobazillen und/oder Bifidobakterien nur profitieren. Breitspektrum-Antibiotika wie etwa die Tetrazykline oder das Ampillicin töten nämlich nicht bloß krankheitserregende Bakterien ab, sondern auch diese nützliche Flora, die der Darm braucht, um ordentlich funktionieren zu können. Fehlt die gesunde Darmflora, haben Krankheitskeime ein leichteres Spiel. Wer durch Einnahme von Zusatzpräparaten die Flora wieder herstellt, schützt den Darm davor, daß sich schädliche Mikroorganismen darin breitmachen.

Um gesundheitlich nützliche Bakterien von den schädlichen, gegen die Antibiotika sich richten, unterscheiden zu können, ist man dazu übergegangen, entsprechende Zusatzpräparate sowie die in Joghurt etc. enthaltenen lebenden Bakterien als *probiotisch* zu bezeichnen. Für eine gestörte Darmflora, die mit Hefebakterien und anderen Krankheitskeimen durchsetzt ist und Gesundheitsschäden verursacht, verwenden manche Wissenschaftler heute den Terminus *dysbiotisch*.

Präparate mit lebenden, nützlichen Bakterien werden vor allem in Form von Pulver, Tabletten, Gelatinekapseln und Flüssigkeiten zum Einnehmen oder Unterrühren angeboten. Manche Kapseln sind mit einem Material überzogen, das verhindert, daß Magensäure die lebenden Bakterien angreift und zerstört. Sehen Sie sich nach Produkten um, auf denen der Anteil lebender Bakterien pro Kapsel oder Teelöffel Substanz angegeben ist. Als Maßeinheit für Laktobazillen wird dabei manchmal die »koloniebildende Einheit« (KBE) pro Gramm angegeben. Einige Kapseln enthalten bis zu zwei Milliarden nützliche Bakterien; in Flüssigkeiten sind gelegentlich sogar bis zu fünf Milliarden pro Teelöffel enthalten. Manche Firmen geben nur den Anteil lebender Bakterien zum Herstellungszeitpunkt an; die Packungsbeilage sagt nichts darüber aus, wie viele es zum Zeitpunkt des Verfallsdatums noch sind. Auf der Packung sollte außerdem angegeben sein, wie das Produkt gelagert werden muß – meist im Kühlschrank – und welche Ingredienzien es sonst noch enthält. (Meiden Sie solche mit dem Konservierungsstoff BHT.)

Auf lange Sicht eingenommen, sind Präparate lebender Bakterien zwar unschädlich, aber auch recht teuer. Wenn Sie sich ansonsten mit ballaststoffreicher, ausgewogener Vollwertkost ernähren, brauchen Sie Zusatzpräparate normalerweise nur in besonderen Situationen. Eine Spezialanalyse Ihrer Darmflora kann diagnostisch weiterhelfen.

Sollten Sie Antibiotika einnehmen, schlucken Sie das Zusatzpräparat nicht innerhalb der ersten zwei Stunden danach, sondern erst später. Viele Menschen profitieren davon, während der gesamten Einnahmezeit von Breitspektrum-Antibiotika und auch noch eine Woche danach probiotische Bakterienpräparate zur Wiederherstellung ihrer Darmflora zu schlucken. Diese Produkte können außerdem helfen, die Darm- und Scheidenflora zu schützen, wenn Sie die Antibabypille nehmen oder eine Cortison- oder Chemotherapie durchmachen. Die durchschnittliche Tagesdosis, mit der sich Ihre Darmflora wieder regeneriert, beträgt 10 Milliarden lebende Organismen. Wenn Sie keine gesundheitlichen Probleme haben, aber auf Nummer Sicher gehen wollen, können Sie zwei bis drei Milliarden Bakterien pro Tag einnehmen.

Medizinische Pilze

Als medizinische Pilze werden eine Reihe von fleischigen, eßbaren Pilzen bezeichnet, die deutliche Heilwirkungen zeigen können. Solche Pilze werden in Japan und China seit alters her den Heilpflanzen zugerechnet. Moderne Wissenschaftlerinnen und Wissenschaftler haben einige dieser Pilze chemisch analysiert und Substanzen darin gefunden, die in anderen Pflanzenspezies nicht vorkommen. In verschiedenen Studien wurde außerdem bestätigt, daß bestimmte Pilze den Cholesterinspiegel im Blut senken, die Immunabwehr stärken und das Tumorwachstum verlangsamen können. Die meisten medizinischen Pilze können entweder als Nahrungsmittel gegessen oder als Präparat, etwa in Form von Kapseln oder Tabletten, eingenommen werden.

Shiitake. Das ist der japanische Name für einen dunkelbraunen, sehr schmackhaften Pilz (Lentinus edodes), der in Asien schon seit Jahrtausenden wegen seiner Heilwirkungen hoch geschätzt wird, vor allem in der Behandlung von Altersleiden und Sexualstörungen. Studien haben ergeben, daß Shiitake-Extrakt den Cholesterinspiegel und den Blutdruck senkt, Tumoren verkleinert und Viren sowie Bakterien bekämpft. Der Shiitake-Pilz enthält das Polysaccharid Lentinan, das die Immunabwehr stärkt (siehe Kapitel 3) und sich in der AIDS- sowie Krebstherapie vielleicht noch als sehr nützlich erweisen wird (siehe Kapitel 9). Bis vor kurzem wurden Shiitake-Pilze vor allem aus Asien eingeführt; neuerdings gibt es auch in den USA und Europa Shiitake-Kulturen. Die Hersteller von Zusatzpräparaten kombinieren den Pilz oft mit anderen immunstärkenden Kräutern. Die Durchschnittsdosis beträgt zwei- bis dreimal täglich 500 mg.

Reishi. Einer der höchstwirksamen medizinischen Pilze ist der Ganoderm. Einige Spezies dieser Familie, unter anderem Ganoderma lucidum – in China als *ling zhi*, in Japan als *reishi* bekannt –, wachsen auch außerhalb Asiens, zum Beispiel in Amerika. Im Westen hat sich der Name Reishi durchgesetzt. In der traditionellen Volksmedizin Chinas und Japans gilt der Reishi-Pilz als eines der besten adaptogenen und tonusverbessernden Naturheilmittel (siehe Kapitel 13). In manchen alten chinesischen Medizintexten wird Reishi unter die »besonders bedeutsamen Mittel« eingereiht, weil er so viele Leiden kurieren könne und so wenig Nebenwirkungen besitze. In Asien nutzte man den »Pilz der Unsterblichkeit«, um möglichst lange zu leben, die Gesundheit allgemein zu stärken und die Rekonvaleszenz nach einer Krankheit zu beschleunigen. Heute noch wird der Pilz dort weithin benutzt, um Störungen des Verdauungs- und Nervensystems zu beseitigen, den Blutzuckerspiegel zu regulieren und die Sauerstoffaufnahme des Körpers zu erhöhen. Menschen, die an Schwindelgefühlen, Nerven- oder Schlafstörungen leiden, können von Reishi profitieren. Auch beim Chronischen Müdigkeits-Syndrom, bei Asthma und bei Geschwüren hat sich Reishi bewährt.

Der Reishi-Pilz liefert nicht nur viel Energie, sondern ist auch ein Antioxidans, das den Körper vor den schädlichen Auswirkungen radioaktiver Strahlen und freier Radikale schützt. Er enthält Polysaccharide und andere Substanzen, die gegen Bakterien und Viren vorgehen und das Immunsystem aufbauen (siehe Kapitel 3). Vorläufige Studien haben ergeben, daß Reishi den Cholesterinspiegel, den Blutdruck und die Klebrigkeit der Blutplättchen (ein Risikofaktor bei der Entstehung von Herzinfarkt) senken kann; daher untersucht man den Pilz im Augenblick auf seine möglichen Qualitäten in der Herztherapie. Darüber hinaus kann Reishi möglicherweise Krebs vorbeugen helfen und das Tumorwachstum hemmen (siehe Kapitel 9).

Reishi ist ein an Gesteinsrändern wachsender Pilz, der vorwiegend in dichten Waldgebieten vorkommt und sehr hübsch aussieht mit seiner schrägsitzenden Kappe, die oben ein tiefes, leuchtendes Rötlichbraun aufweist und auf der Unterseite weiß gefärbt ist. In westlichen Ländern kommt Reishi nur selten als Pilzgericht auf den Tisch, weil er ziemlich hart ist, holzig und bitter schmeckt. In der Natur ist der Pilz heute sehr selten geworden; in Kulturen gedeiht er jedoch sehr gut. Reishi-Präparate sind in Reformhäusern, Asien- und Bioläden erhältlich, sowohl in pulverisierter Form wie auch als Kapseln, Teezubereitungen, standardisierte Extrakte usw. Manche Hersteller kombinieren Reishi auch mit Kräutern oder anderen medizinischen Pilzen. Wie Shiitake gehört auch dieser Pilz zu den kostspieligeren natürlichen Zusatzpräparaten. Die durchschnittliche Dosis beträgt zwei- bis dreimal täglich 500 mg.

Was die Natur sonst noch bietet

Neben Kräutermedizin und natürlichen Nahrungsergänzungen gibt es zwei weitere, sehr wichtige Heilmittel aus der Natur, die in den folgenden Kapiteln immer wieder auftauchen werden: Aromaöle und Homöopathika. Wie viele Heilpflanzen-Zubereitungen lassen sich auch Aromaöle sehr gut dazu verwenden, bestimmte Erkrankungen positiv zu beeinflussen, Gesundheitsstörungen vorzubeugen und körperlich-seelische Funktionen wieder ins Lot zu bringen, vom Schlaf bis hin zum sexuellen Begehren. Homöopathika hingegen werden meist bei ganz spezifischen Störungen eingesetzt, selten jedoch, um etwa die sportliche Leistungsfähigkeit zu steigern, die Hirnfunktionen in Schwung zu bringen oder ähnliche Dinge, die in diesem Buch im Vordergrund stehen. Einige homöopathische Mittel können allerdings auch entspannend wirken, die Verdauung verbessern und einem ansonsten gesunden Menschen zu wirklich strahlender Gesundheit verhelfen.

Aromaöle

In Frankreich, Großbritannien, Italien und Deutschland sind aromatische Öle seit jeher sehr beliebt; allein in Frankreich gibt es über tausend Therapeutinnen und Therapeuten, die mit Aromaölen arbeiten. Auch in den Vereinigten Staaten nimmt das Interesse an diesen natürlichen Substanzen stetig zu, und viele Gesundheitsläden bieten eine breite Palette aromatischer Essenzen an. Auch wenn Sie die Qual der Wahl haben – schon einige wenige Aromaöle, die Sie besser kennenlernen, können Ihnen gesundheitlich nützen. Zu den beliebtesten Ölen, die in diesem Buch mehrfach genannt werden, gehören:

Lavendelöl. Diese aromatische Essenz, die für vielerlei Zwecke eingesetzt werden kann, wird aus den Blätter und lilablauen Blüten eines Strauchs (Lavendula officinalis) gewonnen, der im Mittelmeerraum beheimatet ist. Im alten Rom war es Sitte, dem Bad Lavendel zuzusetzen, und seit vielen tausend Jahren verwendet man Lavendel-Zubereitungen, um Hautirritationen zu lindern und Parfums, Seifen und Kosmetika damit anzureichern. Lavendelfelder werden vor allem in den sonnigen Mittelmeerländern kultiviert. Das Öl des echten, wilden Lavendels wird heute höher geschätzt als das der Hybridpflanze Lavandin (Lavandula x intermedia), die den Süden Frankreichs im Sommer mit ihrem Duft und ihrer Farbe erfüllt. In der Kräutermedizin wird Lavendel traditionell gegen Husten und Erkältungen sowie als Einschlafhilfe benutzt. Außerdem helfen die Stengel und Blüten, in Säckchen verpackt und zwischen die Wäsche gelegt, gut gegen Motten. Lavendelöl wird in vielen Kosmetika und Parfums verwendet.

Aromatherapeutinnen und -therapeuten empfehlen Lavendelöl sowohl für die innerliche Anwendung (zum Inhalieren) als auch für das Auftragen auf die Haut. Lavendel hat, äußerlich angewendet, eine leichte schmerzlindernde und entzündungshemmende Wirkung. Man kann ihn daher bei Wunden aller Art, bereits abheilenden kleineren Brandverletzungen, Verstauchungen, Insektenbissen und -stichen, dem Athletenfuß (siehe Seite 388) sowie Muskelschmerzen auftragen. Das Öl ist so mild, daß man es unverdünnt verwenden kann, auch bei Kindern. Wie der Pflanzenname schon sagt – »Lavendel« kommt vom lateinischen *lavare* = waschen –, wirkt es auch desinfizierend und bakterienhemmend. Noch heute wird Lavendel in manchen Teilen der Welt benutzt, um Krankenzimmer und -häuser zu säubern und keimfrei zu halten.

Wird Lavendelöl eingeatmet, stimulieren seine Wirkstoffe einen Bereich des Gehirns, der für die Entspannung wichtig ist, und beruhigen so das zentrale Nervensystem. Lavendel ist ein mildes Schlafmittel, das das Einschlafen erleichtert, Streß abbauen hilft, Depressivität und nervöse Verspannungen lindert. Darüber hinaus hilft er gegen Kopfweh und baut das Immunsystem auf.

Pfefferminze. Auch wenn im alten China und Ägypten schon vor Tausenden von Jahren bestimmte Sorten Minze in der Kräutermedizin Verwendung fanden, ist die heute so beliebte, mehrjährige Gartenminze (Mentha piperita) in der Pflanzenheilkunde noch relativ neu. Offenbar wurde sie zu Beginn des 18. Jahrhunderts in England erstmals kultiviert und als Heilpflanze genutzt. Gegen Ende des Jahrhunderts hatte sie ihren Weg auch nach Amerika gefunden und wurde 1812 in Massachusetts bereits zur Herstellung von Aromaöl benutzt. Die Pflanze ist jedoch in Europa beheimatet und wird dort wie auch in den USA vorwiegend wegen ihres Öls angebaut, das heute als Geschmacksstoff vielen Nahrungsmitteln, Bonbons, Kaugummi und Zahnpasten zugesetzt wird. Nur schätzungsweise ein Prozent des gewonnenen Minzöls dient medizinischen Zwecken.

Tee aus Minzblättern ist seit langem als Heilmittel gegen Verdauungsstörungen bekannt, und viele naturheilkundige Fachleute verordnen ihn heute noch gegen Verdauungsprobleme, Übelkeit, Durchfall, Blähungen und Krämpfe. Das Aromaöl der Pfefferminze enthält Azulene, Tannine sowie Menthol, einen medizinisch aktiven Alkohol, der deutliche Wirkungen gegen Mikroben und entzündliche Prozesse aufweist. Wie der Pfefferminztee hilft auch das Aromaöl aus Minze die Verdauung regeln (siehe Kapitel 15) und wirkt leicht anregend (siehe Kapitel 5). Man kann es außerdem örtlich auftragen, und zwar bei Hautjucken, Hämorrhoiden, Zahnweh, Muskelschmerzen und Insektenbissen und -stichen. Unverdünnt oder über größere Flächen aufgetragen, ruft es manchmal Hautirritationen hervor.

Ylang-Ylang. Aus den frischgepflückten Blüten dieses asiatischen Tropenbaums (Cananga odorata var. genuina) läßt sich ein zartgelbes, süß duftendes Aromaöl gewinnen. Es ist in der Kosmetik- und Parfumindustrie sehr beliebt. Therapeutisch wird Ylang-Ylang-Öl meist wegen seiner beruhigenden Wirkung angewendet. Es hilft den Blutdruck senken, reguliert Herzschlag und Atmung, senkt den Adrenalinspiegel und beruhigt das Nervensystem, eignet sich daher gut bei Angstzuständen, streßbedingten Störungen und Schlafproblemen.

Und so können Sie Aromaöle anwenden:

Da es sich meist um extrem konzentrierte Essenzen handelt, sind sie in aller Regel *nicht* zur Einnahme gedacht. Ihre gesundheitlichen Wirkungen entfalten sie bei den folgenden Anwendungsformen.

Verdampfung. Mischen Sie zwei bis drei Tropfen des Aromaöls in etwas Wasser, das Sie in eine Schale oder eine Duftlampe geben. Die Schale können Sie auf die warme Heizung stellen, oder Sie zünden die Kerze einer Duftlampe an, so daß das Öl-Wasser-Gemisch sich erwärmt und die flüchtigen Aromastoffe freisetzt. Es gibt auch elektrische Aroma-Vaporisierer, denen Sie dann etwa acht bis zehn Tropfen Öl zusetzen müssen. Die gleiche Menge können Sie in ein wassergefülltes Sprühfläschchen geben und direkt in der Raumluft versprühen.

Inhalation. Aromaöle inhalieren Sie, indem Sie einige wenige Tropfen auf ein sauberes Tuch geben, es sich vor das Gesicht halten und tief einatmen. Bevorzugen Sie die Dampf-Inhalation, gehen Sie folgendermaßen vor: Geben Sie fünf bis sieben Tropfen des Aromaöls in eine Schüssel dampfend heißen Wassers, drapieren Sie ein Handtuch über Kopf und Schüssel, halten Sie das Gesicht ein paar Minuten über das Wasser und atmen Sie dabei tief ein. Der aromatische Dampf dringt so bis in ihre Bronchien.

Massage. Mischen Sie drei bis fünf Tropfen Aromaöl mit je einem Teelöffel aromafreiem Massageöl (Trägersubstanz); dafür benutzen Sie am besten ein qualitativ hochwertiges Pflanzenöl, etwa Mandel-, Sonnenblumen-, Avocado- oder Jojobaöl. Auch Weizenkeimöl ist gut geeignet; es enthält viel Vitamin E, das als natürliches Konservierungsmittel wirkt.

Bad. Fügen Sie dem warmen Badewasser sechs bis acht Tropfen Aromaöl zu und mischen Sie das Wasser dann mit der Hand leicht durch. Je heißer das Wasser, desto leichter lösen sich die Aromastoffe daraus und verdampfen.

Kompresse. Geben Sie drei bis vier Tropfen Aromaöl in eine Tasse mit warmem oder kaltem Wasser (je nach Bedarf) und tauchen Sie ein sauberes Baumwolltuch in die Flüssigkeit. Wringen Sie das Tuch dann leicht aus und legen Sie es sich auf die Haut oder die schmerzenden Schläfen.

Homöopathika

Zu den gebräuchlichsten homöopathischen Mitteln gehören:

Chamomilla. Dieses Mittel wird aus der ganzen, frischen Kamillenpflanze gewonnen (entweder der Echten Kamille, Matricaria chamomilla, oder aus der Römischen Kamille, Chamaemelum nobile). Zu ihren Hauptanwendungsgebieten gehören innere Unruhe, Schlaflosigkeit, Zahnschmerzen, Zahnen bei Säuglingen, Ohrenschmerzen, Fieber und Gelenkschmerzen. Die typische *Chamomilla*-Persönlichkeit ist meist leicht erregbar, hartnäckig und bei Kummer untröstlich. *Chamomilla* wird auch in Kombinationsmitteln häufig verwendet, die bei Zahnproblemen, Ohrenschmerzen, Schlafstörungen und Menstruationsschmerzen verordnet werden.

Nux vomica. Dieses Mittel wird aus den giftigen, strychninhaltigen Samen der Brechnuß (Strychnos nux vomica) gewonnen. In homöopathischer Verdünnung und Verschüttelung (Potenzierung) wird es meist zur Behandlung von Übelkeit und Erbrechen verwendet, vor allem, wenn man zuviel gegessen oder getrunken hat, oder auch bei Blähungen, Verstopfung und anderen Verdauungsproblemen. Darüber hinaus wird es bei See- und Reisekrankheit sowie manchen Formen von Husten, bei Rückenschmerzen, Fieber, Kopfschmerzen und Schlafstörungen eingesetzt. *Nux vomica* ist in vielen Kombinationsmitteln enthalten, die bei Erkältungen, grippalen Infekten, Rückenleiden, Verstopfung, Erschöpfungszuständen, Blähungen, Kopfweh, Hämorrhoiden, Verdauungs- und Schlafstörungen verordnet werden.

Pulsatilla. Dieses Mittel wird aus der giftigen Wiesenküchenschelle (Pulsatilla oder Anemone pratensis) gewonnen. Als Homöopathikum verdünnt und verschüttelt, lindert es vor allem starken Schnupfen und Husten, darüber hinaus bestimmte Augen- und Ohrenleiden, Hautausschläge, Allergien, Schlaflosigkeit, Schwindel- und Ohnmachtsanfälle sowie Magenbeschwerden, vor allem, wenn die betreffende Person sehr sensibel ist und leicht in Tränen ausbricht. *Pulsatilla* ist oft in Kombinationsmitteln enthalten, die bei Erkältungen, grippalen Infekten, Krampfadern, Magenleiden, Gelenkrheumatismus, Menstruationskrämpfen und Nebenhöhlenentzündungen verordnet werden.

So wenden Sie Homöopathika an:

Wenn Sie ein homöopathisches Mittel verordnet bekommen oder selbst kaufen, werden Sie bemerken, daß es in verschiedenen Stärken oder Potenzen angeboten wird, zum Beispiel *Apis D4* oder *Pulsatilla C6*. Der Buchstabe D bedeutet: in Zehnerschritten (Dezimalschritten) verdünnt und verschüttelt. D1 wird hergestellt, indem man ein Teil der Ursubstanz und 9 Teile Lösungsmittel miteinander verschüttelt; für D2 nimmt man einen Teil dieser Lösung plus 9 Teile Lösungsmittel, und so fort. Der Buchstabe C bedeutet: Potenzierung in Hunderter-, also Centesimalschritten. Dafür nimmt man einen Teil Ursubstanz, verschüttelt ihn mit 99 Teilen Lösungsmittel, und so weiter. Potenzen bis zu D8 bzw. C4 gelten als relativ »niedrig« und vergleichsweise gut geeignet für die Selbstbehandlung. Höhere Potenzen sollten Sie in aller Regel von homöopathischen Fachleuten verordnen lassen; sie gelten zwar ebenso wie die niederen und mittleren Potenzen als sicher und praktisch nebenwirkungsfrei, haben aber nach fachlicher Auffassung eine tiefergehende, durchdringendere Wirkung. Solche Mittel sollten daher besonders sorgfältig und zu den Symptomen möglichst gut passend ausgewählt werden.

Homöopathika werden vorwiegend als kleine Pillen (Globuli) und als Tropfen angeboten. Meist nimmt man zwei bis vier Dosen zu je ein bis zwei Globuli oder drei bis vier Tropfen, maximal viermal täglich. Richten Sie sich genau nach den Anweisungen auf den Packungen beziehungsweise nach der fachlichen Verordnung.

Wie Sie mit Ergänzungspräparaten umgehen sollten

Nahrungsmittel-Ergänzungen einzunehmen geht wirklich rasch und ist einfach, auch wenn manchen Menschen sogar dieser geringe Aufwand noch zu viel ist. Bevor wir tiefer einsteigen, hier daher noch ein paar Tips dazu, wie Sie die gesundheitlich nützlichen Heilpflanzen und Nährstoffe noch besser in Ihren Tagesablauf und Lebensstil integrieren können.

- Nehmen Sie nicht alles auf einmal, sondern verteilen Sie die einzelnen Substanzen über den Tag hinweg. Statt morgens ein Dutzend Zusatzpräparate zu schlucken, nehmen Sie lieber welche mit zur Arbeit, schlucken sie in der Mittagspause und machen Sie es sich zur Gewohnheit, einige für den Nachmittag, andere für den Abend aufzuheben. Die meisten Präparate nimmt man vor oder nach den Mahlzeiten ein; so ist auch das Risiko einer Magenverstimmung am geringsten. Hinzu kommt: Es ist immer einfacher, nur ein paar wenige Nährstofftabletten etc. auf einmal zu schlucken als gleich eine ganze Handvoll. Sie vermeiden auf diese Weise auch möglicherweise schädliche Überdosierungen.

- Benutzen Sie die »Nährstoffschiene«, um sich gleich noch an andere Dinge zu gewöhnen, die für Ihre Gesundheit förderlich sind. Anstatt zu sagen: »Ach, ich habe jetzt keine Zeit für Gymnastik, ich werfe mir lieber bloß rasch mein Chrompräparat ein«, sollten Sie beschließen: »Ich nehme jetzt mein Chrompräparat und mache anschließend noch etwas Gymnastik, dann wirkt es doppelt so gut.«

- Lernen Sie, mit jeglichen Zusatzpräparaten klug und verantwortlich umzugehen, so daß Sie nicht in eine gewisse Abhängigkeit vom Pillenschlucken oder von den Substanzen selbst geraten. Wirkstoffe, die am ehesten zu einem Suchtverhalten verleiten, sind diejenigen, die aufputschen und/oder Ihnen zu Entspannung verhelfen. Sollten Sie merken, daß Sie schon täglich auf diese Präparate angewiesen sind, um überhaupt in Schwung zu kommen oder sich zu entspannen, ist es an der Zeit, sie ausschleichend abzusetzen und sich andere Wege der Ernährung und des Lebensstils zu suchen, bei denen Sie diese Produkte nicht mehr brauchen.

- Richten Sie die Einnahme danach aus, was Sie individuell vertragen. Zum Beispiel können die meisten Menschen ohne weiteres ein Gramm Vitamin C, in kleineren Dosen über den Tag verteilt, zu sich nehmen, ohne Durchfall zu bekommen (eine Nebenwirkung, die meist erst bei 2 bis 5 g pro Tag oder mehr auftritt). Sollten Sie jedoch diesen oder einen anderen unliebsamen Nebeneffekt eines Präparats bemerken, reduzieren Sie die Dosis oder weichen Sie auf ein anderes Präparat mit ähnlichem gesundheitlichen Nutzen aus.

- Sobald Sie einmal entschieden haben, welche Zusatzpräparate Sie täglich einnehmen sollten oder wollen (siehe dazu ab Seite 107), bauen Sie sie in Ihren ganz normalen Tagesablauf ein, damit Sie sie nicht vergessen. Manche Leute legen ihre Nahrungsergänzungs-Pillen beispielsweise in den Badezimmerschrank neben die Zahnbürste; so denken sie daran, sie gleich nach dem Zähneputzen zu schlucken.

- Experimentieren Sie mit verschiedenen Darreichungsformen. Die meisten Heilpflanzen und Ergänzungspräparate werden als Kapseln, Pulver, Tabletten oder Tropfen angeboten. Wenn Sie nur sehr ungern große Kapseln herunterwürgen – zum Beispiel solche, die Ballaststoffe oder Aminosäuren enthalten –, weichen Sie auf Tropfen aus oder lösen Sie den Kapselinhalt in etwas Wasser auf. Größere Tabletten können Sie zu Pulver zerreiben und in Wasser oder Ihr Lieblingsgetränk schütten oder unter Joghurt, Frischkäse oder Ihr Müsli rühren. Immer mehr Zusatzpräparate, unter ihnen Multivitamine für Erwachsene, Acidophilus-Bakterien und Antioxidanzien, werden heutzutage in Form wohlschmeckender Kautabletten angeboten, die allerdings etwas teurer sind. Größere Kapseln schluckt man am besten zusammen mit viel Wasser herunter.

- Im allgemeinen ist es am besten, Nahrungsergänzungsstoffe zu den Mahlzeiten einzunehmen. Ausnahmen bestätigen diese Regel. Heilpflanzen kann man meist flexibler handhaben. »Die meisten Vitamine wirken am besten, wenn man sie zum Essen einnimmt; bei pflanzlichen Präparaten ist das nicht nötig«, sagt die Naturheilkundlerin Dr. Linda Rector-Page. »Anders als Vitamine bringen die meisten Pflanzen sozusagen ihre eigenen Verdauungsenzyme mit, die dem Körper die Aufnahme erleichtern. In manchen Fällen, zum Beispiel bei geistig anregenden Kräutern, ist es sogar besser, wenn der Körper leicht und frei ist und nicht gerade mit der Verdauung beschäftigt.«

Jeder Mensch ist einzigartig. Sie müssen daher selbst herausfinden, was Ihnen persönlich am besten hilft.

Welche Zusatzstoffe haben für Sie Priorität?

Viele Menschen fühlen sich geradezu überwältigt angesichts der immensen Zahl von Zusatzpräparaten, die der Markt heute bereithält. In Supermärkten und Bioläden sind lange Regale der Kräutermedizin und den Nahrungsmittelergänzungen gewidmet; Hunderte und Aberhunderte von Einzelsubstanzen, Kombinationspräparaten und speziellen Zubereitungen werden angeboten, noch dazu von verschiedenen Herstellern, von denen jeder vielleicht fünfzig oder mehr Präparate im Angebot hat. Manche überschneiden sich mit anderen Produkten, andere sind Spezialitäten, die sonst keine Firma herstellt. Auch wer sich auf dem Naturheilmarkt schon sehr gut auskennt, ist von alledem oft überfordert.

Hinzu kommt: Wer kann Ihnen wirklich genau erklären, was Sie derzeit an Präparaten gesundheitlich gut brauchen könnten und was überflüssig ist? Nur wenige Mangelzustände machen sich mit ganz klaren, eindeutigen Symptomen bemerkbar, so daß Ihr Arzt bzw. Ihre Ärztin Ihnen bestimmte Heil- und Ergänzungsstoffe verschreibt. Rat können Sie auch in der Apotheke, bei einem Heilpraktiker oder einer homöopathischen Fachkraft, bei einer Diätassistentin oder einem Ernährungswissenschaftler suchen. In den meisten Fällen sind Sie jedoch ziemlich auf sich gestellt.

Mit Hilfe der Informationen in diesem Buch kann es Ihnen aber gelingen, zumindest momentan sinnvolle Prioritäten zu setzen und Ihr persönliches Gesundheitsprogramm zu entwerfen. Sie brauchen dazu keineswegs alle oder auch nur einen Großteil der genannten Substanzen einzunehmen. Für den Anfang reichen wahrscheinlich einige wenige der wichtigsten Zusatzstoffe. Dazu gehören zum Beispiel:

Multivitamin-Mutimineralstoff-Präparate, mit denen Sie täglich auf Nummer Sicher gehen. Das bedeutet: tägliche Optimaldosen der sieben wichtigsten Vitamine, Mineralstoffe und Spurenelemente (siehe Tabelle ab Seite 110) plus ein gutes Dutzend anderer, die gewöhnlich in solchen Multi-Präparaten enthalten sind, vor allem den Vitamin-B-Komplex sowie Selen. Viele Hersteller bieten auch Multi-Produkte mit Chrom und anderen zusätzlichen Mineralstoffen an. Denken Sie daran: Um die optimale und nicht nur die empfohlene Durchschnitts-Tagesdosis zu bekommen, müssen Sie vermutlich mehr als eine Tablette pro Tag einnehmen. Es können sogar mehr als sechs Tabletten oder Kapseln täglich sein.

Knoblauch. Sie ist eine der sichersten und meistuntersuchten Heilpflanzen, deren positive Wirkungen in zahlreichen Studien wissenschaftlich belegt wurde. Täglich Knoblauch zu essen oder ein Knoblauchpräparat zu schlucken, kann Ihrer Gesundheit kaum schaden, ihr aber unter Umständen immens nützen.

Coenzym Q10. Diese Substanz heißt zwar nicht »essentielles Vitamin«, wirkt aber wie ein solches und ist für Herz, Kreislauf und Energiehaushalt sehr wichtig. Sie brauchen es nur in kleinen Dosen; auch in Kapselform schluckt es sich daher leicht.

Antioxidanzien. Eine ganze Reihe dieser Radikalefänger nehmen Sie mit Präparaten zu sich, die Vitamin A bzw. Beta-Carotin, Vitamin C und E enthalten, oder Sie greifen zu einem der flavonoidreichen Kräuter-Zusatzpräparate, etwa grünem Tee oder Ginkgo.

Einen der medizinischen Pilze. Shiitake und Reishi unterscheiden sich in ihren gesundheitlichen Wirkungen; wählen Sie den, der am besten zu Ihnen zu passen scheint.

Um sich all das einzuverleiben, müssen Sie wohl acht bis zehn Tabletten oder Kapseln pro Tag zu sich nehmen. Drei oder vier dieser natürlichen Substanzen, einmal zum Frühstück und einmal zum Abendessen geschluckt, reichen jedoch bereits aus, Sie in Schwung zu halten, Ihr Immunsystem zu stärken, Ihr Herzinfarkt- und Krebsrisiko zu senken und Ihre Gesundheit insgesamt erheblich zu verbessern. Die Kosten dafür hängen sehr von den Präparaten ab, übersteigen aber wahrscheinlich kaum den Preis für einen leckeren Snack, wie Sie ihn sich sonst oft gönnen.

Tabelle 1: Die wichtigsten Zusatzpräparate

Wirkung	Immunsystem	Kraft Ausdauer	Energie	Stimmung	Sexualfunktionen	Her Krei lauf
Zusatzpräparate						
Heilpflanzen						
Knoblauch	•					•
Ginkgo			•	•	•	•
Ginseng		•	•		•	•
Taigawurzel (Eleutherokokk)	•			•		
Vitamine / Mineralstoffe / Spurenelemente						
Vitamin A bzw. Beta-Carotin	•					
Vitamin C	•	•		•		•
Vitamin E	•	•			•	•
Kalzium / Magnesium		•	•	•		•
Chrom		•				•
Zink	•				•	
Weitere Nährstoffe						
Cholin				•	•	
Coenzym Q10		•	•			•
essentielle Fettsäuren						•
Polyphenole bzw. Flavonoide						•
lebende Bakterien						
Ballaststoffe				•		
Aminosäuren						
Phenylalanin			•	•	•	
Tyrosin				•	•	
Medizinische Pilze						
Shiitake	•					
Reishi	•					
Andere Präparate						
Aromaöle			•	•	•	
Homöopathika			•	•		

Krebs-vorbeugung	Lebens-dauer	Gehirn	Nerven-system	Tonus	Sinnes-organe	Haut	Ver-dauung	Ge-wichts-abnahme
•	•			•			•	
	•	•			•			
	•	•		•				
				•				
•	•				•	•		
•	•	•			•	•		
•	•				•	•		
•		•	•			•		
				•	•			•
•		•		•	•	•		•
		•						•
								•
						•		
	•			•	•			
							•	•
	•	•	•					
		•						•
				•				
		•	•			•	•	•
			•				•	•

Teil II:
Natürliche Zusatzstoffe ins tägliche Leben integrieren

3. Kapitel: Die Abwehrkräfte aufbauen

Der menschliche Körper verfügt über ein wunderbares, vielfach verflochtenes und sehr effektives Abwehrsystem, das ihn vor schädlichen Mikroorganismen wie etwa Bakterien, Viren, Parasiten und Pilzen oder auch außer Kontrolle geratenen, krebsig entarteten Zellen schützt. Ein gutfunktionierendes Immunsystem ist imstande, solche Bedrohungen rasch und sicher zu erkennen, dann eine ganze Reihe von Abwehrzellen, Hormonen und Proteinen zu mobilisieren, die solche Eindringlinge umzingeln oder auf andere Weise unschädlich machen. Und es kann sich in manchen Fällen sogar an bestimmte Informationen »erinnern«, die ihm erlauben, Antikörper zu bilden und damit den Organismus vor künftigen Infektionen zu schützen. Damit gelingt es dem Immunsystem, Sie vor vielen schädlichen Einflüssen von außen zu bewahren – etwa vor pathogenen Keimen, die alltägliche Beschwerden wie Schnupfen und Erkältungen auslösen (die meisten Menschen erkranken zwei- bis dreimal im Jahr daran), vor Herpesviren oder Candida-Pilzen. Funktioniert das Abwehrsystem hingegen nicht, wie es sollte, können sich vielerlei Erkrankungen einstellen, von Allergien bis hin zu AIDS und Krebsleiden.

Die körpereigene Abwehr in Schwung zu halten, ist also für Sie mindestens ebenso wichtig, wie Ihr Herz zu stärken oder Ihre Lungen vor Umweltverschmutzung zu bewahren. In vielerlei Hinsicht ist das Immunsystem allerdings weniger leicht vorstellbar und verständlich als das Herz-Kreislauf-System oder das System der Atemwege. Daher zunächst ein Blick auf die wesentlichen Komponenten der Immunabwehr, bevor wir uns näher ansehen, welche Heilpflanzenpräparate und Nährstoffe diesem System besonders nützen können.

Zu den Organen und Drüsen, die am Immunsystem beteiligt sind, gehören die folgenden:

Haut und Schleimhäute. Diese natürlichen Barrieren bilden sozusagen die erste Verteidigungslinie gegen viele Möchtegern-Eindringlinge, etwa Bakterien und Viren. Die Haut ist unser größtes Organ, das den Körper nach außen abgrenzt; Schleimhäute kleiden unsere Körperhöhlen sowie den Magen-Darm-Kanal und die Atemwege aus. Beide Barrieren können Invasoren sowohl mechanisch aufhalten als auch auf chemischem Weg zerstören.

Thymusdrüse. Diese Drüse zwischen Halsansatz und oberem Brustkorb wird manchmal auch die »Ausbildungsstätte des Immunsystems« genannt. Weiße Blutkörperchen werden in der Thymusdrüse zu sogenannten T-Lymphozyten (T-Zellen) ausgebildet, denen dann Schlüsselrollen bei der Bekämpfung von Mikroorganismen und auch Krebszellen zukommen. Außerdem schüttet die Thymusdrüse Hormone aus, die im Immunsystem aktiv werden.

Nebennierenrinden. Zwei kleine Drüsen, die links und rechts auf den Nieren sitzen, produzieren eine Reihe von Hormonen, die für das Abwehrsystem und andere Körperfunktionen sehr wichtig sind.

Knochenmark. Im Mark des Knocheninneren werden die sogenannten B-Lymphozyten (B-Zellen) gebildet; sie sind imstande, Antikörper gegen bestimmte Mikroorganismen zu produzieren.

Milz. Dieses faustgroße Organ, das linksseitig in der oberen Bauchhöhle liegt, hat einerseits eine Reihe von Funktionen, die nichts mit dem Immunsystem zu tun haben, und produziert andererseits aber Antikörper sowie andere Immunzellen, die bei Infektionen aktiv werden.

Lymphsystem. Das ist ein ganzes System von Gefäßen, Geweben und Knoten (den Lymphknoten), die eine Körperflüssigkeit – die Lymphe – aus allen Körpergeweben drainieren, sammeln und weiterleiten. Die Lymphe enthält zahlreiche weiße Blutkörperchen und andere Substanzen. Milz, Rachenmandeln und Wurmfortsatz (»Blinddarm«) bestehen aus lymphatischem Gewebe. In der letzten Zeit wurden zahlreiche subtile Funktionen dieser Organe identifiziert, die in der Schulmedizin fälschlicherweise oft als »überflüssig« bezeichnet worden sind.

Zu den aktivsten und wichtigsten Agenten des Immunsystems gehören die weißen Blutkörperchen, auch Leukozyten genannt. Sie helfen Krankheitskeime abwehren und setzen die Infektanfälligkeit herab. Leukozyten lassen sich grob nach ihren verschiedenen Fähigkeiten einteilen. Beispielsweise gibt es darunter Freßzellen, die Bakterien buchstäblich verschlucken und verdauen können. Solche Phagozyten und Makrophagen (das sind große Freßzellen) umschlingen körperfremde Zellen und sondern dann Enzyme ab, die deren Zellwände aufbrechen. Die im Knochenmark produzierten Neutrophilen sind ein gutes Beispiel für solche Freßzellen.

Andere Immunzellen, zum Beispiel die Lymphozyten, gehen subtiler gegen feindliche Zellen vor. Wenn etwa ein B-Lymphozyt auf ein Bakterium trifft, vermehrt er sich erst einmal in Windeseile und ruft gleichzeitig Verstärkung auf den Plan, die sogenannten Antikörper. Sie koppeln sich an den Eindringling an und markieren so die Beute für die Freßzellen. T-Lymphozyten arbeiten wiederum paarweise, als Helfer- und Killerzellen. Im Team werfen sie sich Krebs- und anderen anomalen Zellen entgegen und sondern dabei chemische Substanzen ab, die den Feinden den Garaus machen.

»Alle diese Zellen werden teilweise auch vom Ernährungszustand des Körpers beeinflußt«, erklärt Dr. med. Jon D. Kaiser, Autor des Buches ›Immune Power‹. »Sie funktionieren am besten, wenn bestimmte Vitamine und andere Nährstoffe zur

Verfügung stehen, und lassen erheblich nach, wenn Mangel an diesen Substanzen herrscht.«

Immunstärkende Heilpflanzen

Wenn Sie einen Schulmediziner fragen, der – wie die meisten konventionell ausgebildeten Ärztinnen und Ärzte – wenig Ahnung von Ernährung hat, was Sie wohl einnehmen sollten, um Ihr Immunsystem aufzubauen, werden Sie wahrscheinlich zur Antwort bekommen: Allgemein gebräuchliche Medikamente dafür gibt es nicht. (Fragen Sie hingegen, welche Arzneien Ihr Immunsystem *unterdrücken* könnten, etwa um eine Abstoßungsreaktion nach Organverpflanzung zu verhindern oder um ein Autoimmunleiden wie die rheumatoide Arthritis zu lindern, wird man Ihnen mindestens ein Dutzend starker Medikamente nennen können.) In der westlichen Schulmedizin ist es gemeinhin wenig üblich, nach Wegen zu suchen, das natürliche Immunsystem zu stärken – mit Ausnahme von Impfungen, nach denen der Körper spezielle Antikörper gegen Infektionserreger produziert, oder Immunglobulin-Injektionen, die kurzzeitige Immunität gegen bestimmte Krankheitskeime hervorrufen sollen. Insgesamt kümmert sich die Schulmedizin eher darum, Krankheitskeime ausfindig zu machen und Medikamente einzusetzen, die sie abtöten.

Der Wert bestimmter Mittel, mit denen sich eindringende Mikroorganismen zerstören lassen, ist auch unter naturheilkundigen Fachleuten unumstritten: Viele Naturheilmittel haben antibiotische, virusabtötende oder pilzhemmende Wirkungen. In der Naturheilkunde wird jedoch auch dem Aufbau des Immunsystems große Aufmerksamkeit geschenkt, weil damit sowohl Krankheiten vorgebeugt als auch Heilung erzielt werden kann. Aus dieser Sicht ist es sinnvoller, ökonomischer und wirksamer, das Knochenmark, die Thymusdrüse, die weißen Blutkörperchen und alle anderen Komponenten des Immunsystems möglichst von vornherein zu unterstützen, als erst dann aktiv zu werden, wenn sich eine Erkrankung bereits manifestiert hat. Im alten China war es sogar üblich, den Hausarzt nur so lange zu bezahlen, wie man gesund blieb: Eine Erkrankung galt als Zeichen dafür, daß er versagt hatte. Für viele moderne Kräuterkundige ist es auch heute noch das Wichtigste, bestehende Gesundheit zu erhalten. Zu diesem Zweck können sie zahlreiche Heilpflanzen empfehlen, die das Immunsystem stärken.

Der Kräuterspezialist Christopher Hobbs, Autor des ›Handbook for Herbal Healing‹, hat Heilpflanzen praktischerweise danach unterschieden, ob sie das Immunsystem tonisieren, also grundlegend ins Gleichgewicht bringen, oder als unspezifische Immunstimulanzien wirken. Er merkt dazu an, daß das auch schon in der traditionellen Volksmedizin Chinas und Indiens geschah, in der man Heilpflanzen zur »tiefgreifenden« und zur »oberflächlichen« Behandlung unterschied. So meint Hobbs beispielsweise, daß die Immuntonika Astralagus (siehe ab Seite 120) und medizinische Pilze das Immunsystem tiefenwirksam nähren und unterstützen. Immuntonika werden meist drei bis sechs Monate lang eingenommen; das soll Mangelzustände sowie Immundefekte, wie sie mit Krebs, AIDS oder dem Chronischen Müdigkeits-Syndrom einhergehen, beseitigen. Immunstimulanzien hingegen sind hilfreich bei Erkrankungen, die »kommen und gehen, ohne wirklich tiefgreifend oder chronisch zu sein«. Immunstimulanzien, etwa Echinacea, werden normalerweise eine bis mehrere Wochen lang eingenommen und sollen Alltagsleiden wie Erkältungen, grippalen Infekten, Bronchitis, Candida-Infektionen, Halsweh usw. vorbeugen bzw. sie lindern.

Pflanzliche Immuntonika und -stimulanzien

Die im folgenden genannten Heilpflanzen Astralagus, Taigawurzel und Chinesischer Liguster gelten als Immuntonika und Adaptogene, also Pflanzen, deren Wirkung darin besteht, die Körperfunktionen tiefgreifend auszubalancieren. Präparate aus diesen Pflanzen können über beliebige Zeiträume hinweg ohne Gefahr ernster Nebenwirkungen eingenommen werden.

Astralagus

Astralagus, eine der berühmtesten chinesischen Heilpflanzen, wird aus der Wurzel einer Pflanze (Astralagus membranaceus) gewonnen, die zur Familie der Erbsengewächse gehört. In China wird sie *huang qi* genannt. Astralagus wirkt als Antioxidans, vermutlich wegen seines hohen Selengehalts, und als Adaptogen. Außerdem ist es ein Ganzkörpertonikum, das man gegen Erschöpfung und zur Erhöhung der Vitalität benutzen kann. Krebskranke in China nehmen Wurzelextrakte der Pflanze ein, um nach einer Chemo- oder Strahlentherapie ihre Milzfunktion sowie das Immunsystem wieder aufzubauen. Chinesische Forscher haben außerdem ermittelt, daß Menschen, die Astralagus regelmäßig nehmen, seltener und wenn, dann weniger heftig an Erkältungen leiden.

Zu den Wirksubstanzen des Astralagus gehören bestimmte Kohlenhydratkomplexe, die als Polysaccharide (Mehrfachzucker) bekannt sind und das Immunsystem anregen. Polysaccharide gelten als vielversprechende Immuntonika, weil sie die Produktion vieler Komponenten des Immunsystems, unter anderem Leukozyten, neutrophile Zellen, T-Zellen und Interferon ankurbeln helfen (letzteres sind Proteine, die sich gegen Virusbefall richten). Klinische Studien haben die Wirksamkeit von Astralagus als Katalysator in der Synthese weißer Blutkörperchen sowie als Immunstimulans bestätigt. Auch Forscher in Houston, Texas, haben kürzlich Astralagus sowie Liguster (siehe Seite 123) an Krebskranken sowie gesunden Probanden getestet. Dabei stellte sich heraus, daß Astralagus die T-Zellen-Funktion der Krebskranken wieder auf beinahe normale Werte hochschrauben konnte. In einer anderen Studie wurde gezeigt, daß Astralagus die Leber vor bestimmten Chemotherapie-Nebenwirkungen zu schützen vermag. Und schließlich fanden Wissenschaftler heraus, daß Astralagus die Interferonproduktion und -sekretion steigert.

Astralagus ist eine der vielversprechendsten Heilpflanzen für einen Therapieansatz, der in China *fu zheng* genannt wird (*fu* heißt »stärken«, *zheng* kann mit »Konstitution« übersetzt werden). Wie der Heilpflanzenspezialist Steven Foster und sein chinesischer Kollege Yue Chongxi, Autoren des Buches ›Herbal Emissaries: Bringing Chinese Herbs to the West‹, vermerken, bezieht sich Fu-zheng »auf Behandlungen, die darauf abzielen, die Abwehrkräfte zu steigern bzw. den Energiehaushalt zu normalisieren. (...) In den siebziger und frühen achtziger Jahren veröffentlichten chinesische Wissenschaftler eine Reihe von Studien, die den immunstimulierenden Effekt von Astralagus und anderen chinesischen Heilpflanzen bei Kranken mit diversen Krebsleiden demonstrierten, die sich einer Chemotherapie unterziehen mußten. Die Studien ergaben, daß Astralagus und andere Pflanzen als unspezifische Immunstimulanzien wirkten, die während einer Strahlen- oder Chemotherapie die Nebennierenrinden vor Schäden zu schützen vermochten. (...) Dabei stellte sich schließlich heraus, daß die Überlebensrate der Krebskranken signifikant stieg, wenn sie zusätzlich zur schulmedizinischen Behandlung auch eine Fu-zheng-Therapie erhielten.«

Astralagus gehört übrigens zu den Heilpflanzen, die besonders arm an unliebsamen Nebenwirkungen sind.

Wie Sie Astralagus anwenden können: Die Heilpflanze

wird vor allem in Geschäften und auf Märkten verkauft, die auf chinesische bzw. asiatische Zusatzpräparate und Heilmittel spezialisiert sind. Sie können die frische oder getrocknete Wurzel sowie Extrakte daraus als Tropfen, Tinkturen und Kapseln bekommen. Als Durchschnittsdosis gelten 250 bis 500 mg der pulverisierten Pflanze bzw. ein Tropfenspender voll Tinktur bzw. Konzentrat, zwei- bis dreimal täglich.

Taigawurzel (Eleutherokokk)

Diese Heilpflanze ist nicht nur ein ausgezeichnetes Adaptogen, sondern wird traditionell auch zur Steigerung aller Abwehrkräfte benutzt. Eine kürzlich in Deutschland durchgeführte Doppelblindstudie zeigte, daß die Wurzel das Abwehrsystem tatsächlich wirksam stimuliert. In der Studie wurde 36 gesunden Freiwilligen dreimal täglich, vier Wochen lang, ein alkoholischer Eleutherokokk-Extrakt verabreicht. Das verursachte keinerlei Nebenwirkungen, führte jedoch zu einem »drastischen Anstieg« der Anzahl von T-Zellen und anderen Immunzellen. Die Wissenschaftler zogen daraus den Schluß, daß die Taigawurzel »als unspezifisches Immunstimulans zu betrachten« sei. In anderen Studien wurde nachgewiesen, daß Eleutherokokk die Interleukin- und Interferonproduktion positiv beeinflußt. Sein Wirkmechanismus ist noch nicht genau bekannt.

Eleutherokokk ist praktisch ungiftig und verursacht nur selten Nebenwirkungen, auch wenn man weit mehr als die Durchschnittsdosis zu sich nimmt.

Wie Sie die Taigawurzel anwenden können: Sie wird als Teezubereitung, in Form von Tabletten oder Kapseln, als Extrakt, Tinktur oder Tropfenkonzentrat angeboten. Die durchschnittliche Dosierung beträgt 250 bis 500 mg ein- oder zweimal täglich, respektive ein bis zwei Tropfenspender der Flüssigkeit zwei- bis dreimal täglich.

Chinesischer Liguster

Ligusterhecken zieren hierzulande viele Gärten. Aus den getrockneten und pulverisierten Beeren des chinesischen Verwandten (Ligustrum sinense, in China *nu zhen zi* genannt) wird seit alters her ein Stärkungsmittel für Leber und Nieren gewonnen. Kürzlich in China und den USA durchgeführte Studien ergaben, daß diese Liguster-Spezies das Immunsystem tonisiert. Zusammen mit Astralagus gilt die Pflanze als *fu-zheng*-Therapeutikum, das die Zahl der weißen Blutkörperchen bei Krebskranken während einer Strahlen-oder Chemotherapie signifikant steigern kann. Heilpflanzenkundige benutzen Liguster außerdem, um Atemwegsinfekten vorzubeugen.

Wie Sie chinesischen Liguster anwenden können: Die Pflanze ist in mancherlei Kräuter-Kombinationspräparaten enthalten und wird auch als Pulver, in Form von Kapseln, als Extrakt, Tinktur und Tropfenkonzentrat verkauft. Als durchschnittliche Dosis gelten ein bis zwei Tropfenspender zwei- bis dreimal täglich.

Knoblauch

Knoblauch nimmt zwischen den Immuntonika und den Immunstimulanzien eine Mittelstellung ein: Er ist für beides gleichermaßen gut (siehe dazu auch ab S. 48). Schon bei den ersten Zeichen eines grippalen Infekts oder einer Erkältung lohnt es sich, Knoblauchkapseln zu schlucken oder frischen Knoblauch zu essen; Sie können die Pflanze aber auch zur langzeitigen Abwehrtonisierung einnehmen. Der bekannte amerikanische Pflanzenspezialist Dr. med. Andrew Weil erklärt dazu: »Ich empfehle ein bis zwei Knoblauchzehen am Tag bei chronischen oder immer wiederkehrenden Infekten, Hefepilz-Infektionen oder insgesamt schlechter Abwehrlage.« Als Zusatzpräparat eingenommen, beträgt die Durchschnittsdosis 600 bis 1000 mg Knoblauchextrakt oder -konzentrat respektive 1,8 bis 3 g Frischknoblauch-Äquivalent oder 1,8 bis 3,6 mg Allicin pro Tag.

Echinacea

Diese Heilpflanze ist besonders zu empfehlen, wenn Sie das Gefühl haben, es bahne sich eine Erkältung oder ein Atemweginfekt an, oder wenn Sie sich verletzt haben oder allgemein Ihr Immunsystem in Schwung bringen möchten.

Echinacea-Präparate werden aus den Wurzeln und/oder anderen Teilen des Roten, des Blaßfarbenen oder des Rauhblättrigen Sonnenhuts (Echinacea purpurea, E. pallida oder E. angustifolia) gewonnen. Die Pflanze enthält zahlreiche, darunter auch aromatische Wirkstoffe und wird äußerlich bei Hautwunden, Bissen und Insektenstichen sowie innerlich u. a. bei Bakterien- und Virusinfektionen, Fieber und allergischen Reaktionen angewendet.

Echinacea steht im Ruf, die weißen Blutkörperchen zu aktivieren, das Immunsystem anzuregen und mit Erkältungen und anderen Atemweginfekten rasch fertigzuwerden. Der Sonnenhut gehört in den USA wie auch in Deutschland zu den beliebtesten Heilpflanzen überhaupt. Deutsche Phytopharmaka-Hersteller bieten derzeit an die 150 verschiedene Echinacea-Präparate an. In der Echinacea-Forschung sind deutsche Wissenschaftler weltweit führend: Seit den dreißiger Jahren hat man hierzulande schon so viele überzeugende Studien über den Nutzen dieser Heilpflanze vorgelegt, daß Echinacea inzwischen zu den bestdokumentierten Phytotherapeutika zählt.

Nach Ansicht des amerikanischen Pflanzenheilkundlers Hobbs ist Echinacea das ideale Immunstimulans: »Der Sonnenhut ist wohl das beste Immunstärkungs- und -aufbaumittel überhaupt, wie zahlreiche wissenschaftliche Laborversuche und klinische Studien belegen.« Echinacea, merkt er an, verkürze die Heilungsdauer und wirke gut gegen banale Infekte wie Atemwegserkrankungen, Herpes und Candida-Befall. Deutsche und andere Forschungen haben außerdem gezeigt, daß Echinacea Grippe- und Erkältungssymptome wirksam mildern und die Erkrankungsdauer verkürzen kann.

Echinacea weist zahlreiche wirksame Inhaltsstoffe auf, unter anderem Polysaccharide wie das Inulin und andere Substanzen mit immunstärkender und entzündungshemmender Wirkung. Forschungen haben ergeben, daß es sowohl den Interferonspiegel steigert als auch die Blutkonzentration eines für die Abwehr wichtigen Proteins, des Properdins. Die Pflanzenwirkstoffe hemmen außerdem ein bakterielles Enzym, die Hyaluronidase, das die Mikroben ausscheiden, um besser durch Haut und Schleimhäute eindringen zu können. Echinacea regt zudem Thymusdrüse, Knochenmark und Milz zur Immunzellproduktion an. Laut Hobbs reichen bereits wenige Tropfen Echinacea-Extrakt, oral eingenommen, um auch das unter der Zunge gelegene Immungewebe kräftig zu stimulieren.

Als Mittel gegen grippale Infekte und Erkältungen wird Echinacea häufig mit anderen immunstimulierenden Pflanzen, zum Beispiel Eukalyptus, kombiniert.

Wie Sie Echinacea anwenden können: Sonnenhut-Präparate werden in vielerlei Form, als Preßsaft, Tinktur, Kapseln, Lutschtabletten, Tropfenkonzentrat oder Heiltee, angeboten. Machen Sie bei den ersten Anzeichen einer Erkältung bzw. eines Infekts eine Stoßtherapie mit 50 Tropfen oder zwei Tabletten, zwei Tage lang drei- bis viermal täglich; dann reduzieren Sie die Dosis fünf Tage lang auf jeweils 30 Tropfen oder eine Tablette zweimal täglich. Zur allgemeinen Abwehrsteigerung nehmen Sie drei Wochen lang täglich 30 Tropfen oder eine Tablette ein. Echinacea sollte nicht länger als acht Wochen hintereinander angewendet werden; danach bringt sie keine weitere Immunstimulierung. Nebenwirkungen sind bei oraler Einnahme selten.

Vitamine, Mineralstoffe und Spurenelemente für das Immunsystem

Kein Zweifel: Wenn Sie sich gut mit Vitaminen, Mineralstoffen und Spurenelementen versorgen, tun Sie Ihrem Immunsystem sehr viel Gutes. Eine kanadische Studie, die im renommierten Ärztemagazin ›The Lancet‹ veröffentlicht wurde, ergab: Selbst relativ kleine Zusatzmengen dieser Substanzen können die Krankheitsdauer bei älteren Menschen, die oft an Erkältungen, Infekten und anderen Immunstörungen herumlaborieren, um die Hälfte reduzieren. Die Studie wurde von dem bekannten Immunologen Dr. med. Ranjit Kumar Chandra, Leiter des WHO-Zentrums für Ernährungsimmunologie, durchgeführt und umfaßte 96 Personen über 65. Eine Gruppe nahm täglich Vitamin- und Mineralstoff-Zusatzpräparate ein, meist die empfohlene Tagesdosis (die ja weit niedriger ist als die Optimaldosis). Die andere Gruppe erhielt nur Scheinpräparate (Placebos). Im Verlauf eines Jahres vermerkte man in der Studiengruppe nur 23 Krankheitstage, in der Placebogruppe hingegen 48, also mehr als doppelt so viel. Zudem dauerten Erkrankungen in der ersten Gruppe nur etwa halb so lang wie in der zweiten. Bluttest erwiesen, daß die mit Zusatzpräparaten Versorgten mehr und aktivere Immunzellen aufwiesen als die Menschen der anderen Gruppe. Wie wichtig diese und ähnliche Studien sind, folgt aus der Tatsache, daß weltweit sehr viele ältere Menschen an Infektionen dahinsiechen und sterben.

Es ist kein Zufall, daß unter den abwehrstärkenden Vitaminen, Mineralstoffen und Spurenelementen vor allem diejenigen zu finden sind, die gleichzeitig als wirksame Antioxidanzien auffallen und freie Radikale im Körper unschädlich machen können. Freie Radikale greifen auch das Immunsystem an, unter anderem die Thymusdrüse sowie die Zellmembranen der Atemwege. »Sobald freie Radikale die Zellmembranen attakkieren, werden entzündungsfördernde Substanzen wie etwa Prostaglandine freigesetzt«, bemerken dazu die Autoren des Buches ›The Natural Health Guide to Antioxidants‹. »Das kann wiederum die Immunabwehr verringern, Nahrungsmittel- und andere Allergien fördern, die Widerstandskraft gegenüber Infektionen senken, schlimmstenfalls sogar zu Entzündungen, Autoimmunleiden oder Zellentartungen führen.«

Vitamin A bzw. Beta-Carotin

Vitamin A und seine Vorstufe Beta-Carotin werden weithin als ausgezeichnete Mittel angesehen, Infektionen – vor allem der Atemwege – zu bekämpfen. Sie sollen auch gegen Masern, Candida-Befall und möglicherweise HIV-Infektion nützlich sein. Ernährungsbewußte Ärztinnen und Ärzte empfehlen Vitamin A bzw. Beta-Carotin außerdem bei Sehschwäche, in der Wundheilung und nach Operationen, Strahlen- oder Chemotherapie. Manche Naturheilkundige gehen sogar davon aus, daß Vitamin A bzw. Beta-Carotin zur Krebsvorbeugung wichtig sein könnte.

Die beiden Substanzen kurbeln das Immunsystem an, indem sie sowohl die Zahl als auch die Aktivität von T-Zellen und anderen Immunfaktoren erhöhen. Außerdem fördern sie das Wachstum der Thymusdrüse und schützen sie vor Streßschäden. Vitamin A bzw. Beta-Carotin ist außerdem wichtig für gesunde Schleimhäute, hilft also, die Atemwege vor Virusinfekten zu bewahren. Vor allem das Beta-Carotin ist ein hochwirksames Antioxidans, das die Thymusdrüse vor freien Radikalen schützt. In einigen Studien wurde festgestellt, daß Beta-Carotin auch unabhängig von Vitamin A eine immunstärkende Wirkung aufweist.

Die bekannte amerikanische Ernährungsspezialistin Shari Lieberman meint dazu: »Aus meiner klinischen Erfahrung weiß ich, daß Vitamin-A-Zusatzpräparate das Immunsystem sicher und erfolgreich stärken können. Patienten, die sonst häufig unter Halsweh, Erkältungen, grippalen Infekten, Nebenhöhlenentzündungen oder Bronchitis litten, erkrankten deutlich seltener und wenn, dann weniger lang, sobald sie regelmäßig solche Präparate einnahmen.«

Eine Warnung ist jedoch am Platz: Wer Vitamin A täglich in hohen Dosen schluckt (etwa 100 000 IE über Monate hinweg oder 500 000 IE zwei bis drei Wochen lang), riskiert, daß sich das Vitamin im Körper anreichert und dann potentiell schwere Nebenwirkungen verursacht. Beta-Carotin hingegen wird vom Körper nur je nach Bedarf in Vitamin A umgewandelt; der Überschuß wird zwar ebenfalls im Körper gespeichert, verursacht aber allenfalls eine leichte Gelbfärbung der Haut.

Wie Sie Vitamin A bzw. Beta-Carotin anwenden können: Diese Präparate werden als Kapseln und Tabletten angeboten. Die durchschnittliche Tagesdosis, mit der Sie Ihr Immunsystem stärken können, beträgt 5 000 bis 10 000 IE Vitamin A plus 25 000 bis 50 000 (15 bis 30 mg) Beta-Carotin oder, noch besser, Beta-Carotin plus eine Mischung mehrerer Carotinoide (siehe dazu ab Seite 62).

Vitamin B6

Dieser Nährstoff aus der Gruppe der B-Vitamine ist auch unter der Bezeichnung Pyridoxin bekannt und kann das Nervensystem wirksam vor Störungen schützen. Darüber hinaus ist es auch das beste Immunstimulans des B-Komplexes. Tierversuche weisen darauf hin, daß ein optimaler Vitamin-B6-Spiegel eventuell sogar vor Krebs schützen bzw. das Wachstum vorhandener Tumoren eindämmen kann. Studien an älteren Menschen belegen seine immunstimulierende Wirkung. Ein Mangel an Vitamin B6 hingegen führt dazu, daß das Abwehrsystem seine Kraft einbüßt, weniger Antikörper im Blut zirkulieren, das Lymphgewebe und die Thymusdrüsenhormone schlechter funktionieren.

Die empfohlene Tagesdosis für Erwachsene beträgt 1,5 bis 2,2 mg. Vor Überdosierungen sollte man sich allerdings hüten: Wie der bekannte amerikanische Neurologe Dr. med. Oliver Sacks schon seit Jahren warnt, sind B-Vitamine hochwirksam für das Nervensystem und können daher auch – im Übermaß eingenommen – schwere Nervenstörungen verursachen. Mehr als das Zehnfache der empfohlenen Tagesdosis sollten Sie daher auf keinen Fall über längere Zeiträume hinweg einnehmen. Viele Ernährungsfachleute empfehlen, Vitamin B6 als Teil eines Vitamin-B-Komplexpräparats zu schlucken statt als Einzelsubstanz; so sorgen Sie für Ausgewogenheit.

Wie Sie Vitamin B6 anwenden können: Einzel- und Komplexpräparate werden als Kapseln und Tabletten angeboten. Um Ihr Immunsystem anzukurbeln, können Sie täglich einige Wochen lang 15 bis 25 mg einnehmen.

Vitamin C

Dieses Vitamin ist das beliebteste Immunstärkungsmittel überhaupt; es hilft dem Körper, bakteriellen und viralen Infektionen mehr Widerstand entgegenzusetzen. Viele Leute nehmen hohe Dosen Vitamin C ein, wenn sie erkältet sind. Manche Wissenschaftler reden sich zwar immer noch die Köpfe heiß darüber, ob das wirklich etwas hilft; doch die allgemeine Auffassung geht inzwischen dahin, daß Erkältungen dann wenigstens gemildert werden und nicht so lange dauern wie ohne Vitamin C. Viele haben auch die Erfahrung gemacht, daß sie sich seltener erkälten, wenn sie regelmäßig Vitamin C einnehmen; diesen Effekt bestätigen auch die meisten wissenschaftlichen Studien.

Vitamin C ist für die Thymusdrüse sowie für die weißen Blutkörperchen, etwa die Lymphozyten, sehr wichtig. Reicht der Vitamin-C-Spiegel im Körper nicht aus, werden die Immunzellen lahm und langsam. Hohe Dosen Vitamin C hingegen stimulieren die Produktion von Freßzellen und Lymphozyten und machen müde Zellen munter. Außerdem kurbeln sie die Interferonsynthese an.

Wie Sie Vitamin C anwenden können: Sie haben die Wahl unter sehr vielen Einzel- und Kombinationspräparaten in Form von Pulvern, Tabletten und Kapseln. Am preisgünstigsten ist meist reines Ascorbinsäure-Pulver aus der Apotheke. Als Durchschnittsdosis zur Unterstützung Ihres Immunsystems genügen 250 bis 500 mg bis zu dreimal täglich (siehe dazu auch ab Seite 65).

Vitamin E

Dieses Vitamin ist heute weithin als Immunstimulans bekannt, das dem Körper hilft, sich vor verschiedenen Erkrankungen zu schützen, unter anderem auch vor Fruchtbarkeitsstörungen, Lungen- und Brustkrebs sowie bestimmten Autoimmunleiden wie etwa der rheumatoiden Arthritis. Sowohl Tierversuche als auch klinische Studien haben erwiesen, daß eine optimale Vitamin-E-Aufnahme zugleich die Antikörper-Reaktion und die Aktivität der T-Zellen verbessern kann. Ein Vitamin-E-Mangel hingegen geht mit verminderter Immunität einher und spielt auch bei manchen Krebsleiden eine Rolle.

Ein Großteil der Wirkungen dieses Vitamins besteht darin,

daß es als Antioxidans die Thymusdrüse und die lymphatischen Gewebe schützt. Außerdem stabilisiert Vitamin E die Zellmembranen. Das hilft ihnen, Eindringlinge abzuwehren. Einige Wissenschaftler sind der Ansicht, Vitamin E senke darüber hinaus auch den Prostaglandinspiegel und erhöhe so die Effizienz des Immunsystems.

Wie Sie Vitamin E anwenden können: Das Vitamin wird sowohl als Flüssigkeit wie auch in Kapseln (mit Trockeninhalt oder Flüssigkeit gefüllt) angeboten. Als durchschnittliche Tagesdosis werden 400 bis 600 IE empfohlen.

Zink

Dieses Spurenelement ist für verschiedene Körperfunktionen lebenswichtig, unter anderem für das Immunsystem. Es hat sich in der Wundheilung, nach Verletzungen und Operationen als ausgezeichnetes Mittel bewährt. Zink hemmt außerdem die Ausbreitung von Viren, etwa Herpes simplex, im Körper. Mehrere Studien haben darüber hinaus gezeigt, daß eine hohe Zinkkonzentration im Mundraum – beispielsweise aus Lutschtabletten freigesetzt – die Invasion der Viren hemmen kann, die für banale Erkältungen verantwortlich sind.

In einer Doppelblindstudie nahmen 37 Probanden schon beim ersten Anzeichen einer Erkältung zwei Zinkglukonat-Lutschtabletten (jede von ihnen enthielt 23 mg Zink), anschließend alle zwei Stunden lang bis zum Schlafengehen eine weitere. Weitere 28 Probanden erhielten nur Placebopräparate. Das Zinkpräparat reduzierte die Erkältungssymptome erheblich; bei einigen klang die Erkältung innerhalb von Stunden, bei einem Fünftel innerhalb eines Tages ab. Probanden, die die echten Zinktabletten erhalten hatten, waren im Schnitt nach vier Tagen völlig symptomfrei; bei der Kontrollgruppe dauerte das durchschnittlich elf Tage.

Auch andere Studien an Tier und Mensch haben den Effekt von Zink auf das Immunsystem belegt. Als Antioxidans schützt das Spurenelement dem Immunsystem zugehörige Organe, etwa die Thymusdrüse, vor den schädlichen Einflüssen freier Radikale. Es fördert die Thymushormon-Produktion und erhöht die Zahl der T-Zellen im Blut. Wer an Zinkmangel leidet, hat oft ein schlecht funktionierendes Immunsystem; Zusatzpräparate können das rasch wieder ausgleichen.

Die Hersteller kombinieren Zink oft mit Kupfer, Selen sowie anderen Mineralstoffen, Spurenelementen und Vitaminen. Lutschtabletten enthalten meist 23 bis 35 mg Zink, manchmal auch zusätzlich Vitamin C oder Echinacea-Extrakt. Aromastoffe überdecken den metallischen Zinkgeschmack.

Zink ist auch dann noch ungiftig, wenn man weit mehr als die empfohlene Tagesdosis von 12 bis 19 mg für Erwachsene einnimmt. Selbst bei Mengen von 100 bis 150 mg täglich – erheblich mehr als die Optimaldosis – verspüren die meisten Menschen noch keinerlei Nebenwirkungen. In Einzelfällen und vor allem bei Einnahme einzelner Megadosen (1 bis 2 g) können jedoch Magen-Darm-Störungen und Erbrechen die Folge sein.

Wie Sie Zink anwenden können: Zinkpräparate sind in Form von Tinkturen, Lutschtabletten, Tabletten, Kapseln und als Salbe zum Auftragen auf die Haut erhältlich. 17 bis 25 mg täglich, zu den Mahlzeiten eingenommen, reichen für ein gutfunktionierendes Immunsystem aus. Um die Wirkung zu optimieren, können Sie Zink mit Beta-Carotin oder Beta-Carotin plus Misch-Carotinoiden (siehe ab Seite 62) oder auch mit Kupfer kombinieren (2 bis 4 mg täglich).

Wenn Sie eine Erkältung im Ansatz abwenden wollen, lutschen Sie bei den allerersten Anzeichen eine Tablette, dann eine weitere alle zwei Stunden, maximal sechsmal täglich, bis Sie symptomfrei sind. Diese hochdosierte Therapie sollten Sie jedoch nie länger als eine Woche durchführen.

Selen

Dieses essentielle Spurenelement ist in den letzten Jahren immer beliebter geworden, weil es sich als ausgezeichnetes Antioxidans herausgestellt hat. Studien haben ergeben, daß Selen einen gewissen Schutz gegen viele altersbedingte Erkrankungen bietet, etwa Herzleiden, Arthritis und möglicherweise sogar Krebs. Selen kann außerdem ein mangelhaft funktionierendes Immunsystem unterstützen, wie es für viele Gesundheitsstörungen typisch ist.

Tierversuche haben gezeigt, daß zusätzliche Selen-Gaben sowohl die Zahl als auch die Aktivität verschiedener Immunzellen, unter anderem der Lymphozyten und Phagozyten, drastisch erhöhen. Selenmangel hingegen führt bei Mensch und Tier dazu, daß die Zahl der Antikörper und ihre Aktivität im Blut sich erheblich verringert. Weitere Studien zeigten, daß Immunstörungen bis hin zu AIDS häufig mit einem Selenmangel einhergehen.

Die Rolle, die Selen im Immunsystem spielt, ist noch weitgehend unklar. Die Vermutung geht bislang dahin, daß seine Aktivität als Antioxidans und Radikalefänger für den immunstärkenden Effekt verantwortlich ist. Ähnlich wie Vitamin E stabilisiert das Spurenelement außerdem die Zellmembranen und macht sie dadurch widerstandsfähiger.

Der Körper braucht täglich nur winzige Mengen Selen. Aus der Nahrung (etwa Fisch, Bierhefe und Getreide, das auf selenreichem Boden angebaut wird) nehmen wir aber meist nicht genügend davon auf. Die empfohlene Tagesdosis für Erwachsene beträgt 50 bis 75 Mikrogramm; doch auch bei weit höheren Dosen werden kaum Nebenwirkungen verzeichnet. Erst bei sehr hohen Dosen – ab 1 mg pro Tag – machen sich Vergiftungserscheinungen bemerkbar. Organisches Selen wird übrigens als weniger toxisch und effektiver angesehen als das anorganische Natriumselenit.

Wie Sie Selen anwenden können: Selen ist in Tabletten- und Kapselform erhältlich, die zwischen 50 und 200 Mikrogramm enthalten. Die durchschnittliche Tagesdosis zur Immunitätssteigerung beträgt 100 bis 200 Mikrogramm. Selen wirkt noch besser, wenn Sie es zusammen mit Vitamin E einnehmen.

Weitere Nahrungsmittel-Ergänzungen zur Abwehrstärkung

Einige der beliebtesten Nahrungsmittelergänzungen, mit denen Sie Ihr Immunsystem in Schwung bringen können, werden aus Bienenprodukten sowie aus Algen und Getreidekeimen gewonnen.

Bienenprodukte

Zu den Bienenprodukten gehören:

Gelee Royale. Dabei handelt es sich um eine hellgelbliche, geleeähnliche Substanz mit sehr hohem Nährwert, die den Speicheldrüsen junger Arbeitsbienen entstammt. Im Bienenstock wird diese Substanz zunächst allen Bienenlarven ein paar Tage lang verabreicht; anschließend wird damit das Wachstum und die Entwicklung derjenigen Larven stimuliert, aus denen einmal die Königinnen hervorgehen sollen. Sie werden ausschließlich von diesem »königlichen Gelee« ernährt.

Bienenpollen. Das ist ein pulvriger Nährstoff, der aus Bienenstöcken stammt, die speziell darauf ausgerichtet wurden, die Pollen aufzufangen, die von den Beinchen der Bienen herunterfallen. Ähnliche Produkte werden auch als Blütenpollen oder als bienenfreie (d. h. ohne Zutun der Bienen geerntete) Pollen verkauft.

Propolis. Das ist eine leicht klebrige Substanz, die aus Pflanzenharzen stammt und von den Bienen zusammen mit den Pollen gesammelt wird; anschließend wird das Propolis im ganzen Bienenstock verteilt, wahrscheinlich wegen seiner antibakteriellen Wirkung. Studien haben bestätigt, daß Propolis als natürliches Antibiotikum wirkt. Außerdem weisen Forschungsergebnisse darauf hin, daß es die Immunabwehr stärkt und, als verdünntes Mittel zum Gurgeln benutzt, Halsinfektionen an der Ausbreitung hindert.

Wie Sie Bienenprodukte anwenden können: Allergische Reaktionen auf Bienenprodukte sind zwar selten, kommen jedoch vor. Versuchen Sie es daher stets erst mit winzigen Mengen, bevor Sie größere Dosen einnehmen. Empfohlene Tages- oder Optimaldosen gibt es dafür nicht; richten Sie sich bitte nach den Herstellerangaben auf den Packungen.

Algenprodukte

Chlorophyllreiche pflanzliche Produkte werden vor allem aus zwei Ressourcen angeboten: zum einen aus Algen verschiedener Art, meist Seealgen, zum anderen aus Getreidekeimen. Zu den gesundheitlich wertvollen Algenprodukten gehören:

Spirulina. Dabei handelt es sich um ein Vollwertprodukt, das aus bestimmten primitiven, spiralförmigen, blaugrünen Mikroalgen gewonnen wird und besonders viel Chlorophyll sowie verschiedene Carotinoide enthält. Die Algen werden in Kalifornien, Hawaii und Asien in großen Tanks kultiviert. Manche naturheilkundigen Fachleute empfehlen Spirulinapräparate nicht nur zur Abwehrstärkung, sondern auch, um den Cholesterinspiegel im Blut zu senken. Gelegentlich wird es als Würze über das Essen gestreut.

Chlorella. Das ist ein leichtverdauliches Zusatzpräparat, das aus einzelligen Mikroalgen gewonnen wird. Sie werden meist in Tanks kultiviert; die Produkte stammen großenteils aus Japan oder Taiwan.

Wie Sie Algenprodukte anwenden können: Nebenwirkungen sind hierbei unbekannt; Algenprodukte gehören eher zu den Nahrungsmitteln als zu den Zusatzpräparaten. Beachten Sie bitte die Einnahme- bzw. Zubereitungsangaben auf den Packungen.

Getreidekeime

Sie sind als Ballaststoffe für die Verdauung, aber auch für das Immunsystem wichtig. Zwei Sorten werden in Europa besonders häufig angeboten:

Gerstenkeime. Die jungen, grünen Gerstenkeime werden geerntet, bevor die Grannen sich entwickeln. Dann werden die Pflanzen zu Saft verarbeitet, aus dem anschließend ein Trokkenextrakt gewonnen wird. Er wirkt nachweislich als Antioxidans; Studien weisen außerdem darauf hin, daß Gerstenkeime vor den schädlichen Auswirkungen radioaktiver Strahlen und chemischer Umweltgifte schützen.

Weizenkeime. Auch diese Präparate werden meist aus Trokkenextrakten gewonnen; Sie können aber auch geschrotete Weizenkeime kaufen, die sehr Vitamin-E-reich sind und sich, mit einer Tasse Wasser eingenommen, gut zur Verdauungsförderung eignen.

Wie Sie Getreidekeime anwenden können: Sie werden meist als Extrakte, Pulver oder Granuli angeboten. Empfohlene Tages- oder Optimaldosen gibt es nicht. Ein bis zwei Teelöffel pro Tag, mit viel Wasser eingenommen, reichen zur Unterstützung des Immunsystems in aller Regel aus.

Ganz allgemein sind in Bienen-, Algen- und Getreidekeimprodukten zahlreiche leichtverdauliche Vitamine, Mineralstoffe,

Spurenelemente, Enzyme, essentielle Fettsäuren, meist auch Ballaststoffe und andere gesundheitlich nützliche Substanzen enthalten. Auch wenn es bislang relativ wenige Studien gibt, die ihre Wirksamkeit wissenschaftlich nachweisen, schwören doch die meisten Menschen, die sie einnehmen, auf ihre Fähigkeit, nicht nur die Immunabwehr zu stärken, sondern auch mehr Energie zu verleihen und die generelle Leistungsfähigkeit zu steigern. Viele dieser Wirkstoffe werden in Kombinationsprodukten angeboten, was große Vorteile mit sich bringt: Dabei ist keine einzige Substanz so hoch dosiert, daß sie schädliche Nebenwirkungen haben könnte, und Sie bekommen gleichzeitig noch eine ganze Menge anderer Nährstoffe mit, auch solche, die bislang noch nicht identifiziert sind.

Arginin

Die Aminosäure Arginin ist in Schokolade, Erdnüssen, Nüssen, verschiedenen Samen sowie in Erbsen enthalten. Für Erwachsene ist Arginin im allgemeinen nicht lebenswichtig, wohl aber für Kinder und möglicherweise auch für Ältere, die besonders unter Streß stehen oder sich von einer Verletzung erholen. So wie der essentiellen Aminosäure Lysin wird Arginin meist nur im Zusammenhang mit Herpesinfektionen Beachtung geschenkt. Vorläufige Studien weisen darauf hin, daß Arginin Herpes-Ausbrüche fördert, wohingegen Lysin sie offenbar hemmen kann. Darin erschöpfen sich jedoch die Auswirkungen dieser Aminosäuren auf den Körper keineswegs. Die Forschung konzentriert sich heute immer mehr auf die wohldokumentierte Fähigkeit des Arginins, bestimmte Drüsen des Körpers zu stimulieren, darunter die Hirnanhangdrüse (sie setzt Wachstumshormone frei, sorgt für den Muskelaufbau und den Fettstoffwechsel) und die Thymusdrüse.

Da die Thymusdrüse für das Immunsystem sehr bedeutsam

ist (siehe Seite 116), erstaunt es nicht, daß Argininpräparate als besonders erfolgversprechende Immunstärkungs- und Wundheilungsmittel angesehen werden. Kürzlich durchgeführte Labor-, Tier- und klinische Versuche bestätigen, daß Arginin die Anzahl und Aktivität von Immunzellen steigern kann.

Doch Vorsicht: Schwangere Frauen, Menschen mit Nieren- oder Lebererkrankungen sowie Kinder und Jugendliche unter zwanzig, die noch im Wachsen begriffen sind, sollten auf keinen Fall Argininpräparate einnehmen. Und sollten Sie zu denjenigen gehören, die manchmal unter Herpes leiden, nehmen Sie am besten gleichzeitig mit Arginin auch Lysin ein, das den virusfördernden Arginin-Effekt wieder aufhebt.

Arginin wird häufig mit anderen Nährstoffen kombiniert, beispielsweise Ornithin, Methionin sowie B6-Präparaten, die den Muskelaufbau fördern sollen.

Wie Sie Arginin anwenden können: Arginin wird in Einzelpräparaten als Kapseln oder Pulver angeboten. Als durchschnittliche Tagesdosis zur Immunstärkung gelten 250 bis 500 mg.

Abwehrstärkung bei Erkältungen

Bei den ersten Anzeichen einer Erkältung sollten Sie es einmal mit folgender Mittel-Kombination versuchen. Nehmen Sie sie, so lange Ihre Symptome anhalten, längstens jedoch eine Woche.

- Vitamin C: 0,5 bis 1 g zwei- oder dreimal täglich.
- Zink: eine Lutschtablette mit 23 bis 25 mg des Wirkstoffs alle zwei Stunden, bis zu sechsmal täglich.
- Echinacea: 30 bis 50 Tropfen der Tinktur oder 2 Lutschtabletten, bis zu viermal täglich.

- Knoblauch: ein bis zwei frische Knoblauchzehen zweimal täglich (falls Sie keine Blähungen davon bekommen), oder 1 bis 1,5 g Knoblauchkonzentrat bzw. -pulver oder 2,4 bis 3,6 g Frischknoblauch-Äquivalent oder 3,6 bis 4,8 mg Allicin pro Tag.

Immunstimulierung mit medizinischen Pilzen

In Europa wie auch in den USA wird den therapeutisch nützlichen Eigenschaften von Shiitake, Reishi und anderen medizinischen Pilzen bislang nur wenig Beachtung geschenkt. Doch die Verkaufszahlen steigen stetig und haben die Milliarden-Dollar-Grenze pro Jahr bereits überschritten, wie Ende 1993 auf der Ersten Internationalen Konferenz über Pilzbiologie und Pilzprodukte, die die UNESCO zusammen mit der Chinesischen Universität von Hongkong veranstaltet hatte, zu vernehmen war. Und es sieht ganz danach aus, als würden die derzeit laufenden Studien, die sich mit dem Einsatz medizinischer Pilze bei degenerativen Erkrankungen beschäftigen, dem Pilzgeschäft weiteres Wachstum bescheren.

Nach Ansicht des Heilpflanzen- und Pilzspezialisten Dr. med. Andrew Weil liegt einer der interessantesten Aspekte medizinischer Pilze in ihrer Fähigkeit, die Funktion und Aktivität des Immunsystems grundlegend zu beeinflussen. In einem Artikel mit dem Titel ›Stärken Sie Ihr Immunsystem mit medizinischen Pilzen‹, der in der Zeitschrift ›Natural Health‹ erschien, schrieb Weil, die meisten der japanischen und chinesischen Medizinpilze enthielten Polysaccharide, wie sie auch in Echinacea, Astralagus und anderen Heilpflanzen gefunden wurden. Die antiviralen, tumorhemmenden und immunstimulierenden Eigenschaften dieser Polysaccharide sind vielfach dokumentiert; daß auch medizinische Pilze das Immunsystem stärken könnten, sei bislang jedoch sträflich vernachlässigt worden. »Ich brauche nicht eigens darauf hinzuweisen«, meint Weil, »daß ungiftige Pilze mit solchen Eigenschaften sich als sehr wertvoll erweisen können, vor allem angesichts der Tatsache, daß die Schulmedizin gegen Störungen des Immunsystems und Virusinfektionen sehr wenig anzubieten hat.«

Der japanische Krebsforscher Dr. med. Goro Chihara weist darauf hin, daß medizinische Pilze wie etwa Shiitake eine wichtige Rolle dabei spielen können, die sogenannten »intrinsischen Immunfaktoren des Wirtskörpers« zu erhöhen – also die körpereigenen Abwehrkräfte. Man sollte solchen Immunstärkungsmitteln in der Krebsforschung daher mehr Aufmerksamkeit schenken als den so hoch im Kurs stehenden zellabtötenden Substanzen.

Shiitake und Reishi gehören in Europa zu den bekanntesten medizinischen Pilzen. Andere, die ebenfalls immunstärkende Eigenschaften aufweisen, erobern erst allmählich den Markt; dazu gehören Maitake, Enokitake und Zhu-ling.

Shiitake, Reishi, Maitake und Enokitake sind japanische Bezeichnungen, Zhu-ling hingegen chinesisch. Die Pilze haben auch international gebräuchliche botanische Namen, die jedoch für die Produktherstellung und -einfuhr aus den asiatischen Ländern kaum eine Rolle spielen. In diesem Buch werden daher die Originalbezeichnungen verwendet.

Shiitake

In den frühen siebziger Jahren isolierte ein japanischer Forscher das Polysaccharid Lentinan aus Shiitake-Pilzen. Seitdem wurde Lentinan in mehreren klinischen Studien erprobt und erwies sich als Substanz, die sowohl die Zahl als auch die Aktivität von Makrophagen und T-Zellen steigern und die Interferonproduktion erhöhen kann. Die immunstärkenden Eigenschaften von Shiitake sind inzwischen so gut dokumentiert, daß Lentinan in Japan als Medikament zugelassen ist, das als Zusatzmittel bei Chemotherapien eingesetzt wird. Studien ergaben, daß Lentinan bzw. Shiitake-Extrakt Tumorgewebe verringert und Viren sowie Bakterien bekämpfen kann. Auch bei HIV-Infektionen soll die Substanz möglicherweise hilfreich wirken.

Reishi

Reishi ist einer der vielseitigsten medizinischen Pilze. In Asien wird er seit langem als Tonikum eingesetzt, das ein langes, gesundes Leben herbeiführen soll. Studien ergaben, daß Reishi ein wirksames Antioxidans ist und Polysaccharide sowie andere Wirksubstanzen enthält, die das Immunsystem zu stärken vermögen. Reishi-Extrakte werden zur Virus- und Bakterienabwehr eingenommen und haben sich auch in der Therapie von Krebserkrankungen, dem Chronischen Müdigkeits-Syndrom und einer Reihe anderer Leiden als vielversprechend erwiesen. Russische Wissenschaftler am Moskauer Krebsforschungsinstitut konnten mit Reishi-Extrakten die Immunlage krebskranker Menschen verbessern.

Maitake

Der Maitake-Pilz (botanisch: Grifola frondosa oder Polyporus frondosa) ist vielleicht der interessanteste medizinische Pilz der neunziger Jahre. Auch wenn noch nicht feststeht, welches Polysaccharid dafür verantwortlich sein mag, scheint er doch von allen medizinischen Pilzen das Immunsystem am besten zu unterstützen, meint Weil. In seinem Buch über Spontanheilungen merkt er an, daß Maitake zu einer Pilzfamilie gehört, die

»im Fernen Osten therapeutisch hochgeschätzt wird, vor allem unter den als besonders wirksam geltenden Mitteln zur Abwehrstärkung und gegen Alterserscheinungen«. Japanische Studien weisen ebenfalls darauf hin, daß Maitake die Immunfunktionen positiv beeinflussen kann. Labortests und Tierversuche scheinen außerdem günstige Wirkungen bei Tumoren (sie schrumpfen) und HIV-Infektionen zu belegen. In Asien wird Maitake als Adaptogen verwendet, das den gesamten Gesundheitszustand verbessern soll.

Maitake bedeutet im Japanischen so viel wie »Tanzpilz«: Wer den in freier Natur dort selten gewordenen Pilz findet, tanzt vor Freude. Im Osten Nordamerikas ist er hingegen noch recht häufig. Doch auch amerikanische Pilzsammlerinnen und -sammler hüpfen vor Freude, wenn sie eine ganze Kolonie dieser Pilze an einem Baumstumpf finden. Maitake ist nämlich nicht nur sehr gesund, sondern schmeckt auch noch vorzüglich.

Enokitake

Enokitake (botanisch: Flammulina velutipes) ist ein weiterer medizinischer Pilz, der in Japan allenthalben kultiviert wird. Auch in Nordamerika werden manchmal wildwachsende oder kultivierte nahe Verwandte dieses Pilzes angeboten; dort heißen sie »Winterpilze«. Enokitake besitzt kleine blasse Kappen, die auf langen Stengeln sitzen. Er ist zwar nicht so schmackhaft wie Shiitake, enthält jedoch ein hochwirksames Polysaccharid namens Flammulin. Nach Ansicht von Dr. Weil könnte sich dieses Polysaccharid – ebenso wie die Wirkstoffe des Maitake – noch als sehr viel effektiver herausstellen als das Lentinan des Shiitake.

Zhu-ling

Dieser Pilz ist gelegentlich auch unter den Namen Grifola (botanisch: Grifola umbellata) oder Polyporus (Polyporus umbellatus) bekannt. Er ist ein Verwandter des Maitake; in Europa wächst er nicht wild, in den USA nur selten. Studien an Tier und Mensch haben ergeben, daß dieser Pilz das Immunsystem stärkt und das Wachstum von Tumoren hemmen kann. Chinesische Kräuterheilkundler verwenden ihn oft als Kurzzeit-Tonikum. Zhu-ling-Pilzgerichte schmecken recht gut; der medizinisch bedeutsamste Teil des Pilzes wächst jedoch unterirdisch. Sie finden Zhu-ling gelegentlich in chinesischen Kombinationspräparaten, zusammen mit anderen Heilkräutern.

Zur Anwendung medizinischer Pilze

Shiitake und Reishi sind die einzigen medizinischen Pilze, die Sie auch hierzulande in Geschäften mit asiatischen Spezialitäten und Heilkräutern häufig bekommen können. Frischen Shiitake können Sie zur Suppe geben oder Pilzsaucen und andere Pilzgerichte damit zubereiten. Sowohl Shiitake als auch Reishi gibt es außerdem getrocknet und in Kapseln verpackt oder als Tinktur bzw. Extrakt. Die durchschnittliche Immunaufbau-Dosis beträgt 500 mg zwei- bis dreimal täglich.

Maitake, Enokitake und Zhu-ling wurden der Vollständigkeit halber ebenfalls erwähnt, sind aber im deutschsprachigen Raum schwerer erhältlich, vor allem frisch oder getrocknet. Zudem sind sie ziemlich teuer. Am günstigsten ist es sicherlich, solche Präparate von einer Asienreise mitzubringen bzw. mitbringen zu lassen oder sich bei Asienimporteuren, die Nahrungs- und Heilmittel einführen, speziell nach ihnen zu erkundigen. Geben Sie aber acht, daß Ihnen dabei kein X für ein U vorgemacht wird. Bei sehr teuren Präparaten lohnt es sich unter Umständen, eine Probe im biochemischen bzw. Lebensmittel-Labor untersuchen zu lassen, um festzustellen, ob man Ihnen das echte Produkt verkauft hat.

Für den Anfang: So stärken Sie Ihre Immunabwehr

Hier einige Tips, wie Sie Ihr Immunsystem deutlich und ohne großen Aufwand stärken können. Nehmen Sie täglich folgendes zu sich:

- ein Multivitamin-Multimineral-Präparat, das die immunstärkenden Nährstoffe Vitamin A bzw. Beta-Carotin, den Vitamin-B-Komplex, Vitamin C, Vitamin E, Zink und Selen enthält;
- ein Präparat der genannten immuntonisierenden Heilpflanzen, etwa Astralagus oder Taigawurzel (Eleutherokokk);
- einen medizinischen Pilz, etwa Shiitake oder Reishi, als Präparat oder als Beilage.

Was das Immunsystem sonst noch aufbaut

Die gleichen Lebensgewohnheiten, die Sie vor frühzeitigen Alterserscheinungen und Gesundheitsstörungen schützen können, unterstützen auch die Funktion Ihres Immunsystems. Auf folgende acht Faktoren sollten Sie achten:

- Lernen Sie, geistig-seelischen Streß abzubauen, und finden Sie Ventile für zerstörerische Emotionen wie Zorn, Schuldgefühle und Feindseligkeit. Hilfreich sind dabei Methoden wie Biofeedback, Meditation, Yoga, Autosuggestion, Tagebuchschreiben und ähnliches.

- Bewegen Sie sich regelmäßig und ausreichend, mindestens zwei- bis dreimal pro Woche eine Stunde.
- Achten Sie auf genügend Schlaf.
- Reduzieren Sie Ihren Fett-, Cholesterin-, Zucker- und Alkoholkonsum und nehmen Sie weniger raffinierte Nahrungsmittel zu sich. All das schadet Ihrem Immunsystem, wie zahlreiche Studien zeigen.
- Ernähren Sie sich mit ausgewogener Vollwertkost, die viele Nähr- und Ballaststoffe enthält, also viel Obst, Gemüse, Vollkornprodukte und Hülsenfrüchte.
- Versuchen Sie, sich möglichst wenig Umweltgiften auszusetzen, einschließlich Zigarettenrauch, giftigen Haushaltsprodukten, Autoabgasen und starken elektromagnetischen Feldern.
- Denken Sie positiv, und vergessen Sie im Alltag den Humor nicht!
- Pflegen Sie Ihre Familienbande, Freundschaften und nachbarschaftlichen Beziehungen.

4. Kapitel: So gewinnen Sie Kraft und Leistungsfähigkeit

Der Leistungsdruck im Sport kann sehr intensiv sein, ob Sie nun ein internationaler Tennis-Superstar sind oder im örtlichen Sportverein trainieren. Wer siegt, wird von der Gesellschaft mit Geld, Prestige und Beifall überhäuft – was allerdings alle anderen, die nicht auf die vordersten Ränge gelangt sind, in Frage stellt. Viele Sportlerinnen und Sportler versuchen deshalb, um jeden Preis zu siegen, und suchen den kürzesten Weg zum Erfolg, was oft auch Pillen für den Muskelaufbau während des Trainings oder leistungssteigernde Mittel während des Wettkampfs bedeutet.

Manches, was körperliche Fitness ausmacht, kann zugegebenermaßen weder durch natürliche noch durch synthetische Substanzen beeinflußt werden; anderes jedoch sehr wohl. Zum Beispiel der Aufbau und die Regenerationsfähigkeit des Muskelgewebes, der körpereigene Schutz vor Verletzungen, die Energie, die Ihnen beim Training zur Verfügung steht, Ihr Durchhaltevermögen und die Leistungsfähigkeit Ihres Herzens.

Stimulierender Kaffee

Das beliebte Stimulans Koffein ist in Tee wie auch in Kaffee enthalten. Studien haben ergeben, daß man erheblich länger und intensiver trainieren kann, wenn man zuvor ausreichend viel Koffein zu sich nimmt – im Normalfall und bei durchschnittlichem Körpergewicht mindestens 300 mg, das sind zwei bis vier Tassen Kaffee. In einer Studie zeigte sich, daß Probanden auf Heimtraining-Fahrrädern ihre Leistung um 20 Prozent steigerten, wenn sie eine Stunde zuvor 330 mg Koffein geschluckt hatten. Diese Wirkung dürfte zum Teil darauf beruhen, daß Koffein die Fettverbrennungsrate beschleunigt und der Körper deshalb die Glykogenreserven, die er für Leistung und Ausdauer benötigt, erst später ausschöpft. Koffein reduziert darüber hinaus wahrscheinlich auch den Milchsäurespiegel der Muskulatur während des Trainings. Milchsäure wird bei der Umwandlung von Glukose in Energie produziert; dieser Vorgang kann Muskelkrämpfe auslösen. Und natürlich regt das Koffein auch Geist und Seele an – man wird wacher, selbstbewußter, aggressiver.

Zu den unliebsamen Nebenwirkungen des Koffeins gehören Herzklopfen, Unterbauchschmerzen, Übelkeit und Durchfall. Koffein ist außerdem ein Diuretikum; es regt die Nierentätigkeit und Urinausscheidung an. Wer sehr viel Kaffee trinkt, riskiert daher auf längere Sicht, den Körper zu dehydrieren (auszutrocknen). Abgesehen davon, kann man schließlich während eines Marathonwettkampfs nicht gut ständig zur Toilette gehen. – Bei manchen Sportarten ist die Aufputschwirkung des Koffeins eher unerwünscht. Beim Laufen können Sie davon profitieren, doch wenn Sie all Ihre Koordinationsfähigkeit zusammennehmen müssen, um beim Tennis gut aufzuschlagen, brauchen Sie ruhige Nerven. Zuviel Koffein kann außerdem Ihre Fähigkeit beeinträchtigen, Risiken abzuschätzen, und so die Verletzungsgefahr erhöhen. Hinzu kommen die möglichen Langzeitschäden durch hohen Kaffeekonsum: Abhängigkeit, Magen- und Blasenirritationen sowie erhöhte Blut-Cholesterinspiegel.

Bei internationalen Wettkämpfen sind Aufputschmittel wie Amphetamine und Ephedrin-Abkömmlinge strikt verboten, der Koffeinkonsum oft zumindest eingeschränkt. Wenn Sie vor einem Wettkampf eine einzige Tasse Kaffee trinken, reicht Ihr

Koffeinspiegel wohl kaum zur Disqualifizierung aus; ein zu hoher Spiegel wird jedoch als unfairer Vorteil betrachtet.

Heilpflanzen für den Sport

Heilpflanzenpräparate können die sportliche Leistungsfähigkeit auf vielerlei Weise steigern. Manche wirken insgesamt tonisierend, andere vitalisierend und aufbauend. Die tonisierenden oder adaptogenen Heilpflanzen werden meist weniger in der Wettkampfphase als vielmehr im Training und in der Erholungsphase eingenommen. Ein paar davon, die unter Sportlerinnen und Sportlern besonders beliebt sind – etwa Ginseng und Schisandra –, verbinden einen leicht stimulierenden mit einem leistungssteigernden Effekt.

Ginseng

Als Mittel zur sportlichen Leistungssteigerung übertrifft diese Heilpflanze alle anderen bei weitem. Sie vereint stimulierende und tonisierende, leistungsverbessernde und gewebeschützende Effekte gleichermaßen. Eine richtige kleine Ginseng-Industrie widmet sich inzwischen dem Sport: Es gibt nicht nur teure standardisierte Ginseng-Extrakte zum Einnehmen, sondern auch Ginseng-Softdrinks. Bei Profis wie bei Freizeitsportlern ist diese Pflanze inzwischen sehr beliebt.

Ginseng wird oft als rein asiatische Pflanze betrachtet – zu Unrecht. Einige Indianerstämme Nordamerikas verwendeten den auf dem Kontinent heimischen Ginseng (Panax quinquefolius) traditionell zu den gleichen Zwecken wie Asiaten die chinesische oder koreanische Wurzel (Panax ginseng), nämlich dazu, Kraft, Energie, Fruchtbarkeit und die Gesundheit allgemein zu stärken. Die Wurzel ist eines der besten pflanzlichen

Mittel zur Steigerung der Vitalität. Darüber hinaus wirkt sie stimulierend (siehe Kapitel 5), macht wach und verkürzt die Reaktionszeit. Außerdem fühlt man sich unter Ginseng-Einfluß geistig und körperlich weniger rasch erschöpft und müde. In Sportler-Kreisen hat gerade diese Wirkung sehr zur Beliebtheit dieser Pflanze beigetragen.

Eine ganze Reihe von Studien in Europa und anderswo bestätigt den Effekt von Ginseng auf geistige Wachheit, Kraft, Ausdauer, Reflexe, Lungenkapazität, visuelle und motorische Koordination sowie das Reaktionsvermögen. Eine Studie aus Uppsala, Schweden, zeigte beispielsweise, daß Probanden unter Ginseng-Einfluß ihre Bewegungen besser koordinieren und sich besser konzentrieren konnten. Am Institut für biologisch aktive Substanzen im russischen Wladiwostok fand ein Forschungsteam heraus, daß Läufer, die Ginseng einnahmen, ihre Zeiten erheblich verbessern konnten. 1981 führte man eine kontrollierte Studie an 18- bis 23jährigen Athleten durch und stellte fest, daß Sportler in der Ginseng-Gruppe mehr Sauerstoff aufnahmen und weniger Ermüdungsfaktoren (etwa: Milchsäureproduktion in der großen Beinmuskulatur) aufwiesen als die der Kontrollgruppe. Andere Forschungen haben ergeben, daß Ginseng die Leistungsfähigkeit steigert, Erschöpfung mindert und die nötige Erholungszeit verkürzt. Ginseng wirkt zudem Streß entgegen, vermutlich, weil es die Nebennierenrinden tonisiert.

Wie Sie Ginseng anwenden können: Ginseng wird in verschiedensten Formen angeboten, unter anderem als ganze Wurzel, Kapseln, Tabletten, Teezubereitungen, Softdrinks, Tinkturen und Trockenextrakte. Zur Erhöhung der sportlichen Leistungsfähigkeit werden im Schnitt 500 mg bis 1 g Extrakt – standardisiert auf 5 bis 9 Prozent Ginsenoside (siehe ab Seite 54) – empfohlen. Je nach Ginsenosidanteil des Präparats können es auch nur 200 bis 400 mg sein; lesen Sie dazu bitte die Packungsangaben.

Schisandra

Von der chinesischen Heilpflanze Schisandra, einem Mitglied der Magnolien-Familie, verwendet man die getrockneten, roten, beerenähnlichen Früchte, um daraus Heilmittel herzustellen. In der traditionellen chinesischen Medizin wird sie seit langem hoch geschätzt, weil sie Müdigkeit vertreiben, die Ausdauer stärken und länger jung halten kann. Angehörige nordchinesischer Jägerstämme nahmen auf lange Jagdunternehmungen bei kaltem Wetter stets Vorräte der getrockneten Beeren mit; sie aßen sie, um ihr inneres Feuer anzufachen und ihre Kräfte nicht erlahmen zu lassen. In manchen Teilen Chinas wird aus Schisandrabeeren noch heute ein mild anregender Tee bereitet. Die Pflanze gilt als ideales Mittel gegen Erschöpfungszustände, Streß und Energiemangel. Inzwischen wird Schisandra auch in Rußland (dort ist sie als Arznei gegen Sehstörungen offiziell zugelassen), in Europa, Skandinavien und den USA verwendet.

Studien, die kürzlich in China und anderswo durchgeführt wurden, weisen darauf hin, daß Schisandra die Sauerstoffaufnahme des Körpers verbessern kann. In einer Studie von 1989 fütterten die Forscher Polo-Pferde mit Schisandraextrakt. Beim Spiel war die Herzfrequenz dieser Tiere weniger stark erhöht als sonst, und ihre Atemfrequenz kehrte nach Spielende rascher zu Normalwerten zurück. Insgesamt machten die Pferde einen viel leistungsfähigeren Eindruck.

Im Vergleich zu Ginseng sind die vitalisierenden Wirkungen von Schisandra eher mild zu nennen. Erschöpfte Menschen können aber von Schisandra deutlicher profitieren als gesunde.

Wie Sie Schisandra anwenden können: Meist wird der Extrakt in Form von Kapseln angeboten; es gibt jedoch auch Konzentrate in Form von Tropfen, Tinkturen und Trockenextrakte. Die Durchschnittsdosis beträgt ein- bis zweimal täglich 250 bis 500 mg.

Cordyceps

Cordyceps ist ein parasitärer Pilz (Cordyceps sinensis), der in den Bergen von China und Tibet vorkommt und sich von Mottenlarven ernährt. 1993 rückte Cordyceps plötzlich ins Licht der Öffentlichkeit: Bei den chinesischen Nationalwettkämpfen brachen einige Läuferinnen unerwartet verschiedene Weltrekorde; manche davon waren seit Jahren nicht übertroffen worden. Viele westliche Skeptiker waren daraufhin rasch mit der Behauptung zur Hand, die Sportlerinnen hätten sich eben gedopt. Dem hielten jedoch die Trainer entgegen, diese plötzlichen Erfolge seien keineswegs auf Doping, sondern auf besseres Training, aufbauende Ernährung und Cordyceps-Präparate zurückzuführen.

Ob das stimmt, muß dahingestellt bleiben. Immerhin spricht für die Läuferinnen und gegen die Doping-Theorie, daß sie weder die für Anabolika- oder Steroiddoping typische überentwickelte Muskulatur aufwiesen noch bei den Dopingtests unliebsam aufgefallen waren. Andererseits waren bei den Dopingtests keine internationalen Beobachter zugelassen. Eines steht sicher fest: Einfach Cordyceps zu schlucken, wird aus Ihnen keine Weltklasseläuferin machen. Training, Können und der Wille zum Sieg lassen sich durch keine Substanz ersetzen. Doch kann das Pilzpräparat Ihnen vielleicht genau den Kick geben, den Sie noch zusätzlich brauchen. In der chinesischen und tibetanischen Volksmedizin wird Cordyceps seit Jahrtausenden als mildes Stimulans und Stärkungsmittel eingesetzt, sowohl bei gelegentlicher Schwäche und Müdigkeit als auch langfristig, zur Gesunderhaltung aller Körperfunktionen. Es soll die Ausdauer stärken, die Sexualfunktionen, die Atemwege und das Immunsystem günstig beeinflussen.

Im Westen wächst der Pilz nicht und wurde bislang auch noch nicht so ausgiebig erforscht wie etwa Ginseng und andere pflanzliche Tonika. Einige verwandte Spezies werden allerdings in den USA bereits therapeutisch verwendet. Der Pilzparasit Cordyceps ophoiglossoides zum Beispiel – er wächst auf der Unterseite des trüffelähnlichen Pilzes Elaphomyces – gilt als immunstärkend.

Wie Sie Cordyceps anwenden können: Mit etwas Glück finden Sie Cordyceps-Präparate in Läden, die asiatische Heilmittel anbieten, oder können sie über Asienimporteure ordern. Meist handelt es sich um Tinkturen (durchschnittliche Tagesdosis: ein Tropfenspender voll pro Tag) oder Pulver, das Sie Tees oder Suppen beifügen können.

Leistungssteigernde Vitamine, Mineralstoffe und Spurenelemente

Ihr Körper benötigt Nährstoffe, um sie in Energie umzuwandeln, Muskel- und andere Gewebe aufzubauen und zu reparieren, die Sauerstoffaufnahme zu gewährleisten sowie den Fettstoffwechsel und andere Körperfunktionen zu regulieren, die für Ihre Leistungsfähigkeit wichtig sind. Anstrengendes Training, langes Laufen, harte Tennismatches und andere intensive sportliche Tätigkeiten verlangen Ihnen mehr Energie und daher mehr Nährstoffe ab; auch der Ruhestoffwechsel ist danach erhöht. Wenn Sie Ihre Vitamin- und Mineralstoffreserven dabei aufbrauchen, rutschen Sie unversehens in Mangelzustände hinein, die Ihrer Gesundheit nicht guttun und Ihre Leistung mindern. Mit der Einnahme entsprechender Zusatzpräparate können Sie solchen Verlusten vorbeugen.

Antioxidanzien im Sport

Sportlerinnen und Sportler sowie auch alle anderen Menschen, die regelmäßiges Fitness-Training machen, brauchen mehr Antioxidanzien wie zum Beispiel Vitamin A bzw. Beta-Carotin, Vitamin C und E sowie das Spurenelement Selen (siehe Kapitel 10). Körperliches Training ist nämlich ein zweischneidiges Schwert: Einerseits macht es fit, andererseits werden dabei Muskel- und andere Gewebe stark belastet; ihr Sauerstoffbedarf steigt und damit auch der Anteil freier Radikale. Antioxidanzien helfen, die beim Training produzierten freien Radikale zu neutralisieren, bevor sie sich chemisch an andere Moleküle binden und größeren Schaden in den Geweben anrichten können. Solche Nährstoffe führen also zu besseren Trainingsleistungen bei vermindertem Risiko.

Vitamin C. Dieses Vitamin ist weit mehr als nur ein Antioxidans. Es macht auf vielerlei Weise fit, unter anderem, indem es die Ausdauer und die Sauerstoffaufnahme erhöht. Forschungen ergaben kürzlich, daß dafür offenbar die durch Vitamin C gesteigerte Herzleistung verantwortlich ist: Das Herz schlägt langsamer als ohne Vitaminzusatz, der Blutdruck bleibt niedriger. Vitamin C gilt außerdem seit langem als wirksamer Anti-Streß-Nährstoff, der die Ausschüttung von Streßhormonen in Training oder Wettkampf signifikant verringert. Außerdem spielt das Vitamin für den Fettstoffwechsel und -abbau eine große Rolle. In einer Studie verabreichte man Leistungssportlern 1000 mg Vitamin C vor dem Training, was dazu führte, daß ihre Muskeln erheblich mehr Fett verbrannten und so »die Herz- und Stoffwechselparameter während des Trainings günstig beeinflußt wurden«. Zuguterletzt ist Vitamin C auch für den Kollagenaufbau mitverantwortlich und daher gut für die Elastizität von Sehnen und Bändern.

Wie Sie Vitamin C anwenden können: Zur Leistungssteigerung im Sport werden 500 bis 1000 mg Vitamin C pro Tag empfohlen.

Vitamin E. Auch Sportler aus dem Tierreich profitieren von Antioxidanzien, zum Beispiel Rennpferde. An der Universität von Kalifornien in Berkeley entdeckten Wissenschaftler, daß

Vitamin-E-Gaben die Leistung von Rennpferden steigern. Ihre Gewebe wurden beim Training weniger belastet und erlitten weniger Verletzungen als ohne das Vitamin. Bei Menschen ist diese Wirkung nicht so unmittelbar zu beobachten. Bei einer Studie an Weltklasse-Radsportlern beispielsweise, die im ›International Journal of Sports Nutrition‹ veröffentlicht wurde, stellte sich heraus, daß auch eine fünfmonatige Vitamin-E-Einnahme die Leistung der Sportler nicht gesteigert hatte. Allerdings wiesen die Probanden weniger Antioxidanzien-Marker im Blut auf als die Kontrollgruppe; das deutet zumindest auf einen günstigen Langzeiteffekt des Vitamins hin.

Wie Sie Vitamin E anwenden können: Nehmen Sie 400 bis 600 IE täglich, um Ihre Gewebe beim Training besser zu schützen.

Mehr tun für die Muskeln

Neben den Antioxidanzien haben auch noch andere Substanzen eine günstige Wirkung auf die Muskulatur und die sportliche Leistung.

Chrom. Dieses Spurenelement beeinflußt die Insulinaktivität und damit den Protein-, Kohlenhydrat- und Fettstoffwechsel. Sportlerinnen und Sportler nehmen oftmals Chrompräparate ein, um ihren Appetit zu zügeln, den Fettanteil ihres Körpers zu reduzieren und den Muskelaufbau zu fördern. Chrom hilft dem Insulin dabei, den Zellen mehr energetische Glukose und muskelaufbauende Aminosäuren zur Verfügung zu stellen. Intensive körperliche Betätigung erhöht den Chrombedarf. Studien an Tier und Mensch haben über zwei Jahrzehnte hinweg immer wieder ergeben, daß zusätzliche Chromeinnahme zu einem schlankeren, kräftigeren Körperbau verhelfen kann.

Einer der prominentesten Chromforscher ist der Chemiker

Prof. Dr. Gary Evans von der Bemidji State University in Minnesota. Er stellte fest, daß Sportler, die regelmäßig Chrompicolinat einnahmen, mehr Körperfett verloren und mehr Muskelmasse hinzugewannen als die Kontrollgruppe. In einer anderen Studie zeigte sich, daß übergewichtige Freiwillige nach sechswöchiger Chrompicolinat-Einnahme im Schnitt rund vier Pfund Fett verloren und dafür rund anderthalb Pfund Muskelmasse angesetzt hatten. Dr. Richard Anderson vom Ernährungsforschungszentrum in Beltsville, Maryland, ist der Auffassung: »Mehr als jede andere Form von Chrom fördert Chrompicolinat den Aufbau fettfreier Körpergewebe.«

Wenn Sie also nicht gerade ein Sumo-Ringer sind oder Superlangstrecken schwimmen, kann der Verlust von Körperfett und der Aufbau von Muskelmasse Ihre sportliche Leistungsfähigkeit sicher verbessern.

Nebenwirkungen bei der Chromeinnahme sind selten; nur wer an Diabetes leidet, sollte vorher unbedingt ärztlichen Rat einholen.

Wie Sie Chrom anwenden können: Es gibt Chrompräparate als Tabletten (meist zu 100 bis 200 Mikrogramm), Kapseln und Tropfen. Die Optimaldosis für Erwachsene beträgt 200 bis 400 Mikrogramm täglich. Die meisten Menschen spüren dabei schon nach vier bis sechs Wochen deutliche Erfolge, vor allem, wenn sie außerdem viel Sport treiben und wenig Fett essen.

Magnesium. Zwei kürzlich veröffentlichte Studien legen den Schluß nahe, Magnesium werde demnächst wohl zum leuchtendsten Stern am Himmel leistungssteigernder Substanzen: Offenbar baut es nicht nur Muskelgewebe auf, sondern erhöht auch die Ausdauer. In einer Studie an Gewichthebern stellte man fest: Diejenigen, die täglich insgesamt 507 mg Magnesium aus Nahrung und Zusatzpräparaten zu sich nahmen, steigerten ihre Muskelstärke um 17 Prozent im Vergleich zu anderen, die nur 246 mg pro Tag aufnahmen. An der Western

Washington University in Bellingham untersuchte man 32 körperlich Aktive, die vor dem Ausdauertraining Magnesium schluckten. Im Vergleich zu vorher konnten sie etwas länger trainieren und waren dabei körperlich weniger gestreßt. Nach Ansicht vieler Forscher kann Magnesium die Proteinsynthese im Muskelgewebe erhöhen und die Stoffwechselrate beschleunigen.

Wie Sie Magnesium anwenden können: Um Ihre sportliche Leistung zu steigern, sollten Sie täglich 300 bis 600 mg Magnesium einnehmen, dazu außerdem 600 bis 1200 mg Kalzium.

Der Vitamin-B-Komplex. Eine ganze Reihe der B-Vitamine kann, wie Studien zeigten, die körperliche Fitness positiv beeinflussen. In der Ernährungswissenschaft gilt längst als erwiesen, daß Sie mehr B-Vitamine brauchen, wenn Sie regelmäßig Sport treiben. Ihr Thiamin-Bedarf steigt außerdem, wenn Sie – wie viele ernährungsbewußte Sportlerinnen und Sportler – größere Portionen kohlenhydratreicher Nahrung zu sich nehmen. Vor allem das Vitamin B6 beeinflußt den Proteinstoffwechsel, baut die Muskeln auf und macht sie leistungsfähiger. Für den Energiestoffwechsel und die optimale Sauerstoffaufnahme braucht der Körper außerdem die B-Vitamine Niacin, Thiamin, Riboflavin und Pantothensäure.

Wie Sie den Vitamin-B-Komplex anwenden können: Er wird in Form von Kapseln, Tropfen und Tabletten angeboten. Sporttreibende sollten täglich 50 bis 100 mg davon zu sich nehmen.

Zusatzpräparate für die Kampfeslust

Eine generelle Warnung soll hier nicht fehlen: Mit Nahrungsergänzungen, die Ihre Leistungsfähigkeit und Kampfgeist stärken, sollten Sie grundsätzlich vorsichtig umgehen. Manchmal werden sehr hohe Einnahmedosen empfohlen, die zu dopingähnlichen Effekten im Körper führen. Das gilt zum Beispiel für Präparate, die 75 mg oder mehr des Spurenelements Vanadium oder der chemisch verwandten Substanz Vanadylsulfat enthalten. Solche Präparate werden in Bodybuilding-Zeitschriften und -Werbungen häufig als Muskelaufbaupräparate gepriesen. Vanadium kommt natürlicherweise in Buchweizen, Sojabohnen, Meeresfisch und -früchten und einigen anderen Nahrungsmitteln vor. Ob das Spurenelement für Menschen lebenswichtig ist – es kann offenbar den Fettstoffwechsel fördern und den Blutzuckerspiegel senken –, wird noch diskutiert. Falls ja, brauchen wir jedenfalls nur winzige Spuren davon, etwa 50 bis 100 Mikrogramm täglich. Mengen, wie sie in den obengenannten Präparaten vorhanden sind, können laut kürzlich veröffentlichter Studien hingegen toxische Nebenwirkungen haben; unter anderem wird das Immunsystem ungünstig beeinflußt, und die roten Blutkörperchen können zerstört werden.

Es gibt jedoch zwei Substanzen, die mindestens ebenso effektiv und dabei sehr risikoarm sind: die vitaminähnlichen Substanzen Coenzym Q10 (siehe Seite 77) und Carnitin. Manche schwören auch auf Bienenprodukte (siehe Seite 134), doch ist deren Wirkung in Bezug auf sportliche Leistungsfähigkeit bislang nicht wissenschaftlich bewiesen worden.

Coenzym Q10

Nach Ansicht von Ernährungswissenschaftlern kommt das Coenzym Q10 zwar in allen Körpergeweben vor; nach großer körperlicher Anstrengung kann es aber dennoch passieren, daß eine Mangelsituation eintritt. Mit fortschreitendem Alter nimmt der Coenzym-Q10-Spiegel zudem immer mehr ab, so daß viele ältere Leute nicht genug davon im Körper haben. Das Coenzym spielt eine wichtige Rolle für die Sauerstoffaufnahme und den Energiehaushalt. Auch wenn sich die meisten Forschungen auf seinen Einsatz bei der Prophylaxe oder Therapie von Herz-Kreislauf-Leiden konzentriert haben, gibt es doch Anzeichen dafür, daß das Coenzym die Fettverbrennung beschleunigt, die Muskelkraft verbessert und die körperliche Leistungsfähigkeit sowie die Ausdauer steigert. Wer an Muskelschwund (Dystrophie) leidet, kann – so einige Studien – ebenfalls von Coenzym-Q10-Gaben profitieren.

Auch bei täglicher Einnahme des Zehnfachen der empfohlenen Dosis hat das Coenzym kaum unliebsame Nebenwirkungen.

Wie Sie das Coenzym Q10 anwenden können: Es wird in Kapseln angeboten, die zwischen 10 und 100 mg des Coenzyms enthalten. Für die Steigerung der Leistungsfähigkeit und Ausdauer genügen Tagesdosen von 30 bis 50 mg.

Carnitin

Das ist eine Substanz, die in der Leber und den Nieren hergestellt wird, und zwar aus Aminosäuren und anderen Nährstoffen, einschließlich Vitamin C. In der Ernährungswissenschaft wird Carnitin oft als nicht-essentielle Aminosäure bezeichnet; es kommt in vielen Nahrungsmitteln vor und spielt im Fettstoffwechsel eine bedeutsame Rolle: Carnitin »eskortiert« die Fettsäuren dorthin, wo sie verstoffwechselt werden, nämlich in die Mitochondrien der Körperzellen. Bei der Fettverbrennung entsteht dort das Adenosintriphosphat (ATP), die wichtigste Substanz für den Energietransport und damit die Muskelkontraktion. Alle Muskeln, vor allem auch der Herzmuskel, brauchen also Carnitin, um überhaupt funktionieren zu können. Jüngste Studien haben ergeben, daß Carnitin möglicherweise in der Herztherapie (siehe Kapitel 8) sowie auch bei Muskeldystrophie eingesetzt werden kann. Carnitinmangel ist manchmal die Folge, wenn man extrem viel Sport betreibt, lange krank ist oder sich unausgewogen ernährt.

Sportlerinnen und Sportler nehmen häufig Carnitinpräparate ein, um ihre Fettverbrennung zu maximieren und ihre Muskelkraft sowie Ausdauer zu verbessern. Diese Carnitinwirkungen wurden in mehreren Studien an Tier und Mensch bereits bestätigt. Allerdings steckt die Carnitinforschung insgesamt noch in den Kinderschuhen; die Ergebnisse sind noch als vorläufig zu betrachten.

Aus einigen Forschungen geht hervor, daß das aktive L-Carnitin, das in den meisten Zusatzpräparaten enthalten ist, möglicherweise nebenwirkungsärmer und effektiver ist als das inaktive D-Carnitin oder die Mischform DL-Carnitin (siehe zu diesen Formen auf Seite 93). Eine Tagesdosis zwischen 1,5 und 2 g gilt als nicht-toxisch. Dr. med. Elson Haas, Autor des Buches ›Staying Healthy with Nutrition‹, meint dazu: »Auch wenn Sie bei dieser Dosierung wohl keine Nebenwirkungen zu befürchten haben, sollten Sie nach dreiwöchiger Einnahme sicherheitshalber eine Woche Pause einlegen. Noch sind die Folgen einer Langzeiteinnahme nämlich nicht ausreichend erforscht.«

Carnitin wird häufig mit anderen Nährstoffen zusammen angeboten, etwa mit Magnesium.

Wie Sie Carnitin anwenden können: Eine offiziell empfohlene Tagesdosis gibt es nicht, und es steht auch nicht genau fest, wieviel Carnitin in unserer täglichen Nahrung (vor allem in Fleisch und Milchprodukten) enthalten ist. Zusatzpräparate gibt es als Kapseln und Tabletten zu je 250 bis 500 mg sowie als Tinkturen. Um Ihre sportliche Leistung zu verbessern, können Sie entweder täglich 500 mg oder aber je drei Wochen lang 750 bis 1000 mg einnehmen (dann eine Woche Einnahmepause einlegen).

Bienenprodukte

Obwohl viele Sportlerinnen und Sportler Gelee Royale, Bienenpollen oder Propolis zur Leistungssteigerung einnehmen, konnte die Wirksamkeit solcher Produkte in bezug auf körperliches Training bislang nicht nachgewiesen werden. Studien dazu wurden in Osteuropa und der früheren Sowjetunion durchgeführt; die Ergebnisse wurden aber bisher im Westen noch nicht kritisch gesichtet. Die wenigen Studien, die in westlichen Ländern mit Bienenprodukten vorgenommen wurden – zu den Probanden gehörten Gewichtheber, Schwimmer und gesunde Nichtsportler –, haben irgendwelche Effekte auf Muskelkraft, Leistungsfähigkeit und Kampfgeist bislang nicht bestätigen können.

Allergische Reaktionen auf Bienenprodukte sind zwar selten, doch immerhin möglich. Nehmen Sie daher erst einmal nur winzige Mengen des Präparats ein und probieren Sie aus, ob es Ihnen bekommt.

Wie Sie Bienenprodukte anwenden können: Die durchschnittlichen Tagesdosen betragen 250 mg bis 1,5 g Pollen oder 1 bis 2 Teelöffel des Pollengranulats, 250 bis 500 mg Propolis oder 0,5 bis 1 g Gelee Royale.

Aminosäuren für den Muskelaufbau

Wenn Sie Gewichte stemmen, Basketball spielen oder beruflich schwere körperliche Arbeit leisten, geht dabei stets etwas Muskelgewebe zugrunde. Proteine und die Bausteine des Muskelgewebes, die Aminosäuren, sind für den Wiederaufbau unabdingbar. Aminosäuren sorgen auf (mindestens) zweierlei Weise für mehr Muskelkraft: Sie fördern die Proteinsynthese sowie die Ausschüttung muskelaufbauender Hormone im Körper. Für die Anwendung im Sport stehen daher heute viele verschiedene Aminosäuren-Präparate zur Verfügung, sowohl als Einzel- wie auch als kombinierte Substanzen, manche davon so aufbereitet, daß sie besonders leicht verdaulich sind.

Zu den beliebtesten Aminosäure-Präparaten für die Proteinsynthese gehören solche, die Isoleucin, Leucin und/oder Valin enthalten – sämtlich essentielle Aminosäuren, die aus der Nahrung bezogen werden müssen, weil der Körper sie nicht selbst herstellen kann. Bei hartem Training liefern sie zusätzliche Bausteine für die Muskulatur und helfen, Gewebeschäden zu verhüten. Studien haben ergeben, daß diese Aminosäuren bei Muskelschwund infolge von Leberleiden, Verletzungen oder Operationen therapeutisch eingesetzt werden können. Bei Sportlern, so zeigten weitere Forschungen, führten Aminosäure-Gaben dazu, daß insgesamt mehr Muskelmasse aufgebaut wurde und weniger durch Training verlorenging.

Proteinreiche Nahrungsmittel, etwa Geflügel, Bohnen, Fisch und Meeresfrüchte, enthalten viele essentielle Aminosäuren. In Zusatzpräparaten sind Isoleucin, Leucin und Valin meist im Verhältnis 1:1:1 gemischt. Sie werden als Tabletten, Kapseln, Tropfen, Pulver und Kautabletten angeboten.

Viele Bodybuilder sowie Hochleistungssportler und -sportlerinnen nehmen täglich 10 bis 15 g Aminosäuren ein. Die Langzeitfolgen einer solchen sehr hoch dosierten Dauereinnahme sind noch nicht ausreichend erforscht. Aminosäuren haben deutliche Wirkungen auf Neurotransmitter, Hormone und andere Körpersubstanzen, die ihrerseits die Stimmung, das sexuelle Verlangen und die geistige Leistungsfähigkeit beeinflussen. In bezug auf Proteinpräparate steht inzwischen immerhin fest: Große Mengen, über längere Zeiträume eingenommen, können Stoffwechselstörungen, Bluthochdruck und anderes zur Folge haben; außerdem schädigen allzu viele Proteine die Leber. Es ist daher anzunehmen, daß auch große Mengen an essentiellen, proteinaufbauenden Aminosäuren auf längere Sicht eher schaden als nützen.

Wenn Sie nicht gerade Gewichtheber sind, sollten Sie also von Aminosäuren- bzw. Proteinpräparaten eher die Finger lassen; mit der Nahrung nehmen Sie wahrscheinlich ohnehin ausreichende Mengen dieser Nährstoffe zu sich. Allerdings können Sie eine kleine List anwenden, indem Sie Ihren Körper dazu bewegen, mehr natürliche muskelaufbauende Hormone auszuschütten. Davon profitieren auch Menschen, die nur gelegentlich Sport treiben.

Natürliche Wachstumshormone

Künstliche Wachstumshormone sind verschreibungspflichtig und gelten außerdem im Sport als Dopingmittel. Sie können jedoch mit geeigneten Präparaten Ihren Körper dazu anregen, mehr natürliche Wachstumshormone auszuschütten. Die meisten Aminosäuren fördern diese Sekretion, zwei von ihnen – nämlich Arginin und Ornithin – sogar in erklecklichem Maße.

Arginin. Forschungen ergaben, daß diese Aminosäure verschiedene Drüsen stimuliert, unter anderem die Thymusdrüse (siehe Kapitel 3) sowie die Hirnanhangdrüse. Letztere schüttet auch Wachstumshormone aus. Argininpräparate stehen hoch im Kurs, weil sie das Muskelgewebe aufbauen und Fett verbrennen helfen. Studien an Sportlern sowie an Patienten, die sich von einer Verletzung oder Operation erholten, bestätigten diesen Effekt.

Doch Vorsicht: Schwangere und stillende Frauen, Menschen mit Nieren- oder Lebererkrankungen sowie junge Leute unter zwanzig, deren Knochenwachstum noch nicht abgeschlossen ist, sollten sich davor hüten, Argininpräparate einzunehmen. Und wer zu Herpesausbrüchen neigt, sollte Arginin mit Lysin kombinieren: Arginin fördert, Lysin hingegen hemmt das Herpesvirus. Zudem hat sich herausgestellt, daß Arginin plus Lysin (in Dosierungen von je 1,2 g täglich) die

Ausschüttung natürlicher Wachstumshormone stärker anregt als Arginin allein.

Aus diesem Grund kombinieren viele Hersteller die beiden Aminosäuren oft und fügen den Präparaten meist auch noch Ornithin oder Vitamin B6 bei.

Wie Sie Arginin anwenden können: Die Aminosäure wird in Pulverform, als Kapseln und Tabletten angeboten. Zum Muskelaufbau empfehlen sich täglich zwei- bis dreimal 250 bis 500 mg Arginin, kombiniert mit der gleichen Menge Lysin, am besten zu den Mahlzeiten eingenommen.

Ornithin und OKG. Die Aminosäure Ornithin entsteht, sobald Arginin im Körper durch ein Enzym chemisch umgewandelt wird. Auch Ornithin stimuliert die Ausschüttung von Wachstumshormonen und damit den Muskelaufbau. Der Ornithin-Abkömmling Ornithin-Alpha-Ketoglutarat (abgekürzt OKG) fördert darüber hinaus auch noch das muskelwachstumsfördernde Insulin, reduziert den Proteinstoffwechsel und steigert die Ammoniaksynthese. Auf diese Weise trägt OKG dazu bei, eine trainingsbedingte muskuläre Erschöpfung zu verhindern. Studien an Patienten, deren Muskeln durch eine Verletzung geschwächt waren, ergaben, daß OKG den Muskelaufbau ähnlich günstig beeinflußt wie Arginin.

Viele Bodybuilding-Präparate enthalten heutzutage auch OKG, manche kombiniert mit Arginin oder Vitamin B6. Für die Einnahme gelten die gleichen Warnhinweise wie für Arginin: Schwangere, Stillende, Jugendliche sowie Nieren- oder Leberkranke sollten sie auf keinen Fall einnehmen.

Wie Sie Ornithin bzw. OKG anwenden können: Diese Präparate gibt es als Pulver, Tabletten oder Kapseln. Die durchschnittliche Tagesdosis beträgt 1 bis 1,5 g.

Kombinationen für den Anfang

Mit folgenden Präparaten können Sie gefahrlos beginnen, etwas für Ihre körperliche Leistungsfähigkeit und Ihre Ausdauer zu tun, egal ob Sie nun Leistungssport betreiben oder nur gelegentlich trainieren:

- ein Multivitamin-Multimineralstoff-Präparat, das Ihnen täglich optimale Mengen des Vitamin-B-Komplexes, Vitamin C und E sowie Chrom und Magnesium liefert,
- 30 bis 50 mg des Coenzyms Q10,
- 500 mg Carnitin pro Tag, auch zur Dauereinnahme.

Was Sie sonst noch tun können

Auch wenn Sie noch so viel Ginseng, Chrompicolinat oder OKG zu sich nehmen, werden Sie doch niemals Ihre volle Leistungsfähigkeit erreichen, wenn Sie nicht auch auf Ihre Ernährung, Ihr körperliches Training und Ihre Lebensgewohnheiten achten. Exzessives Rauchen und Trinken hält Sie natürlich nicht gerade fit. Am besten fahren Sie, wenn Sie natürliche Präparate zur Leistungssteigerung mit Gewohnheiten verbinden, die der gesunde Menschenverstand gebietet:

- Stellen Sie einen Langzeit-Fitnessplan für sich auf, der Ihrem Körper, Ihrer Persönlichkeit und Ihren Lebensumständen angemessen ist. Sollten Sie die Bedürfnisse Ihres Körpers schon jahrelang mißachtet haben, erwarten Sie nicht, daß Sie von einem Tag auf den anderen gleich kräftig und ausdauernd sind. Vermeiden Sie Verletzungen und Erschöpfung, indem Sie Ihr körperliches Training langsam steigern, und freuen Sie sich über jeden Fortschritt.

- Ernähren Sie sich von ausgewogener Vollwertkost, die alle nötigen Nährstoffe, komplexen Kohlenhydrate, Proteine und Ballaststoffe, aber wenig Fett und Zucker enthält. Eine kohlenhydratreiche Ernährung baut die Glykogenreserven in den Muskeln auf.
- Trinken Sie viel Wasser. Ausgetrocknete Gewebe leisten nämlich erheblich weniger. Durst bekommen Sie meist erst, wenn Ihre Wasserreservoirs bereits ziemlich leer sind; machen Sie es sich deshalb zur Gewohnheit, schon vor und beim Training immer wieder einmal etwas zu trinken, auch wenn Sie keinen Durst haben. Zuckerhaltige Getränke haben nur dann Vorteile gegenüber Mineralwasser, wenn Sie sehr intensiv und lange trainieren. Wer viel trinkt, schwitzt meist auch mehr; dabei gehen Natrium und andere Elektrolyte verloren. Das muß Sie jedoch nur tangieren, wenn Sie mehrere Stunden lang sehr ausgiebig geschwitzt haben. Gleichen Sie den Elektrolytverlust dann durch leicht gesalzene Suppen oder besondere Sportdrinks aus.
- Richten Sie Ihr Bewegungsprogramm an den vier Hauptaspekten körperlicher Fitness aus: Ausdauer (gut dafür sind z. B. Joggen, Schwimmen oder Aerobic), Kraft (Gewichtheben, Rudern, Krafttraining an Geräten), Flexibilität (Stretching, Yoga, Tanzen) sowie Balance und Koordination (z. B. Tennis, Judo, Jonglieren).
- Ruhen Sie sich nach jedem Training genügend lange aus und achten Sie darauf, daß Sie jede Nacht genügend Schlaf bekommen.

5. Kapitel: So steigern Sie Ihre Energie

Die beliebtesten Stimulanzien der Amerikaner werden aus Pflanzen gewonnen. Ja, man kann sogar behaupten, daß in Amerika mehr Pflanzen zu diesem Zweck verwendet werden als zu irgend einem anderen. Sie finden das erstaunlich? Dann sehen Sie sich einmal folgende Liste pflanzlicher Stimulanzien an: Kaffee, Tee, Cola, Tabak und Kokablätter (aus ihnen wird die illegale, aber trotzdem vielverwendete Droge Kokain gewonnen). Auch Kakaobohnen, aus denen Schokolade – ein weiterer Energielieferant – und Kakaogetränke hergestellt werden, haben eine mild stimulierende Wirkung, wenn sie auch meist nur ihrer Geschmacksstoffe wegen beliebt sind. Leider jedoch ist der Mißbrauch pflanzlicher Stimulanzien weit verbreitet, führt oft zu Abhängigkeit oder gar Sucht und schadet der Gesundheit.

Die Koffein-Kultur

In allen westlichen Ländern gehören koffeinhaltige Getränke zu den meistverbreiteten flüssigen Stimulanzien, vor allem Kaffee, schwarzer Tee und Colagetränke. Das Alkaloid Koffein ist ein hochwirksames Nervenstimulans. 1821 wurde es erstmals aus äthiopischen Kaffeebohnen (Coffea arabica), Kaffeesträuchern in Saudi-Arabien (Coffea robusta) und anderswo angebauten Pflanzen isoliert. Allein in den USA werden pro Kopf jährlich etwa 106 Liter Kaffee getrunken (solche Statistiken schließen Säuglinge, Kranke und alle anderen, die niemals Kaffee trinken, mit ein). Wie das amerikanische Arbeitsministerium bekanntgab, wird außerdem mehr Geld für Colagetränke ausgegeben als für Frühstückszerealien wie etwa Cornflakes – ja sogar mehr als für irgendein anderes Lebensmittel. Koffein aus anderen als den genannten Quellen, einschließlich des in rezeptfreien Schmerzmitteln enthaltenen Koffeins, hat den Pro-Kopf-Verbrauch inzwischen auf 175 bis 335 mg pro Tag hochgetrieben. Hinzu kommt, daß Koffein keineswegs das einzige Stimulans in koffeinhaltigen Getränken wie Kaffee und Tee ist.

Tee wird aus den getrockneten Blättern einer in Asien beheimateten, immergrünen Pflanze (Camellia sinensis) gewonnen. In den USA wird mehr Eistee getrunken als heißer Tee: schätzungsweise 95 Millionen Glas pro Tag. In Großbritannien und vielen seiner früheren Kolonien, in denen das Teetrinken eine nationale Passion war und ist, gibt es ziemlich viele Teesüchtige. In China und Japan trinkt man lieber grünen Tee; seit man weiß, wie gesund er sein kann (siehe Kapitel 2), gewinnt er auch im Westen immer mehr an Beliebtheit. Eine normale Tasse Tee enthält durchschnittlich 50 bis 75 mg Koffein und damit weniger als eine Tasse Kaffee (75 bis 150 mg), aber etwas mehr als Cola (35 bis 55 mg pro 0,33-l-Flasche). Der tatsächliche Koffeingehalt kann übrigens stark schwanken, je nach Sorte, Brühzeit und Zubereitungsmethode.

Sogenannte Cola-Getränke tragen eigentlich eine falsche Bezeichnung, denn obgleich sie früher durchaus eine gewisse Menge Colanußextrakt enthielten, weisen sie heute nur noch Spuren des Bitterstoffs auf. Die Colanuß ist der Samen eines in den afrikanischen Tropen beheimateten Baumes (Cola nitida, C. vera, C. acuminata und andere Spezies), der auch in der Karibik, Südamerika und Indonesien kultiviert wird. Die Pflanze gehört derselben Familie an wie der Kakaobaum und enthält wie dieser die Stimulanzien Koffein (etwa ein bis drei Prozent pro Gewichtseinheit) sowie Theobromin. Letzteres ist eine

Substanz, die mit Koffein chemisch verwandt ist und ähnliche, wenn auch weniger ausgeprägte Wirkungen auf den Körper zeitigt. In manchen Ländern wird die Colanuß wegen ihres stimulierenden Effekts gekaut.

Der größte Teil des Koffeins in Cola-Getränken wird entweder synthetisch hergestellt oder entstammt Kaffeebohnen. Darüber hinaus enthalten die meisten Cola-Getränke außerordentlich viel Zucker, manche sogar 10 Teelöffel pro 0,33-l-Flasche.

Auch Schokolade enthält relativ viel Koffein. Ihre Ursubstanz, ein bitterschmeckender Pflanzenstoff, wird aus den Samen (Bohnen) des Kakaobaums (Theobroma cacao) gewonnen und muß praktisch immer mit größeren Mengen Fett und Zucker versetzt werden, damit man die Schokolade überhaupt genießen kann. Sie enthält vor allem den Koffeinabkömmling Theobromin. In den USA liegt der Pro-Kopf-Verbrauch bei gut vier Kilogramm Schokolade pro Jahr.

Ohne Zweifel kann Koffein das zentrale Nervensystem stark anregen. Es stimuliert das Gehirn, erhöht die Adrenalin- bzw. Epinephrinproduktion und die Herzfrequenz. Kleinere Mengen vertragen wir im allgemeinen gut; mehr als 250 bis 300 mg Koffein pro Tag können jedoch zu zahlreichen Gesundheitsstörungen führen. Die Substanz erhöht dann nämlich den Cholesterinspiegel im Blut, ist ein Vitamin-B-Räuber, irritiert Magen und Blase, erschöpft die Nebennierenrinden und kann möglicherweise sogar Brust- und Prostataerkrankungen (mit) herbeiführen. In großen Mengen ruft Koffein Herzflattern, Kopfschmerzen, Angstzustände und Schlaflosigkeit hervor. In den Industrieländern sind heute viele Menschen kaffeesüchtig. Dr. med. Andrew Weil, Spezialist für psychoaktive Substanzen und Co-Autor des Buches ›From Chocolate to Morphine‹, meint dazu: »Nach meiner Schätzung sind ungefähr 80 Prozent der Menschen, die regelmäßig Kaffee trinken, davon abhängig. Es handelt sich dabei um eine körperliche

Abhängigkeit, und plötzliches Absetzen kann schwere Entzugserscheinungen auslösen.« Die Symptome, etwa Kopfschmerzen und Reizbarkeit, setzen meist 24 bis 36 Stunden nach der letzten Koffeinaufnahme ein.

Der Nikotin-Wahnsinn

Tabak ist eines der stärksten pflanzlichen Stimulanzien, die wir kennen, vor allem wegen seines Nikotingehalts. Dringt es über die Lungen in den Blutkreislauf, entfaltet es augenblicklich seine Wirkungen. Innerhalb von Sekunden gelangt es bis ins Gehirn, regt die Herzfrequenz an, erhöht den Blutdruck und die geistige Wachheit. Der Körper gewöhnt sich rasch an das Stimulans; bis dahin sind die meisten Menschen dann schon nikotinabhängig.

Die schädlichen Wirkungen des Tabakrauchens sind inzwischen allgemein so bekannt, daß wir hier nicht weiter darauf eingehen müssen. Die Feststellung genügt: Nikotin ist eine der toxischsten, am meisten süchtig machenden Substanzen der Welt.

In der letzten Zeit sind immer mehr Jugendliche dazu übergegangen, Tabakblätter zu kauen statt Zigaretten zu rauchen, um wenigstens so in den Genuß des stimulierenden Nikotins zu kommen. Das ist aber beinahe ebenso gesundheitsschädlich wie das Rauchen. Beim Kauen wird dem Körper mehr Nikotin zugeführt als beim Rauchen, weil ein Teil davon in brennenden Zigaretten bereits verglüht, bevor es mit dem Rauch eingesogen wird. Andererseits erfolgt die Aufnahme im Körper langsamer, wenn man Tabakblätter kaut.

Viele Studien haben gezeigt, daß Raucherinnen und Raucher meist auch größere Mengen Kaffee zu sich nehmen, also zwei potentiell abhängig machende Stimulanzien verbinden.

Coca, Cola und Kokain

Coca (Erythroxylum coca) ist ein Strauch, der in den östlichen Anden Südamerikas wächst. In Peru und Bolivien kann die Pflanze ganz legal angebaut werden; schon seit mindestens tausend Jahren ist es dort Usus, getrocknete Cocablätter zu kauen, weil sie einen stimulierenden Effekt besitzen. Heute versorgt sich die Drogenmafia dort mit dem Grundstoff für Kokain. Neben dieser Droge enthalten Cocablätter, wie Wissenschaftler entdeckten, mehr als ein Dutzend wirksamer Substanzen. Kokain ist darin nur in sehr geringen Mengen – maximal ein Gewichtsprozent – enthalten. Kaut man die Blätter (meist zusammen mit einer alkalischen Substanz, etwa Asche), gehen die aktiven Substanzen sehr langsam in den Blutkreislauf über und entfalten ihre stimulierende Wirkung nur allmählich. Wissenschaftlich steht fest, daß Kokain das wirksamste der Coca-Stimulanzien ist, auch wenn die anderen in den Blättern enthaltenen Substanzen ebenfalls körperliche und vermutlich auch seelische Wirkungen zeigen.

Im 19. Jahrhundert breitete sich das Cocablattkauen bis nach Europa aus. Erst in den sechziger Jahren des letzten Jahrhunderts wurden immer mehr Leute Coca-süchtig, nachdem es Wissenschaftlern gelungen war, zunächst hochwirksame Coca-Extrakte und schließlich auch reines Kokain aus der Pflanze zu gewinnen. Noch bis um 1870 wurde Coca-Extrakt in Europa als Stimulans in Kaupräparaten, Tees und Tonicgetränken verwendet. Ja, es gab sogar einen Medizinalwein namens »Vin Mariani«, der hauptsächlich aus Coca-Extrakt bestand. Sein Erfinder, der korsische Chemiker Angelo Mariani, wurde in ganz Europa in den höchsten Tönen gepriesen und erhielt sogar eine spezielle Verdienstmedaille vom Papst.

Der Erfolg dieses Medizinalweins inspirierte den Apotheker John Pemberton aus Georgia, zunächst einen »Französischen Coca-Wein« anzubieten und schließlich, im Jahr 1886, ein erfrischendes, »das Gehirn tonisierendes und die Nerven anregendes« Getränk namens Coca-Cola auf den Markt zu bringen. Nach Angaben von Frederick Allen, Autor des Coca-Cola-Buches ›The Secret Formula‹, enthielt die ursprünglich dafür verwendete Sirupmixtur Wasser, Zucker, Coca-Extrakt, synthetisches Koffein, karamelisierten Zucker als Färbemittel, Limonensaft, Zitronensäure sowie Phosphorsäure. Zu den Geschmacksstoffen gehörten Vanille-Extrakt, Orangenelixier sowie das aromatische Öl von Zitronen, Neroli, Zimtbaum sowie anderen Früchten und Kräutern.

Allen schreibt: »Dieser Mixtur fügte Pemberton noch flüssigen Cocablätter-Extrakt bei. Heute, mehr als ein Jahrhundert später, können wir nicht mehr mit Gewißheit ergründen, wieviel das war; doch selbst geringe Mengen, zusammen mit Zucker und Koffein – und zwar das Vierfache der heute für Coca-Cola verwendeten Koffeinmenge, etwa so viel wie in einer sehr stark aufgebrühten Tasse Kaffee oder einem doppelten Espresso – verwandelten Pembertons Softdrink in ein hochwirksames Stimulans.« In der jetzigen Coca-Cola-Mischung sind zwar noch winzige Spuren Coca-Extrakt vorhanden; seit 1903 wurde jedoch das Kokain restlos daraus verbannt.

Die Chemie der Energie

Natürliche Substanzen können den Energiehaushalt auf vielerlei Weise beeinflussen. Stimulanzien wirken normalerweise sowohl auf das zentrale Nervensystem als auch auf den Kreislauf und machen so augenblicklich, wenn auch nur kurzzeitig, hellwach. Außerdem können sie die Stimmung und die Gehirnfunktion für kurze Zeit stimulieren (siehe Kapitel 6 und 11). Eben diese rasche Wirkung ist es, die so sehr zum Mißbrauch verleitet. Systemische Stimulanzien hingegen (siehe Kapitel 4) – also Heilpflanzen, Vitamine, Mineralstoffe, Spurenelemente, Aminsoäuren und andere Nährstoffe – lassen den Energiepegel allmählich, dafür aber um so profunder ansteigen. Einige sogenannte Nerventonika stärken darüber hinaus das gesamte Nervensystem.

Tabelle 2: Gebräuchliche Stimulanzien auf einen Blick

Produkt	Wirksubstanz(en)	tägliche Durchschnittsdosis	Toxizität / Suchtpotential
Kaffee	Koffein	175 – 250 ml	mittel
schwarzer Tee	Koffein	175 – 250 ml	mittel
Cola	Koffein, Theobromin	330 ml	mittel
Schokolade	Theobromin, Koffein	30 – 100 g	niedrig bis mittel
Tabak	Nikotin	1 Zigarette	hoch
Kokain	Kokain	15 – 25 mg	sehr hoch

Wie Nervenstimulanzien wirken

Auch wenn Aufputschmittel wie Koffein, Kokain und erst recht künstlich hergestellte Amphetamine chemisch sehr unterschiedlich gebaut sind, ähneln sich doch ihre Wirkungen im Körper. Sie beschleunigen fast alle Körperfunktionen, erhöhen die geistige Wachheit und die Konzentrationsfähigkeit. Daneben dämpfen sie den Appetit und steigern – jedenfalls dem subjektiven Empfinden nach – die Körperkräfte. Einige Stimulanzien – Kokain und Amphetamine weit mehr als Koffein – wirken euphorisierend.

Auch wenn das Gehirn sehr komplex und noch längst nicht ausreichend erforscht ist, weiß man doch immerhin schon so viel: Wie fast alle psychoaktiven Medikamente wirken auch pflanzliche Stimulanzien auf dem Weg über Neurotransmitter, die körpereigenen Botenstoffe, die Nervenimpulse von einer Nervenzelle zur nächsten weitervermitteln. Dazu gehören Adrenalin und Noradrenalin, beide aus den Nebennierenrinden stammend. Diese hormonähnlichen Substanzen erhöhen die Herzfrequenz, erweitern die Pupillen und steigern die Blutversorgung der Muskeln und des Gehirns, senken dafür den Blutzustrom zum Verdauungstrakt und in die Haut. Außerdem erhöhen sie die Schweißabsonderung, weiten die Bronchien, steigern den Blutdruck und kurbeln den Stoffwechsel an.

Die Moleküle von Amphetaminpräparaten (chemischen Aufputschmitteln), die Adrenalin im Molekularaufbau ähneln, bedienen sich eines besonderen Tricks: Sie docken an den Rezeptoren der Neurotransmitter an, die normalerweise für die körpereigenen Botenstoffe reserviert sind, und lösen dann eine Kettenreaktion der umgebenden Zellen aus, was zur Folge hat, das an jeder Nervenzellsynapse noch mehr Neurotransmitter ausgesandt werden. Durch nahe beieinanderliegende Nervenzellen schießt schließlich ein elektrischer Impuls, der den Nerv in seiner ganzen Länge durcheilt. Liegt die Nervenzelle neben Muskel- oder Drüsenzellen, führt die Kettenreaktion hingegen zu Muskelkontraktionen oder Hormonausschüttung.

Die Tatsache, daß sowohl Nerven als auch Muskeln und Drüsen von den Stimulanzien angeregt werden, führt allerdings dazu, daß auch unsere Flucht- oder Angriffsreflexe künstlich hochgeputscht werden. Ihnen folgt jedoch meist kein entsprechendes Handeln, so daß man sich eher müde und deprimiert fühlt, sobald die stimulierende Wirkung der Substanz nachläßt. Das gilt insbesondere für Drogen und medikamentöse Aufputschmittel. Viele Menschen greifen dann erneut zur Droge, anstatt ihrem Körper Zeit zu lassen, seine Energiereserven wieder aufzufüllen. Die Folge sind Abhängigkeit oder Sucht.

Weitere pflanzliche Stimulanzien

Einige pflanzliche Stimulanzien sind keine echte Alternative zu Kaffee oder schwarzem Tee, weil sie als Hauptwirksubstanz ebenfalls Koffein enthalten. Manche Hersteller haben wenig Skrupel, solche Produkte als koffeinfrei zu bezeichnen, auch wenn das gar nicht stimmt. Die drei im folgenden als erste genannten Pflanzen enthalten ebenfalls Koffein, haben daher die gleichen Vor- und Nachteile wie Kaffee und schwarzer Tee. Grüner Tee hingegen ist ein Sonderfall.

Guarana. Es wird aus den Samen eines im brasilianischen Dschungel wachsenden Strauchs (Paullinia cupana) hergestellt. Dort nutzt man Guarana zur Zubereitung eines süßen, Cola-ähnlichen Getränks. Der Koffeingehalt von Guarana liegt oft bei bis zu fünf Gewichtsprozenten, also höher als in Kaffee oder Tee. Viele stimulierende Kombinationspräparate enthalten Guarana; es ist auch als Einzelsubstanz als Trockenextrakt oder in Kapseln erhältlich. Die Durchschnittsdosis beträgt 500 bis 1000 mg Trockensubstanz.

Mate. Hierbei handelt es sich um die Blätter einer immergrünen Pflanze (Ilex paraguariensis), die in Argentinien wächst. Ihr Koffeingehalt beträgt etwa zwei Gewichtsprozente. Mate wird in getrockneter Form und als Kapseln angeboten. Die Durchschnittsdosis ist eine Tasse Mate-Tee pro Tag.

Colanuß. Wie schon erwähnt, stammt die Bezeichnung

Coca-Cola von dieser Nuß. Ihr Koffeingehalt entspricht dem von Kaffeebohnen. Manche Hersteller bieten auch in Europa Colanußextrakte oder -tinkturen an. Die Durchschnittsdosis beträgt einen bis anderthalb Tropfenspender voll pro Tag.

Grüner Tee. In unfermentiertem grünen Tee ist etwa so viel Koffein enthalten wie in schwarzem Tee. Wenn man ihn allerdings nur kurz ziehen läßt (etwa zwei bis drei Minuten), schmeckt der Tee nicht so bitter und enthält weniger Koffein, nur rund 20 bis 30 mg pro Tasse.

Damit sind natürlich die pflanzlichen Stimulanzien noch längst nicht alle erwähnt. Zu den am stärksten wirksamen und zudem koffeinfreien gehören Ginseng, Meerträubel (Ephedra) und Yohimbe.

Meerträubel (Ephedra)

Zur Ephedra-Familie gehören ungefähr 40 verschiedene Spezies, die als kleine Büsche vorwiegend in Wüstengegenden wachsen, etwa Ephedra nevadensis, aus dem sich Mormonen gerne ihren Tee brauen, oder die chinesische Spezies *ma huang* (Ephedra sinica). Letztere wird in China seit Jahrtausenden zur Linderung von Asthmaanfällen und Bronchialspasmen benutzt. Im Westen wurde man schon vor hundert Jahren auf die therapeutischen Eigenschaften von *ma huang* aufmerksam; die Erforschung dieser Pflanze führte zur Entwicklung des synthetischen Ephedrins, heute Bestandteil vieler Mittel gegen Asthma und schwere Erkältungen.

Der Hauptwirkstoff im Meerträubel ist das Alkaloid Ephedrin, das ähnlich wirkt wie Adrenalin: Es beschleunigt Herzschlag und Stoffwechselrate und erweitert die Bronchien, so daß man freier durchatmen und mehr Sauerstoff aufnehmen kann. Allerdings kann es auch zu unliebsamen Nebenwirkungen wie Nervosität, innerer Unruhe und erhöhtem Blutdruck führen, vor allem bei oraler Einnahme. In den dreißiger Jahren des 20. Jahrhunderts gelang einem Chemiker in Los Angeles der entscheidende Durchbruch: Er entwickelte einen Ephedrin-Abkömmling, den Asthmakranke direkt in die Lungen inhalieren konnten, und bezeichnete die Substanz als »Amphetamin«. Bis heute sind Ephedrinderivate in vielen Asthmamitteln zu finden, auch wenn inzwischen klar ist, daß sie alle unerwünschte Nebenwirkungen zeitigen können.

Daneben gibt es pflanzliche Ephedra-Präparate, die neben natürlichem Ephedrin auch die chemisch verwandte Substanz Pseudoephedrin enthalten. Manche dieser Präparate, etwa Ma-huang-Tee, wirken relativ stark stimulierend, andere, etwa der »Mormonentee«, nur sehr schwach. Die chinesische Ephedra-Pflanze gilt als stark gehirnanregend (und im Sport mancherorts als Dopingmittel!). Die amerikanische Food and Drug Administration (FDA), eine unserem früheren Bundesgesundheitsamt vergleichbare Aufsichtsbehörde, behält Ephedra-Präparate im Auge, da unliebsame Nebenwirkungen bis hin zu Abhängigkeit bei längerer Einnahme nicht ausgeschlossen sind. Kinder, Schwangere und Stillende sowie Menschen mit Bluthochdruck, Herzleiden, Schilddrüsen-Überfunktion, Diabetes, Prostatavergrößerung oder solche, die regelmäßig MAO-Hemmer oder andere Medikamente einnehmen müssen, sollten auf natürliche Ephedra- oder auch synthetische Ephedrinpräparate unbedingt verzichten. Setzen Sie außerdem das Präparat ab bzw. reduzieren Sie die Dosis, falls Sie zu zittern beginnen, den Appetit verlieren, nicht mehr schlafen können oder Ihnen übel wird.

Wie Sie Ephedra anwenden können: Präparate mit natürlichen Ephedra-Wirkstoffen gibt es in vielerlei Form. Achten Sie darauf, daß mindestens 5 bis 10 Prozent Ephedrin(-abkömmlinge) darin enthalten sind. Als Durchschnittsdosis zur allgemeinen Stimulierung in besonderen Situationen gelten 125 bis 250 mg (Einzeldosis!), bei Tropfen und Extrakten nehmen Sie maximal fünf bis acht Tropfen; sie wirken zwei bis vier Stunden lang aufputschend.

Ginseng

Die chemische Zusammensetzung dieser vitalisierenden Wurzel, die die geistige Frische und Leistungsfähigkeit fördert (siehe ab Seite 54), ist sehr kompliziert; zu den wichtigsten Wirksubstanzen gehören Ginsenoside, Saponine und Glykoside. Wissenschaftlich identifiziert wurden im Ginseng Substanzen, die den Blutdruck steigern, die Hormon- und Enzymausschüttung erhöhen, den Blutzuckerspiegel senken und Herz sowie Stoffwechsel anregen. Manche Forschungen legen nahe, daß die vitalisierenden Effekte des Ginseng auf seiner Hirnwirkung beruhen könnten. Dr. Michael Murray, Autor des Buches ›The Healing Power of Herbs‹, weist jedoch darauf hin, Ginseng wirke »völlig anders als die üblichen Stimulanzien: Sie entfalten ihre Effekte, ob man nun müde ist oder nicht, wohingegen Ginseng nur dann besonders aktiv wird, wenn man unter Streß steht.«

Ginseng kann unter anderem den Noradrenalinspiegel erhöhen. Im Vergleich zu amerikanischem Ginseng enthält der chinesische und koreanische erheblich mehr ZNS-wirksame Ginsenoside und ist daher auch als Hirnstimulans überlegen.

Koffeinhaltige Produkte sind in aller Regel stärkere Stimulanzien als Ginsengpräparate; manche Menschen verspüren bei Ginseng kaum eine sofortige Wirkung, andere hingegen eine zu starke (sie sollten dann die Dosis reduzieren). Oft steigert sich die Wirkung mit der Zeit und prägt sich erst nach mehreren Wochen oder Monaten der Einnahme deutlich aus. Wenn Sie Ginseng über längere Zeiträume einnehmen wollen, sollten Sie mit der halben Dosis beginnen. Bluthochdruck-Kranken ist von Ginseng abzuraten.

Wie Sie Ginseng anwenden können: Die auf dem Markt befindlichen Ginsengpräparate unterscheiden sich erheblich, was ihre Wirksamkeit anbelangt. Achten Sie darauf, daß das Präparat mindestens 5 bis 9 Prozent Ginsenoside enthält, und nehmen Sie davon 500 bis 1000 mg pro Tag ein. Bei höher konzentrierten Ginsengpräparaten genügen 200 bis 400 mg täglich.

Yohimbe

Yohimbe ist eine vitalisierende und sexuell stimulierende Substanz, die aus der Rinde des Yohimbe-Baumes (Pausinystalia yohimbe) gewonnen wird, einem immergrünen Baum, der in den Tropen Westafrikas wächst. Die meisten wissenschaftlichen Studien mit dieser Heilpflanze haben sich auf ihre Wirkungen als Aphrodisiakum konzentriert (siehe Kapitel 7). Sein Hauptwirkstoff ist ein Alkaloid, das Yohimbin. Es erweitert die peripheren Blutgefäße, senkt den Blutdruck und ist ein Alpha-Rezeptorenblocker. Außerdem kann es die Stimmung günstig beeinflussen und eventuell beim Abnehmen helfen.

Yohimbe ist ein hochwirksames Mittel, das durchaus abhängig machen kann und von Herzleidenden oder Menschen mit niedrigem Blutdruck gemieden werden sollte. Auch Schwangere und Stillende sollten es auf keinen Fall einnehmen.

Wie Sie Yohimbe anwenden können: Die Heilpflanze wird getrocknet, in Kapseln, Tabletten, Tropfenkonzentraten und Extrakten angeboten. In Deutschland sind Yohimbe-Präparate apothekenpflichtig. Die Durchschnittsdosis zur allgemeinen Vitalisierung beträgt 500 mg pro Tag.

Richtlinien für den Stimulanzien-Gebrauch

Mit Ausnahme von Ginseng sollten Sie kein pflanzliches (oder anderes) Stimulans jeden Tag oder über lange Zeiträume hinweg einnehmen. Dr. med. Andrew Weil rät zu folgenden Sicherheitsmaßnahmen bei der Anwendung solcher Substanzen, einschließlich Koffein:

- Begrenzen Sie die Einnahme auf Situationen, in denen Sie wirklich eine »Energiespritze« nötig haben; vermeiden Sie jede regelmäßige oder gar tägliche Anwendung.
- Schlucken Sie Stimulanzien stets in verdünnter, nicht in konzentrierter Form, und nehmen Sie sie ausschließlich oral ein (keinesfalls in Form von Injektionen)!
- Sorgen Sie für ausreichende, ausgewogene Vollwerternährung, viel Ruhe und guten Schlaf. Dann brauchen Sie auch weniger stimulierende Mittel.
- Kombinieren Sie Stimulanzien auf keinen Fall mit Antidepressiva oder anderen Medikamenten (im Zweifelsfall ärztlichen Rat einholen).

Kreislaufanregende Pflanzen

In der traditionellen Kräuterheilkunde des Ostens, manchmal auch des Westens werden Heilpflanzen oft in zwei Kategorien eingeteilt: »erhitzend« oder »kühlend«. Erhitzende Pflanzen sind diejenigen, die den Blutkreislauf anregen; stärker wirksame bringen oft auch die Verdauung in Schwung. Der Wirkmechanismus ist oft nicht in allen Einzelheiten geklärt; viele Menschen fühlen sich jedoch vitaler und frischer, wenn sie kreislaufanregende Mittel einnehmen. Möglicherweise liegt das daran, daß die Aufnahme von Sauerstoff und anderen Nährstoffen dadurch erhöht wird. Wenn Sie also zu innerem

Kältegefühl, schlechter Durchblutung und geistiger Schlappheit neigen, sollten Sie es einmal mit Kreislaufanregern aus dem Pflanzenreich versuchen.

Ginkgo

Extrakte des Ginkgobaums (siehe ab Seite 53) erfreuen sich im Westen steigender Beliebtheit, weil sie die Hirnfunktion stimulieren, die Gedächtnisleistung und die geistige Aufnahmefähigkeit erhöhen. Neueren Forschungen zufolge kann Ginkgo außerdem zur Prophylaxe oder Therapie von Schwindelgefühlen, Depressionen (siehe Kapitel 6) und eventuell sogar bei Morbus Alzheimer eingesetzt werden. Seine wichtigsten Inhaltsstoffe, vor allem die Flavoglykoside, beeinflussen die Aktivität der Neurotransmitter im Gehirn; Ginkgo zählt daher zu den wirksamsten »intelligenzsteigernden« pflanzlichen Mitteln, die uns bekannt sind (siehe Kapitel 11). Als Kreislaufanreger wirkt er vor allem aufs Gehirn und aufs Innenohr.

Wie Sie Ginkgo anwenden können: Achten Sie darauf, daß das Präparat mindestens 24 Prozent Flavoglykoside enthält. Die durchschnittliche Dosis zur Kreislaufanregung beträgt 40 bis 60 mg (Einzeldosis); die Wirkung hält etwa drei bis sechs Stunden lang an. Manche Menschen bemerken bei dieser Dosierung noch keine besondere Wirkung, fühlen sich aber erheblich frischer und vitaler, wenn sie mindestens sieben bis zehn Tage lang täglich dreimal 40 mg einnehmen. Ginkgo-Extrakte sind auch in der Daueranwendung weitestgehend unschädlich.

Cayennepfeffer

Cayennepfeffer, auch roter Pfeffer genannt, ist sowohl als Heil- wie auch als Würzmittel beliebt. Er wird aus verschiedenen roten, sehr scharfen Pfefferschoten (Capsicum frutescens) gewonnen, die sowohl in Asien als auch in Zentralamerika und in den Mittelmeerländern weit verbreitet sind. Meist werden sie getrocknet und dann zermahlen. Die Schoten enthalten das Alkaloid Capsaicin, das Schmerzen und Entzündungen lindern kann, wenn man es lokal aufträgt. Darauf beruht auch der paradoxe Effekt mancher von Naturheilkundigen verordneten »heißen« Mittel bei leichteren Verbrennungen und Entzündungen. Oral eingenommen, stimulieren Capsaicin und andere Alkaloide der Pfefferschote den Kreislauf, die Verdauung und die Schweißsekretion. (Da Schwitzen im Endeffekt den Körper abkühlt, wird Cayenne auch manchmal zur Fiebersenkung benutzt.) In Asien gilt Cayennepfeffer als »Krisenmittel«, das Niere, Lunge, Magen und Herz anregen kann.

Wie Sie Cayennepfeffer anwenden können: Cayennepräparate gibt es als Streupulver oder Tropfenkonzentrate. Die Durchschnittsdosis hängt davon ab, wieviel Sie davon vertragen: Manche reagieren schon heftig auf winzigste Mengen, andere erst auf einen viertel Teelöffel voll. Wer unter Hämorrhoiden leidet, sollte Cayennepfeffer meiden.

Ingwer

Ingwer wird aus der Wurzel einer tropischen Pflanze (Zingiber officinalis) gewonnen, die in Asien beheimatet ist. Seit uralten Zeiten wird er in Griechenland, China und vielen anderen Ländern als Medizin, Gewürz und Geschmacksverbesserer eingesetzt. Ingwer gilt heute als bestes pflanzliches Mittel gegen Übelkeit und als Beruhigungsmittel für den Magen (siehe Kapitel 15). Er enhält außerdem eine Reihe flüchtiger Öle und wird daher auch in der Aromatherapie verwendet. Diese Öle werden für die mild kreislaufanregende Wirkung des Ingwers verantwortlich gemacht.

Wie Sie Ingwer anwenden können: Er wird frisch, getrocknet, kandiert, in Kapseln, Tropfenkonzentraten und Extrakten angeboten. Als durchschnittliche, kreislaufstimulierende Dosis gelten 500 bis 1000 mg der Trockensubstanz bzw. ein bis zwei Tropfenspender der Flüssigkeit.

Pflanzliche Nerventonika

Bei Müdigkeit und Erschöpfung greifen die meisten Menschen zu einem raschwirkenden Stimulans, etwa Koffeinpräparaten oder starkem Kaffee. Selbst sehr gesundheitsbewußte und kräuterkundige Leute nehmen dann manchmal koffeinhaltige Mittel wie etwa Colanuß, Guarana oder sogar ephedrinhaltige Arzneien ein. Zu häufig angewendet, führen solche Mittel allerdings zu chronischer Unruhe, Schlaflosigkeit und Herz-Kreislauf-Problemen. Besser sind Nerventonika, die auch bei Langzeiteinnahme kaum unerwünschte Nebenwirkungen hervorrufen, etwa Haferprodukte, Damiana oder *Gotu kola* (eine indische Heilpflanze, die aber bei uns schwer erhältlich ist). Sie können sich natürlich auch an immunstärkende und -tonisierende Mittel wie Ginseng, Schisandra und Astralagus halten (siehe Kapitel 3).

Hafer

Hafer ist teils Heilpflanze, teils Nahrungsmittel. Haferpräparate werden aus der ganzen, strohigen, bei uns weithin angebauten Pflanze (Avena sativa) oder den Getreidekörnern hergestellt. Aus den gemahlenen oder zu Flocken, Haferschleim und Müsli verarbeiteten Körnern lassen sich schmackhafte Snacks und Diätgerichte zubereiten. Als Arzneipflanze wird Hafer seit alters her bei Erschöpfung und Depressionen eingesetzt, außerdem als Aphrodisiakum. Forschungen haben ergeben, daß Hafer Saponine und Alkaloide enthält, die das Nervensystem stimulieren und vitalisieren. Außerdem finden sich darin zahlreiche Nährstoffe, unter anderem Kalzium, die für den Nervenaufbau notwendig sind. Das Nerventonikum ist milde wirksam und sehr nahrhaft für den ganzen Körper. Heute wendet man es auch bei Drogen-Entziehungskuren an. In großen Mengen kann Hafer Menschen (und Pferde) stark erregen. Am wirksamsten sind Haferprodukte, wenn man sie über längere Zeiträume hinweg einnimmt.

Damiana

Damiana-Produkte werden aus den Blättern und Blüten einer in Mexiko und Südwestamerika heimischen Pflanze (Turnera diffusa oder T. aphrodisiaca) gewonnen, die für ihre allgemein – und speziell sexuell – stimulierende Wirkung weithin bekannt ist. Die Pflanze wird traditionell bei Erschöpfung, Depressionen und Angstzuständen eingesetzt. Chemische Analysen haben ergeben, daß Damiana Alkaloide enthält, die in ihrer Wirkung dem Koffein ähneln. Wissenschaftliche Studien zur Wirksamkeit der Heilpflanze stehen bislang noch aus. Neben der allgemein anregenden Wirkung macht Damiana manchmal auch etwas euphorisch, ein Effekt, der etwa eine Stunde lang anhält.

Wie Sie Damiana anwenden können: Es gibt Damianaprodukte als Kapseln, Tropfenkonzentrate und Extrakte (bei uns werden Sie danach ziemlich suchen müssen; die Mittel haben auf dem deutschen Markt noch nicht recht Fuß gefaßt). Als Nerventonikum genügen ein bis zwei 400-mg-Kapseln pro Tag oder als Einzeldosis für besondere Situationen.

Tabelle 3: Anregende pflanzliche Mittel auf einen Blick

Produkt	Wirkstoff(e)	Wirkung	Durchschnitts-dosis	Toxizität / Sucht-potential
Guarana	Koffein	Nerven-stimulans	0,5 – 1,0 g (Trockensubstanz)	mittel
Mate	Koffein	Nerven-stimulans	2 – 3 Tassen Tee	mittel
Colanuß	Koffein	Nerven-stimulans	5 – 8 Tropfen	mittel
grüner Tee	Koffein	Nerven-stimulans	2 – 3 Tassen Tee	niedrig
Ephedra	Ephedrin	Nerven-stimulans	3 – 5 Tropfen	mittel
Ginseng	Ginsenoside	Nerven-stimulans Energiespender	150 mg (standard. Extrakt)	niedrig
Yohimbe	Yohimbin	Nerven-stimulans	500 mg (Trockensubstanz)	mittel
Cayenne-pfeffer	Capsaicin	kreislauf-anregend	1 Messerspitze (Pulver)	niedrig
Ingwer	Aromaöle	kreislauf-anregend	0,5 – 1 g (Trockensubstanz)	niedrig
Ginkgo	Heteroside	kreislauf-anregend	40 mg (standard. Extrakt)	niedrig
Hafer	Alkaloide, Nährstoffe	Nerven-tonikum	5–10 Tropfen	niedrig
Damiana	Alkaloide	Nerven-tonikum	400 mg (Trockensubstanz)	niedrig

Energiespendende Aromaöle

Auch die aromatischen Öle mancher Pflanzen können Sie vitalisieren und Ihre Nerven stärken. Dazu gehören die mild stimulierende Pfefferminze und der als Nerventonikum geltende Rosmarin. Aromaöle lassen sich auf vielfältige Weise anwenden (siehe Kapitel 2).

Pfefferminze

Pfefferminzöl wird aus den Blättern eines in unseren Breitengraden meist einjährigen Gartenkrauts (Mentha piperita) gewonnen, das schon seit vielen hundert Jahren zur Herstellung verschiedener Heilmittel benutzt wird. Das Aromaöl enthält Menthol, einen medizinisch aktiven Alkohol, der auf der Haut stark antiseptisch und entzündungshemmend wirkt und außerdem das Nervensystem mild stimuliert. Das Öl wird außerdem, wie auch das Kraut, gelegentlich bei Magenbeschwerden, Sodbrennen und Übelkeit sowie gegen Ohnmacht und Schwindelgefühle angewandt. Als Badezusatz ist Pfefferminzöl nicht zu empfehlen.

Rosmarin

Rosmarinöl wird aus den Blättern eines immergrünen Buschs (Rosmarinus officinalis) gewonnen, der in der Mittelmeerregion zuhause ist. Das Kraut wie auch das Aromaöl werden schon seit langem dazu verwendet, schwache Nerven zu stärken, und wirken auch bei geistiger Erschöpfung, Depressivität und Neurasthenie (vegetativer Dystonie). Außerdem regt Rosmarin die Durchblutung an.

Tabelle 4: Anregende Aromaöle auf einen Blick

Produkt	Wirkstoff	Wirkung	Normaldosis	Toxizität / Sucht-potential
Pfefferminzöl	Menthol	mildes Nervenstimulans	2 – 8 Tropfen	mittel*
Rosmarinöl	u.a. Pinin	Nerventonikum	2 – 8 Tropfen	mittel*

* Toxisch sind nur unverdünnte Aromaöle, suchterzeugend sind sie nicht.

Essentielle Nährstoffe zur Vitalisierung

Müdigkeit und Erschöpfung sind typisch für Menschen, denen es an bestimmten Nährstoffen fehlt, vor allem an Eisen, Magnesium und dem Vitamin-B-Komplex. Doch auch ohne ausgeprägte Mangelsymptome fühlen viele Leute sich frischer und vitaler, wenn sie zusätzlich solche Nährstoffe einnehmen. Ein Multivitamin-Multimineralstoff-Präparat, täglich geschluckt, kann oft den Energiepegel rasch und deutlich steigern.

Eisen

Eisen ist ein Mineralstoff, der in Fleisch, Geflügel, Fisch, Nüssen, Sonnenblumen- und Kürbissamen, Vollkorn(-produkten) sowie grünen Salaten und Gemüsen vorkommt. Die empfohlene Tagesdosis für Erwachsene beträgt 10 bis 15 mg. Abgesehen von der Vitalitätssteigerung ist Eisen auch für das Funktionieren des Immunsystems unabdingbar. Es befähigt nämlich das Hämoglobin, den roten Blutfarbstoff, Sauerstoff zu den Geweben zu transportieren. Therapeutisch wird es bei eisenmangelbedingter Erschöpfung und Depressivität sowie zum Ausgleich bei größeren Blutverlusten angewandt.

Der Körper nimmt bestimmte Formen von Eisen ziemlich rasch auf und speichert sie; zuviel Eisen zu schlucken kann daher schädlich sein und unter anderem zu Herzerkrankungen beitragen. Darüber hinaus kann sich ein paradoxer Effekt einstellen: Eisenüberschuß ist manchmal für Müdigkeit und Immunschwächen verantwortlich. Die meisten Ernährungswissenschaftlerinnen und -wissenschaftler sind sich heute darüber einig, daß man nur dann Eisenpräparate zu sich nehmen sollte, wenn man tatsächlich unter einem ärztlich festgestellten Eisenmangel leidet.

Wie Sie Eisenpräparate anwenden können: Sie werden als Tropfen, Kapseln und Tabletten angeboten; die Durchschnittsdosis bei Eisenmangel beträgt 10 bis 15 mg pro Tag.

Magnesium

Magnesium ist ein lebenswichtiges Mineral (siehe ab Seite 59), das mit bestimmten Enzymen des Körpers Hand in Hand arbeitet, um energiespendenden Zucker in der Leber zu verstoffwechseln. Magnesiumpräparate haben therapeutischen Nutzen bei Erschöpfung, dem prämenstruellen Syndrom (PMS), Bluthochdruck und Osteoporose. Dieser Mineralstoff gehört zu den nebenwirkungsärmsten überhaupt und kann auch langzeitig eingenommen werden.

Wie Sie Magnesiumpräparate anwenden können: Sie werden als Kapseln und (Brause-)Tabletten angeboten und oft mit Kalzium (im Verhältnis 1:2) kombiniert. Die tägliche Durchschnittsdosis für Erwachsene beträgt 450 bis 650 mg.

Der Vitamin-B-Komplex

B-Vitamine sind auf vielerlei Weise wichtig für die Hirnfunktionen und die Vitalität. Vitamin B6 beispielsweise, das sogenannte Pyridoxin, beeinflußt die bioelektrischen Impulsübertragungen im Gehirn sowie den Stoffwechsel der Neurotransmitter Noradrenalin und Acetylcholin. Vitamin B12 (Cobalamin) ist zur Energiegewinnung aus Fetten und Kohlenhydraten sowie für die Aminosäurenproduktion unabdingbar. Vitamin B12 wird sehr häufig – und oft als Injektion – bei Erschöpfungszuständen gegeben. Sie sollten sich jedoch vor Überdosierungen hüten; der stark nervenwirksame Vitaminkomplex kann unter Umständen auch die Nervenbahnen schädigen.

Wie Sie die B-Vitamine anwenden können: Nehmen Sie täglich 50 bis 100 mg Vitamin-B-Komplex, auf mehrere Dosen verteilt. Damit balancieren Sie Ihren B-Vitamin-Haushalt besser aus, als wenn Sie Präparate einzelner B-Vitamine einnehmen.

Kaffee ade!

Wenn Sie gerade dabei sind, sich die üblichen fünf Tassen Kaffee pro Tag abzugewöhnen, hilft es Ihnen, auf eine kreislaufanregende Mixtur verschiedener Vitamine und Kräuter umzusteigen, die eventuell auch ein niedrigdosiertes Koffeinpräparat enthalten kann. (Viele Gesundheitsexperten weisen darauf hin, daß die Röststoffe im Kaffee mehr schaden als das reine Koffein.) Sie können zum Beispiel folgende Substanzen kombinieren:

- Ginkgo (auf 24 Prozent Flavoglykoside standardisiertes Präparat, dreimal täglich 40 mg),

- ein Multivitamin-Multimineralstoff-Präparat, das Ihnen optimale Tagesdosen an Magnesium, B-Vitaminen und Coenzym Q10 liefert,
- grüner Tee (3 bis 5 Tassen täglich, dabei nur 2 bis 3 Minuten ziehen lassen; das hält den Koffeingehalt des Tees bei 20 bis 30 mg pro Tasse).

Weitere Energiespender

Zwei Nahrungs-Ergänzungsmittel, die zunehmend an Beliebtheit gewinnen, sind organische Germaniumpräparate sowie das Coenzym Q10 (siehe auch ab Seite 77). Beide steigern die Sauerstoffaufnahme im Körper und können auch über längere Zeiträume hinweg gefahrlos angewendet werden. Sie ähneln darin mehr den Vitaminen und Mineralstoffen als Stimulanzien wie Koffein und Ephedrin.

Organische Germaniumpräparate

Hier handelt es sich um synthetisch hergestellte Produkte der organischen Chemie, also keine reinen Naturprodukte. Organisches Germanium hat ähnliche Wirkungen wie Hämoglobin: Es befördert Sauerstoff zu den Geweben und verbessert die Zellfunktion. Auf diese Weise wird das Immunsystem unterstützt und die Energiebilanz positiv beeinflußt.

Wie Sie organische Germaniumpräparate anwenden können: Sie werden als Pulver, Kapseln, Granulate und Tabletten angeboten. Die tägliche Durchschnittsdosis für Erwachsene beträgt 75 bis 150 mg.

Coenzym Q10

Das Coenzym Q10 ist eine vitaminähnliche Substanz, deren biologische Bedeutung eng mit der Rolle verknüpft ist, die sie im Energiehaushalt und in der Sauerstoffaufnahme der Gewebe spielt. Das Coenzym ist eine essentielle Komponente derjenigen Zellbestandteile, die das Adenosintriphosphat (ATP) herstellen – eine Substanz, die die Muskulatur unmittelbar mit Energie versorgt. Studien haben ergeben, daß das Coenzym Q10 die Pumpleistung des Herzens verbessert und die Energieproduktion in den Herzzellen erhöht. Viele Menschen, die es als Zusatzpräparat einnehmen, verspüren daher eine milde, manchmal auch ausgeprägte stimulierende Wirkung.

Wie Sie das Coenzym Q10 anwenden können: Es wird in Kapseln angeboten, die zwischen 10 und 100 mg des Wirkstoffs enthalten. Die Durchschnittsdosis zur allgemeinen Vitalitätssteigerung beträgt 30 mg pro Tag.

Energiespender Aminosäuren

Da Aminosäuren eine so wesentliche Rolle bei den chemischen Vorgängen im Gehirn und der Produktion von Neurotransmittern spielen und deshalb zum großen Teil auch die Blut-Hirn-Schranke passieren, nimmt es nicht wunder, daß sie auch die geistige Regsamkeit und Konzentrationsfähigkeit erheblich beeinflussen können. Viele Menschen, die studieren oder Bücher schreiben, nehmen Aminosäurenpräparate – unter anderem Phenylalanin, Aspartinsäure und Glutamin – wegen ihrer stimulierenden Wirkung ein. Meist handelt es sich um Einzelpräparate, seltener um mehrere Aminosäuren gleichzeitig; allenfalls ist die jeweilige Aminosäure noch mit anderen Nährstoffen wie den B-Vitaminen oder Vitamin C kombiniert. Das liegt daran, daß die Aminosäuren untereinander gewissermaßen um das »Andocken« im Gehirn konkurrieren; manche Aminosäuren – etwa die Gamma-Amenobutyrinsäure – haben auch eher eine entspannende als stimulierende Wirkung.

Als generelle Regel ist hier zu beachten: Nehmen Sie Aminosäurenpräparate möglichst nicht täglich und allenfalls maximal zwei bis drei Wochen hintereinander ein.

Phenylalanin

Der stimulierende Effekt dieser Aminosäure beruht darauf, daß sie die Produktion bestimmter Neurotransmitter im Gehirn – vor allem Adrenalin und Noradrenalin – anregt. Als Zusatzpräparat in Form von L- oder DL-Phenylalanin eingenommen, erhöht sie im allgemeinen die geistige Regsamkeit und hebt die Stimmung. Phenylalanin ist eine Vorstufe des Tyrosins, das ebenfalls als energiespendendes Zusatzpräparat verwendet werden kann.

Viele Menschen dürfen diese Aminosäure jedoch nicht als Nahrungsergänzung einnehmen. Dazu gehören schwangere und stillende Frauen, Bluthochdruckkranke sowie Personen, die MAO-Hemmer als Antidepressiva verschrieben bekommen haben. Wer an Phenylketonurie (einer angeborenen Erkrankung des Phenylalanin-Stoffwechsels) leidet, muß ganz auf diese Aminosäure verzichten und auch seine Ernährung entsprechend darauf abstimmen. Zu den Nebeneffekten dieser wie auch anderer kräftiger Stimulanzien gehören gelegentliche Schlaflosigkeit und Angstzustände.

Wie Sie Phenylalanin anwenden können: L-Phenylalanin wird häufiger als Stimulans angeboten als D-Phenylalanin. Sie können auch ein Mischpräparat (DL-Phenylalanin) einnehmen. Beide Formen werden als Kapseln zu 375, 500 oder 750 mg angeboten. Die durchschnittlichen Tagesdosen sind 375 bis 500 mg L-Phenylalanin oder 500 bis 1000 mg der

DL-Form, jeweils morgens eine halbe Stunde vor dem Frühstück.

Aspartinsäure

Diese nicht-essentielle Aminosäure, gelegentlich auch als Kalium-Magnesium-Aspartat bezeichnet, ist für den Energiehaushalt des Körpers sehr bedeutsam. Sie hilft, Kalium und Magnesium zu den Zellen zu transportieren, und reichert sich vor allem im Gehirn an. Aspartinsäure regt nämlich die Neuronen in buchstäblich jeder Region des zentralen Nervensystems (ZNS) einschließlich des Rückenmarks an. Naturheilkundige empfehlen sie daher oft als Energiespenderin, Nervenstimulans und Revitalisierungsmittel. Wissenschaftliche Studien bestätigen die gute Wirkung bei Erschöpfungszuständen. In einer Studie an 3000 Patienten, die zweimal täglich ein Gramm Aspartinsäure erhielten, erholten sich zwischen 75 und 91 Prozent von ihrer Erschöpfung bzw. ihrem Burn-out.

Wie Sie Aspartinsäure anwenden können: Sie wird in Form von Pulvern und Kapseln (normalerweise zu 500 mg) verkauft. Die durchschnittliche Tagesdosis als Stimulans beträgt 1 bis 2 g. Manchmal setzt die Wirkung schon nach einer Woche Einnahme ein; bei anderen dauert es fünf bis sechs Wochen, bis sie einen deutlichen Effekt verspüren.

Glutamin

Glutamin ist ein Energiespender fürs Gehirn, der das Denk- und Reaktionsvermögen fördert. Seine Wirkung beruht zum Teil darauf, daß er die Ammoniakspiegel im Gehirn zu senken vermag. Ammoniak entsteht bei der chemischen Umwandlung von Proteinen im Hirnstoffwechsel. Aus Glutamin entsteht wiederum die Glutaminsäure, die das Ammoniak reduziert und die Hirnfunktionen verbessert. Da Glutamin auch als Brennstoff für den Zellstoffwechsel fungiert, kommt es bei der Einnahme dieser Substanz nicht zu den unliebsamen Folgesymptomen, wie sie für Stimulanzien – etwa Koffein – sonst so typisch sind.

Hohe Dosen Glutamin können allerdings Kopfschmerzen oder Unverträglichkeitserscheinungen hervorrufen, vor allem bei Menschen, die empfindlich auf den Geschmacksverstärker Glutamat reagieren.

Wie Sie Glutamin anwenden können: Dieser Wirkstoff wird als Pulver, Tabletten oder Kapseln angeboten. Die durchschnittliche Tagesdosis zur Hirnstimulierung beträgt 500 bis 1000 mg.

Bienen als Energielieferantinnen

In vielen Kulturen sind Bienenprodukte als Energiespender sehr beliebt. Im Vergleich zu Kräutern und Nährstoffen anderer Art sind diese Produkte bislang nur wenigen wissenschaftlichen Studien unterzogen worden; die meisten Erkenntnisse über ihre Wirksamkeit stammen aus Einzelbeobachtungen. Allerdings sind Bienenprodukte in aller Regel reich an Vitaminen, Mineralstoffen, Spurenelementen, Aminosäuren, Enzymen und anderen Nährstoffen, was ihre stimulierende Wirkung sicher großenteils erklären kann (siehe hierzu auch ab Seite 134). Im allgemeinen werden Bienenprodukte zum langzeitigen Energieaufbau und nicht so sehr als »Aufputschmittel« in besonderen Situationen eingenommen. Um mögliche allergische Reaktionen zu vermeiden, sollten Sie stets mit einem Bruchteil der nachstehend angegebenen Dosierungen beginnen und sie langsam steigern, falls Sie weder Atemprobleme (etwa Niesen) noch Hautausschlag davon bekommen.

Bienenpollen: Kapseln und Tabletten enthalten meist 100 bis 500 mg; es gibt auch Bienenpollentinkturen. Die durchschnittliche Tagesdosis beträgt, je nach Energiebedarf, 250 bis 1500 mg.

Propolis: Es wird in Form von Kapseln, Tabletten, Extrakten, Tinkturen und Tropfenkonzentraten (mit Alkohol) angeboten. Die durchschnittliche Tagesdosis beträgt 250 bis 500 mg.

Tabelle 5: Energiespender auf einen Blick

Produkt	Typ	Tagesdosis	potentielle Toxizität
Eisen	Mineralstoff	10 – 15 mg	hoch
Magnesium	Mineralstoff	500 mg	niedrig
B-Komplex	Vitamine	50 – 100 mg	mittel
organisches Germanium	synthetische Substanz	100 – 250 mg	niedrig
Coenzym Q10	vitaminähnliche Substanz	30 – 50 mg	niedrig
Phenylalanin	Aminosäure	500–1000 mg	mittel
Aspartinsäure	Aminosäure	1–2 g	mittel
Glutamin	Aminosäure	500 mg	mittel
Bienenpollen	Blütenpollen	250–1500 mg	niedrig
Propolis	Pflanzenharzsubstanz	250–500 mg	niedrig
Gelee Royale	Bienensekret	500–1000 mg	niedrig

Gelee Royale: Es wird in flüssiger sowie fester Form (als Kapseln) angeboten; letztere enthalten meist 200 bis 500 mg. Als stimulierende Tagesdosis werden 500 bis 1000 mg empfohlen.

Zur Wahl natürlicher Stimulanzien

Wie wir gesehen haben, gibt es sehr viele unterschiedliche Naturheilmittel mit stimulierender Wirkung. Was Ihnen davon am besten bekommt, hängt ganz von Ihrem allgemeinen Gesundheitszustand, Ihrem Stoffwechsel und Ihrer körperlichen Aktivität ab. Richten Sie sich bei der Wahl Ihrer Präparate bitte nach folgenden Faustregeln:

- Ephedra und Yohimbe gehören zwar zu den potentesten Stimulanzien, bergen aber auch die größten Nebenwirkungsrisiken. Regelmäßige Einnahme kann zu Abhängigkeit führen – also Vorsicht!

- Einzelne Aminosäuren können in hohen Dosen und über lange Zeiträume hinweg ebenfalls gesundheitliche Probleme verursachen. Nehmen Sie sie nur in besonderen Situationen ein, die Ihren ganzen körperlichen und geistigen Einsatz verlangen.

- Vitamine, Mineralstoffe, Spurenelemente, organisches Germanium, das Coenzym Q10 sowie Bienenprodukte können in aller Regel Ihrer Gesundheit auch dann nicht schaden, wenn Sie täglich die angegebene Optimaldosis schlucken.

- Vorsicht bei Ginseng: Viele östliche Naturheilkundige empfehlen seine Einnahme über zwei Wochen und anschließend zwei Wochen Pause.

6. Kapitel: Die Stimmung heben

Immer nur lächeln und immer vergnügt! Dem heute weit verbreiteten »Zwang, gut drauf zu sein«, widmete der ›Stern‹ 1996 eine ganze Titelgeschichte. Viele Menschen meinen, es sich beruflich wie auch privat kaum noch leisten zu können, auch einmal »schlecht drauf«, niedergeschlagen, deprimiert, melancholisch und nicht zu Späßen aufgelegt zu sein. Das ganz normale Auf und Ab der Stimmung, so scheint es, hat keinen Platz mehr in einer auf Wachstum, Leistung, Fitness ausgerichteten Gesellschaft. Zu diesem Trend paßt, daß immer mehr Menschen immer mehr Psychopharmaka verschrieben bekommen – sei es, weil sie tatsächlich unter Depressionen und anderen schweren Gemütsverstimmungen leiden, sei es, weil Erschöpfungs- und Streßzustände wie das Burn-out-Syndrom oder das Chronische Müdigkeits-Syndrom zunächst oft als larvierte Depressionen fehlinterpretiert werden.

Gegen schwere, psychiatrisch zu behandelnde Depressionen können die nachfolgend genannten Substanzen nicht viel ausrichten. Sie leisten jedoch gute Dienste, wenn es darum geht, sich nicht nur körperlich, sondern auch geistig-seelisch so frisch wie möglich zu fühlen, längeranhaltende Depressivität zu verscheuchen und den Lebensmut wieder aufleben zu lassen.

Stimmungsaufhellende Heilpflanzen

Heilpflanzen spielen hier seit alters her eine große Rolle. Manche stärken und stützen das Nervensystem und wirken so der

Erschöpfung und den Schwächezuständen entgegen, die depressiven Stimmungen so oft zugrundeliegen. Zu diesen »Nerventonika« gehören zum Beispiel Hafer oder Damiana (siehe Kapitel 5). Auch pflanzliche Stimulanzien wie Ginseng oder solche, die Koffein oder Ephedrin enthalten (siehe ebenfalls Kapitel 5), können die Stimmung heben, weil sie die geistige Regsamkeit fördern und insgesamt mehr Vitalität verleihen. Darüber hinaus gibt es Heilpflanzen, die speziell für ihre positiven Wirkungen auf die Stimmung bekannt sind, darunter das Johanniskraut, der Ginkgo sowie die Taigawurzel (Eleutherokokk).

Johanniskraut

In Europa und Nordamerika ist diese strauchartige, gelbblühende Pflanze (Hypericum perforatum) wohlbekannt und wegen ihrer zahlreichen therapeutischen Möglichkeiten sehr beliebt. Schon in alten Zeiten nutzten Kräuterkundige das Johanniskraut als Arznei zur Wundheilung, bei Durchfall, Schmerzen und hohem Fieber. Man setzte es auch ein, um melancholischen, hypochondrischen oder depressiven Patientinnen und Patienten eine gewisse emotionale Stabilität und Nervenstärke zurückzugeben. Simon Mills, Autor des Buches ›Out of the Earth: The Essential Book of Herbal Medicine‹, schreibt dazu: »Diese gleichzeitig belebende und entspannende Wirkung ist keineswegs paradox; gerade deshalb wird diese Pflanze ja so oft bei Gesundheitsstörungen verordnet, die sowohl durch Anspannung als auch durch Erschöpfung gekennzeichnet sind.«

Woher das Johanniskraut seinen Namen hat, ist nicht genau bekannt. »Frühe Christen nannten es so in Angedenken an Johannes den Täufer«, behauptet Michael Castleman, Autor des Buches ›The Healing Herbs‹, »weil sie beobachtet hatten, daß es sein blutrotes aromatisches Öl Ende August auszuscheiden beginnt – und am 29. August jährt sich der Tag, an dem Johannes der Täufer enthauptet wurde.« (Allerdings galt zur Zeit des frühen Christentums ein anderer Kalender als heute, so daß diese Interpretation zumindest fragwürdig ist.) Wahrscheinlicher ist ein Zusammenhang mit dem Johannistag, dem 24. Juni, in vorchristlicher Zeit der Tag der Sonnenwendfeiern und später diesem Heiligen gewidmet. Ungefähr zu diesem Zeitpunkt beginnt das Johanniskraut mit seiner Sommerblüte. Im Mittelalter glaubte man, das am 24. Juni gesammelte Kraut könne gegen Hexenzauber, allerlei Unglück und Blitzschlag helfen.

Das wissenschaftliche Interesse am Johanniskraut hat in den letzten Jahren erheblich zugenommen, seit sich die Anzeichen dafür mehren, daß es nicht nur stimmungsaufhellend wirkt, sondern auch gewisse antivirale Effekte besitzt, die seinen Einsatz bei HIV-Infektionen und AIDS sinnvoll erscheinen lassen. Die Heilpflanze enthält Flavonoide, Tannine und Carotinoide in hohen Konzentrationen. Als sein Hauptwirkstoff gilt das Hypericin, ein rötliches Pigment, das im Aromaöl der Blüten und Blätter enthalten ist. Schon die in den achtziger Jahren durchgeführten Vorstudien bestätigten, daß Hypericin bei Depressivität, Angstzuständen und Schlaflosigkeit gut wirkt. Interessant war in diesem Zusammenhang vor allem eine kleine deutsche Studie an 15 depressiven Frauen, die über sehr positive Wirkungen berichteten: Ihr Appetit nahm wieder zu, sie konnten besser ein- und durchschlafen, waren weniger ängstlich, und ihr Selbstwertgefühl besserte sich deutlich. In Deutschland ist Johanniskraut als stimmungsaufhellendes Mittel bei leichten Depressionen offiziell zugelassen.

Einige wenige Studien an Tier und Mensch legen den Schluß nahe, daß Hypericin die chemischen Prozesse im Gehirn beeinflußt und auf diesem Wege die Stimmung hebt. Offenbar wirkt Hypericin ähnlich wie die als chemische Antidepressiva weithin bekannten MAO-Hemmer, indem es den Noradrenalin-

und Adrenalinspiegel in den Hirngeweben steigert. Eine klinische Studie an sechs depressiven Frauen, 1984 durchgeführt, bestätigte diese Vermutung. Die Forscher analysierten dabei die Urinproben der Frauen und stellten fest, welche Konzentrationen an Noradrenalin- und Adrenalin-Stoffwechselprodukten sie jeweils enthielten. Diese Parameter gelten als vergleichsweise verläßliche Indikatoren für Stimmungstiefs und -hochs. Nach Hypericingaben zeigten sich tatsächlich sehr viel mehr dieser Stoffwechselprodukte im Urin der Probandinnen.

Anfang 1994 ließ sich aus einer größeren Doppelblindstudie, an der 105 Männer und Frauen zwischen 20 und 64 Jahren teilgenommen hatten, folgern: 300 mg Johanniskraut-Extrakt, vier Wochen lang dreimal täglich eingenommen, lindert zwei verschiedene Arten von Symptomen, zum einen die sogenannte neurotische (nervlich bedingte) Depression, zum anderen die nur zeitweilig auftretende depressive Stimmung. 67 Prozent derjenigen, die den Johanniskraut-Extrakt erhalten hatten, reagierten auf die Behandlung positiv; in der Placebogruppe waren es nur 28 Prozent.

Die Autoren der Studie, die in der Fachzeitschrift ›Phytomedicine‹ veröffentlicht wurde, gaben dazu folgenden Kommentar: »Die Hypericum-Präparate zeigten bei leichter bis mäßiger Depression eine antidepressive Wirkung, die mit den therapeutischen Effekten schulmedizinischer Antidepressiva durchaus vergleichbar ist, und verursachten dabei praktisch keine unliebsamen Nebenwirkungen. Unseres Erachtens sollte Hypericum daher als Mittel der Wahl bei der Behandlung vieler Depressionsformen, wie sie in der täglichen Praxis so häufig sind, eingesetzt werden.«

Johanniskraut wirkt weniger stark als konventionelle MAO-Hemmer; da es jedoch etwa den gleichen Wirkmechanismus besitzt, teilt es leider auch deren Nachteile: Nur selten tritt die Wirkung sehr rasch ein; man muß das Präparat schon täglich einige Wochen, manchmal sogar Monate lang einnehmen, bevor es einem deutlich besser geht. Immerhin hat man dabei aber die Gewißheit, einen natürlichen und keinen synthetisch hergestellten Arzneistoff einzunehmen. Die meisten Naturheilkunde-Fachleute raten allerdings dazu, sich bei vergleichsweise schweren Depressionen nicht nur auf das Johanniskraut zu verlassen, sondern die Zeit bis zum Einsetzen der Wirkung noch mit weiteren stimmungsaufhellenden Methoden zu überbrücken.

Ein weiterer Nachteil (und praktisch die einzige ernsthafte Nebenwirkung) des Johanniskrauts besteht darin, daß es Haut und Augen lichtempfindlicher macht: Bei Empfindlichen, vor allem bei Menschen mit heller Haut und hellen Augen, kann eine sogenannte phototoxische Reaktion stattfinden. Vorsichtshalber sollten Sie daher während der Einnahmezeit starkes Sonnenlicht meiden, keine Sonnenbäder (außer im Halbschatten) nehmen, Ihre Haut durch Sonnencremes mit hohem Lichtschutzfaktor und lichtempfindliche Augen durch eine Sonnenbrille schützen. Sie riskieren sonst unter Umständen einen bösen Sonnenbrand oder werden »schneeblind«.

Schwangere Frauen sollten Johanniskraut – wie auch möglichst jede andere Arznei – aus grundsätzlichen Erwägungen heraus meiden. Gegen die Stimmungsverdüsterungen beim prämenstruellen Syndrom jedoch können Johanniskrauttee oder -extrakt ausgezeichnet helfen.

Wie Sie Johanniskraut anwenden können: Es wird als Teezubereitung, Tropfenkonzentrat, Extrakt, Kapseln oder Tinktur angeboten. Als Durchschnittsdosis zur Gemütsaufhellung werden drei Tassen Tee pro Tag oder 125 bis 250 mg eines standardisierten Extrakts (mit mindestens 0,125 bis 0,150 Gewichtsprozent Hypericin) oder zweimal täglich ein Tropfenspender voll konzentrierter Tropfen empfohlen.

Ginkgo

Immer mehr Menschen wenden sich dem Ginkgo zu, wenn sie depressiv oder niedergeschlagen sind. Man nimmt an, daß der stimmungsaufhellende Effekt des Ginkgos auf seiner durchblutungsanregenden Wirkung im Gehirn basiert. Der amerikanische Naturheilkundige Michael Murray, Autor des Buches ›Natural Alternatives to Over-the-Counter and Prescription Drugs‹, meint dazu, da Ginkgo erwiesenermaßen die im Hirn zirkulierende Blutmenge erhöhe, erhalte das Gehirn dabei auch mehr Sauerstoff und andere Nährsubstanzen. Tatsächlich fand man bei Studien an Menschen, deren Hirndurchblutung zu wünschen übrig ließ, daß Ginkgoextrakt sich positiv auf Symptome wie Verlust des Kurzzeitgedächtnisses, Kopfschmerzen, Lethargie und Depressivität auswirkte.

Wie das Johanniskraut muß auch Ginkgo ein paar Wochen oder Monate lang eingenommen werden, bevor er seine Wirkungen voll entfalten kann; manche verspüren allerdings schon nach zwei bis drei Wochen deutliche Besserung. Ginkgo-Forscher D. M. Warburton erklärt dazu: »Je länger die Behandlung dauert, desto signifikanter und länger anhaltend sind offenbar auch die Wirkungen. Selbst nach einem Jahr Einnahme stellen sich manchmal noch weitere Besserungen ein, und das Präparat wird auch bei Dauereinnahme gut vertragen.«

Ginkgo ist praktisch nebenwirkungsfrei, auch wenn man die empfohlenen Dosen verdoppelt.

Wie Sie Ginkgo anwenden können: Ginkgo-Extrakte und andere Darreichungsformen sollten auf 24 Prozent Flavoglykoside standardisiert sein. Zur Stimmungsaufhellung nehmen Sie dreimal täglich 40 mg ein.

Taigawurzel (Eleutherokokk)

Die aromatischen Inhaltsstoffe dieser Heilpflanze, die zu den besten sogenannten Adaptogenen (siehe Kapitel 4) gehört, können nicht nur die gesamten Körperfunktionen revitalisieren und ausgleichen. Studien zeigten, daß sie sich auch auf die Produktion bestimmter Amine im Gehirn – vor allem Serotonin und Dopamin – positiv auswirken. Das hebt dann auch die Stimmung und führt dazu, daß man sich rundum wohl und gesund fühlt. Pflanzenforscher bestätigen immer wieder den wohltuenden Einfluß der Taigawurzel bei Stimmungstiefs und -schwankungen.

In einer Studie an Ratten ergab sich außerdem, daß ein Eleutherokokk-Extrakt die Konzentration der obengenannten Amine sowohl im Gehirn als auch in den Nebennierenrinden (und damit im Urin) erhöht.

Taigawurzel-Extrakte gelten als sehr nebenwirkungsarm, auch wenn sie über längere Zeit oder in höheren als den Durchschnittsdosen eingenommen werden.

Wie Sie die Taigawurzel anwenden können: In den erhältlichen Präparaten wird Eleutherokokk oft mit anderen pflanzlichen Mitteln kombiniert; es gibt die Pflanze aber auch pur, in Form von Kapseln, Tinkturen und Extrakten. Die Durchschnittsdosis zur Stimmungsaufhellung beträgt zweimal täglich 250 bis 500 mg bzw. zwei- bis dreimal täglich ein bis zwei Tropfenspender voll Flüssigkeit.

Nahrungsergänzungen gegen das Stimmungstief

Viele Vitamine, Mineralstoffe und Spurenelemente wirken am komplizierten Zusammenspiel von Körper, Geist und Seele, Nervensystem und Gehirnfunktionen mit. Bestimmte Nährstoffe dürfen auf keinen Fall fehlen, wenn die Hormonausschüttung, die Neurotransmitter-Produktion und die Nervenimpuls-Übermittlung optimal funktionieren sollen. Besteht über längere Zeit ein Mangel an diesen Nährstoffen, kann das zu Störungen des Hirnstoffwechsels und damit zu Gemütsverdunkelungen beitragen. Symptome wie Energieverlust, Libidomangel, Konzentrationsschwäche, Erschöpfung, innere Unruhe und Deprimiertheit lassen sich oft allein schon dadurch beheben, daß man entsprechende Zusatzpräparate einnimmt und den Mangelzustand beseitigt.

Zu den wichtigsten dieser Nährstoffe gehören:

Eisen. Eine Eisenmangelanämie kann zu Erschöpfungszuständen, Lethargie und anderen Symptomen führen, die denen einer Depression stark ähneln. Bevor Sie allerdings Eisenpräparate einnehmen, sollten Sie erst einmal einen einfachen Bluttest machen lassen, der klärt, ob Sie wirklich an Eisenmangel leiden.

Vitamin C. Depressivität ist ein Frühsymptom von Skorbut, der berüchtigten Vitamin-C-Mangelkrankheit. Eine ganze Reihe von Studien an Menschen, die an Gemütskrankheiten litten, hat inzwischen ergeben, daß Vitamin-C-Gaben die Stimmung tatsächlich aufhellen können. Ein Beispiel dafür ist eine kontrollierte Studie an 40 chronisch kranken Psychiatrie-Patienten: Nach drei Wochen waren diejenigen Patienten, die täglich Vitamin C erhalten hatten, deutlich weniger depressiv als die der Kontrollgruppe, in der man nur ein Placebo ausgeteilt hatte. Zur Stimmungsaufhellung nimmt man am besten zwei- bis dreimal täglich 250 bis 500 mg Vitamin C.

Magnesium. Magnesiummangel kann erwiesenermaßen zu Reizbarkeit und Depressivität führen. Die Optimaldosis beträgt 450 bis 650 mg pro Tag; dazu gehören in aller Regel auch entsprechende Kalziumdosen (im Verhältnis 2:1 mit Magnesium eingenommen).

Der Vitamin-B-Komplex

Eisen, Magnesium und Vitamin C sind für gute Nerven zwar wichtig, die B-Vitamine jedoch absolut unabdingbar. Zu den B-Vitaminen, die sich besonders stark auf den Gemütszustand auswirken, gehören das Thiamin (B1), das Niacin (B3), das Pyridoxin (Vitamin B6), Vitamin B12 und die Folsäure. Die beiden letzteren, so haben Forschungen ergeben, stimulieren offenbar die Produktion von Neurotransmitter-Vorstufen, vor allem Serotonin. Menschen, die an Vitamin-B-Mangel leiden, sind häufig etwas depressiv. Auch Studien an psychisch Kranken, die Depressionssymptome wie Reizbarkeit, Apathie, Ängstlichkeit, Erschöpfung und so weiter aufwiesen, ergaben immer wieder, daß es diesen Menschen an B-Vitaminen fehlt. Gibt man ihnen B-Komplex-Präparate, erholen sie sich rascher als andere, die nur ein Placebo erhalten. Ja, manche dieser Patienten konnten daraufhin sogar als völlig geheilt aus der Klinik entlassen werden.

Das B-Vitamin, das den dramatischsten Einfluß auf die Stimmung ausüben kann, ist wohl das Vitamin B6 (Pyridoxin). Dr. med. Alan Gaby, ein bekannter Ernährungswissenschaftler, meint dazu: »Der Hirnstoffwechsel kann auf sehr unterschiedliche Weise gestört werden, und immer kann Depression die Folge sein. Einige dieser Anomalien samt der von ihnen verursachten Symptome lassen sich ganz einfach durch Vitamin-B6-Gaben korrigieren.« Pyridoxin, so Gaby, agiert als Co-Faktor für Enzyme, die die mit der Nahrung aufgenommenen Aminosäuren Tryptophan und Tyrosin in Serotonin bzw. Noradrenalin umwandeln. Außerdem wird Pyridoxin zur Umwandlung der Aminosäure Phenylalanin in den Neurotransmitter Phenyläthylamin – ein natürliches Stimulans – benötigt. Psychisch Kranke leiden oft unter Vitamin-B6-Mangel; Pyridoxingaben hellen ihre Stimmung signifikant auf. Auch Frauen, die mit der Antibabypille verhüten – sie beeinflußt die

Tryptophan- und Serotoninproduktion ungünstig –, können bei pillenbedingter Depressivität erheblich von Pyridoxingaben profitieren.

Vorsicht jedoch vor Überdosierungen: Vitamin-B-Präparate sind zwar stark nervenwirksam, können aber eben deshalb die Nerven auch schädigen, falls sie in zu hohen Dosen oder zu lange eingenommen werden.

Wie Sie den Vitamin-B-Komplex anwenden können: Die durchschnittliche Tagesdosis beträgt 50 bis 100 mg.

Cholin, Phosphatidylcholin und Lecithin

Die vitaminähnliche Substanz Cholin spielt eine große Rolle bei der körpereigenen Synthese bzw. Ausschüttung bestimmter Neurotransmitter, vor allem des Acetylcholins. Wenn bestimmten Neuronen im Gehirn nicht genügend Acetylcholin zur Verfügung steht, können sie nicht richtig funktionieren; Gedächtnisschwächen und depressive Stimmung sind dann die Folge. Auch bei Stimmungsschwankungen hat sich Cholin als sehr hilfreich erwiesen. Ja, es gibt sogar Anzeichen dafür, daß Alzheimer-Kranke von Cholingaben profitieren können.

In den nachstehend angegebenen Dosierungen sind Cholin, Phosphatidylcholin und Lecithin nebenwirkungsfrei. Bei der psychiatrischen Behandlung von manisch-depressiven oder anderen Patientinnen und Patienten mit schweren Gemütskrankheiten werden manchmal auch Megadosen eingesetzt, die fünfzehn- bis zwanzigmal höher liegen. In der Selbsthilfe haben solche Dosierungen allerdings nichts zu suchen: Sie können das Gegenteil bewirken, nämlich unter Umständen sogar die Depression noch verstärken. Cholingaben sollte außerdem meiden, wer an Magengeschwüren oder der Parkinson-Krankheit leidet oder Medikamente einnimmt, die den Acetylcholin-Stoffwechsel blockieren (etwa Atropin oder Diphenhydramin).

Wie Sie Cholin, Lecithin und Phosphatidylcholin anwenden können: Die durchschnittliche Tagesdosis für Cholin liegt zwischen 100 und 200 mg (in Form von Pulver, Tabletten, Kapseln oder Tropfen). Phosphatidylcholin wird meist in Kapseln angeboten; sie sollten zu 90 Prozent aus der Substanz bestehen. Die Tagesdosis beträgt im Schnitt 1,1 bis 2,2 g. Lecithin wird als Granulat, in ölgefüllten Kapseln sowie in Tropfenform verkauft. Die durchschnittliche Tagesdosis Lecithin beträgt 5 bis 10 mg oder 1 bis 2 Teelöffel Granulat.

Aminosäuren für die gute Laune

Wie wir bereits in Kapitel 5 gesehen haben, spielen Aminosäuren im Hirnstoffwechsel eine große Rolle. Manche von ihnen sind biochemische Vorstufen derselben Neurotransmitter – etwa Serotonin, Dopamin und Noradrenalin –, die von schulmedizinischen Antidepressiva beeinflußt werden. Die wichtigsten »Gute-Laune«-Aminosäuren sind Tyrosin und Phenylalanin. Auch L-Tryptophan kann die Stimmung günstig beeinflussen, ist jedoch nur als rezeptpflichtiges Mittel bei schweren Schlafstörungen erhältlich.

Phenylalanin

Aus den bisherigen Forschungen haben sich mehrere mögliche Wirkmechanismen für die stimmungsaufhellenden Effekte der L-, D- und DL-Phenylalaninpräparate herauskristallisiert. So ist zum Beispiel inzwischen bekannt, daß zusätzliche Phenylalaningaben den Blutspiegel anderer Aminosäuren – unter ihnen Tyrosin und Tryptophan – beeinflussen, die ihrerseits auf

Neurotransmitter und damit auch aufs Gemüt wirken. D-Phenylalanin hemmt außerdem den Abbau von Endorphinen. Das sind körpereigene Opiate, die Schmerzen blockieren und (zum Beispiel beim Joggen und anderem Ausdauersport) euphorische Gefühle auslösen können.

Wenn der Körper genügend Vitamin B6 zur Verfügung hat, kann er das L-Phenylalanin zudem dazu benutzen, Phenyläthylamin zu produzieren – einen Neurotransmitter, der vitalisiert und die Stimmung hebt. (Schokolade enthält ziemlich viel davon; siehe auch Kapitel 7). In einer Studie mit depressiven Patienten, die sehr geringe Mengen dieses Neurotransmitters im Urin ausschieden, zeigte sich, daß Vitamin-B6- und L-Phenylanalingaben ihre Stimmung erheblich verbessern konnten. Eine weitere (allerdings ohne Kontrollgruppe durchgeführte) Studie an 23 Depressiven ergab, daß 17 von ihnen darauf positiv reagierten – und das, obwohl konventionelle trizyklische Antidepressiva oder MAO-Hemmer ihnen zuvor nicht geholfen hatten.

Die möglichen Nebenwirkungen des L-Phenylalanin, einschließlich Schlaflosigkeit und Angstattacken, hängen vor allem mit seinem stimulierenden Effekt zusammen. Auf keinen Fall dürfen Sie Phenylalanin neben MAO-Hemmern einnehmen. Schwangere und Stillende, Menschen mit Bluthochdruck sowie Phenylketonurie-Kranke müssen auf Phenylalanin-Zusätze ebenfalls verzichten.

Wie Sie Phenylalanin anwenden können: Es wird meist in Form von Pulvern oder Kapseln angeboten. Zur Stimmungsaufhellung werden täglich zweimal 375 bis 500 mg L-Phenylalanin empfohlen, morgens sowie mittags, jeweils eine halbe Stunde vor dem Essen, einzunehmen. Die beste Wirkung erzielen Sie, wenn Sie daneben auch noch 25 bis 50 mg Vitamin B6 oder Vitamin-B-Komplex einnehmen. Bis Ihre Stimmung sich deutlich bessert, kann es ein bis zwei Tage, gelegentlich auch eine Woche dauern.

Tyrosin

Diese nicht-essentielle Aminosäure wird für die Produktion der körpereigenen Schmerzmittel und Stimmungsaufheller Dopamin und Noradrenalin im Gehirn benötigt. Wie Studien ergaben, kann Tyrosin leichtere Depressionen mildern. In einer Doppelblindstudie stellte sich sogar heraus, daß Tyrosin etwa ebenso effektiv war wie konventionelle Antidepressiva, allerdings ohne deren unliebsame Nebenwirkungen. Wie auch das L-Phenylamin, aus dem es im Körper synthetisiert wird, erhöht Tyrosin die Vitalität und die geistige Regsamkeit. Manche Frauen nehmen diese Substanz ein, um prämenstruell nicht so lethargisch und/oder reizbar zu sein.

Tyrosin ist nichts für Menschen mit Bluthochdruck oder solche, die bereits MAO-Hemmer einnehmen (die Kombination kann den Blutdruck gefährlich in die Höhe treiben).

Wie Sie Tyrosin anwenden können: Die Aminosäure wird in Pulver- und Kapselform angeboten. Bei leichter Lethargie und Depressivität nehmen Sie am besten zweimal täglich 500 bis 1000 mg, zusammen mit einer kohlenhydratreichen Mahlzeit; das verhindert, daß sich verschiedene Aminosäuren im Gehirn sozusagen in die Quere kommen. Dazu passen 25 bis 50 mg Vitamin B6 oder Vitamin-B-Komplex pro Tag.

Vier Fragen zu Ihrem Gemütszustand

Bevor Sie zu irgendwelchen stimmungsaufhellenden Naturheilmitteln greifen, sollten Sie die folgenden vier Fragen durchlesen und für sich beantworten. Die Tips »Stimmungsaufheller für den Anfang« auf Seite 215 erleichtern Ihnen die Auswahl der Substanzen, die Ihnen Ihre gute Laune wiederbringen können.

- Sind Sie nur sehr selten einmal wirklich »down« und deprimiert, ohne dafür einen einleuchtenden Grund zu wissen? Wenn Sie sich das Stimmungstief nicht gönnen dürfen oder mögen, kommen für Sie wahrscheinlich am ehesten rasch wirkende Stimmungsaufheller wie Phenylalanin oder Tyrosin in Frage.
- Sind Sie schon seit längerer Zeit chronisch oder immer wieder melancholisch und niedergeschlagen? Dann brauchen Sie möglicherweise fachlichen Rat – und Johanniskraut. Beachten Sie dabei jedoch die Warnhinweise auf Seite 200.
- Leiden Sie vor allem unter Winterdepressivität? Dann kann Ihnen ebenfalls Johanniskraut helfen, außerdem viel Sonnenlicht (oder eine fachkundig durchgeführte Lichttherapie) und körperliche Aktivität.
- Ist Ihre Nase sehr empfänglich für anregende Düfte? Dann helfen Ihnen sehr wahrscheinlich auch die nachstehend genannten Aromaöle, in bessere Stimmung zu kommen.

Stimmungsaufhellende Aromaöle

Viele Naturheilkundige empfehlen eine Aromatherapie zur Verbesserung der Stimmung. Die dazu verwendeten pflanzlichen Aromaöle werden aus den Blüten, Blättern, Früchten, Stengeln, Wurzeln usw. verschiedener Pflanzen destilliert. Aromatische Öle sind flüchtig und lassen sich leicht in der Raumluft zerstäuben, wo sie beim Einatmen dann über die Nase zum Gehirn und hier vor allem zum Limbischen System vordringen, das für emotionale »Einfärbungen« von Erinnerungen und Erlebnissen zuständig ist. Wie man heute weiß, kann das, was wir über den Geruchssinn aufnehmen, unsere Stimmung erheblich beeinflussen.

Zu den stimmungsaufhellenden Aromaölen, die einzeln oder auch in Kombinationen angeboten werden, gehören Sandelholz, Ylang-Ylang, Bergamotte, Rosmarin und Jasmin; darüber hinaus sind Rosen- und Thymianduft als »Gute-Laune-Düfte« besonders beliebt.

Rose

Es gibt Tausende von Rosenspezies; die meisten davon sind moderne Züchtungen (Hybride), die wegen ihrer wunderbaren Farben und Formen herangezogen wurden. Nur einige wenige Urformen der Rose, die besonders intensiv duften, werden allerdings zur Herstellung exquisiter Rosenöle verwendet. Dazu gehören vor allem die Damaszener-Rose (Rosa damascena) und die Provence-Rose (Rosa centifolia), beide wahrscheinlich im Mittleren Osten beheimatet, heute jedoch auch in Europa, China und anderen Ländern gezüchtet.

Seit uralten Zeiten werden Rosen zur Parfumgewinnung kultiviert. Rosenöle gehören noch heute zu den kostbarsten Parfum-Ingredenzien, auch wenn manche Hersteller inzwischen auf synthetisch hergestellte, nach Rosen duftende Öle umgestiegen sind. Bis ins späte Mittelalter hinein benutzten Kräuterkundige die Rose ihrer therapeutischen Eigenschaften wegen; ein Rosentee sollte nervöse Spannungen und ähnliche Gesundheitsstörungen lindern helfen. Heutzutage ist die Rose keine eigentliche Heilpflanze mehr, abgesehen von ihrer Anwendung in der Aromatherapie. Dort wird das blaß gelbgrüne, natürliche Rosenöl gern zur Stimmungsaufhellung und Entspannung eingesetzt. Viele Aromatherapeutinnen und -therapeuten empfehlen Rosenöl zur Behandlung von depressiven Gemütsverstimmungen, Appetitverlust, Kopfschmerzen, Kreislaufstörungen und Menstruationsproblemen.

»Rosenöl ist gut für Menschen, die zu starker Nervosität neigen«, sagt die Aromatherapeutin Daniele Ryman, Biochemikerin und Autorin des Buches ›Aromatherapie: The Encyclopedia of Plants and Oils and How They Help You‹. »Es wirkt offenbar direkt auf das vegetative Nervensystem und beruhigt es. Frauen reagieren darauf oft besser als Männer. Massieren Sie ein paar verdünnte Tropfen Rosenöl in die Hautregion über dem Zwerchfell (Solarplexus), salben Sie Ihre Haut nach dem Bad mit verdünntem Rosenöl, und trinken Sie außerdem täglich Rosenblütentee. Die Rose hilft auch sehr gut gegen Schlaflosigkeit.« Laut Ryman kann man in südfranzösischen Rosen-Destillerien, in denen das Aromaöl über Dampf aus Rosenblättern gewonnen wird, »geradezu high werden von den Düften; die ganze Luft ist von Rosenduft geschwängert«.

Die verstorbene französische Aromatherapeutin Marguerite Maury erklärte: »Rosen schenken uns vor allem eines: Wohlbefinden, ja beinahe Glückseligkeit; wer Rosenduft einatmet, findet unter diesem Einfluß zu Liebenswürdigkeit und Toleranz zurück.«

Da zur Gewinnung weniger Zehntelliter qualitativ hochwertigen Rosenöls mehr als 300 Pfund Rosenblätter benötigt werden, ist es kein Wunder, daß dieses Öl zu den teuersten Aromaölen überhaupt gehört. Preisgünstige Fläschchen enthalten daher immer modifiziertes (z. B. verdünntes bzw. synthetisch hergestelltes) Rosenöl oder wurden ganz einfach falsch etikettiert. Andererseits bedeutet ein hoher Preis nicht automatisch, daß das Aromaöl unbedingt echtes Rosenöl sein muß! Für ein Fläschchen mit einem Milliliter echtem Rosenöl müssen Sie um die 25 DM oder mehr hinblättern. Doch wenn es Ihnen hilft, ist es den Preis durchaus wert.

Thymian

Dieses stimmungsaufhellende Aromaöl ist sehr viel preisgünstiger als echtes Rosenöl und überall zu haben, wo Aromatherapie-Öle verkauft werden. Thymianöl wird durch Wasser-

oder Dampfdestillation aus den Blütenständen und Blättern eines niedrigen, mehrjährigen, immergrünen strauchähnlichen Gewächses (Thymus vulgaris) gewonnen, der zur Minze-Familie gehört. Ursprünglich stammt er aus dem Mittelmeerraum, ist heute aber fast überall auf der Welt verbreitet. Im alten Ägypten, in Griechenland und anderen frühgeschichtlichen Kulturen war der Thymian als Heilpflanze bereits sehr beliebt; man verwendete ihn vor allem gegen Kopfschmerzen, Verdauungsstörungen und Atembeschwerden. Als Antiseptikum in Truhen gelegt oder über Kleider gestreut, sollte er alle möglichen Plagen abhalten – von der Pest bis hin zu Läusen. Heutzutage wird Thymian vor allem als Würzkraut für Fleisch und andere Gerichte verwendet.

Über seine medizinischen Qualitäten hinaus ist der Thymian auch seit langem als stimmungsaufhellendes Kraut bekannt. Im antiken Rom verwendete man ihn zur Behandlung der Melancholie; spätere Kräuterkundige setzten ihn gegen Nervenschwäche und Schlaflosigkeit ein. Der einflußreiche englische Heilpflanzenspezialist Nicholas Culpeper verkündete im siebzehnten Jahrhundert: »Thymian vitalisiert und stärkt sowohl den Körper als auch den Geist.« Im ausgehenden 19. Jahrhundert nutzte man ihn in der Rekonvaleszenz nach schweren Krankheiten. In der Aromatherapie wird das Thymianöl oft Menschen empfohlen, die unter geistig-seelischem Streß, dem Prämenstruellen Syndrom, Erschöpfung und Niedergeschlagenheit leiden.

Thymianöl von höchster Qualität ist nicht rötlich wie manche weniger hochwertigen Sorten, sondern transparent bis weiß. Es irritiert die Haut etwas weniger als die rötlichen Öle. Dennoch sollten Sie dieses – wie jedes andere – Aromaöl stets in einer Trägersubstanz verdünnen, bevor Sie es auf die Haut geben.

Da Aromaöle meist in hochkonzentrierter Form angeboten werden, sind sie für die orale Einnahme (Schlucken, auf die

Zunge träufeln) in aller Regel *nicht* geeignet. Zu den Anwendungsmöglichkeiten beachten Sie bitte die Hinweise in Kapitel 2.

Homöopathika gegen den Alltagsblues

Erfahrene homöopathische Fachleute können Ihnen Dutzende von Homöopathika aufzählen, die bei schlechter Laune, Depressionen, Niedergeschlagenheit oder Verzweiflung schon geholfen haben. Um jedoch das für Sie persönlich genau richtige Mittel herauszufinden, muß man sehr viele verschiedene Faktoren in Betracht ziehen, die mit Ihrer besonderen Situation und Ihrer Persönlichkeit zu tun haben, zum Beispiel: Verschlimmert sich Ihr Zustand, wenn Sie Kritik hinnehmen müssen? Genießen oder meiden Sie die Gesellschaft anderer Leute? Grübeln Sie viel?

Bei schweren oder schon lange andauernden Gemütsverstimmungen empfiehlt es sich auf jeden Fall, Rat bei einer guten Homöopathie-Fachkraft zu suchen, die alle relevanten Fragen mit Ihnen durchgeht und dann das am besten geeignete Mittel auswählt. In anderen Fällen kann es auch einfacher und preiswerter gehen. Sie können sich zum Beispiel eines der vielen Kombinationsmittel besorgen, die mehrere homöopathische Substanzen enthalten, vorzugsweise solche, die auch am häufigsten zur Stimmungsaufhellung verordnet werden. Es gibt zwar keine ausgesprochenen homöopathischen »Antidepressiva« auf dem Markt; doch kann es durchaus sinnvoll sein, es einmal mit einem Mittel zu versuchen, das bei allgemeiner Erschöpfung, Schlafstörungen oder Angstzuständen empfohlen wird. Oder Sie probieren es mit einem der beiden nachstehend genannten Mittel aus. Beide enthalten »Niedergeschlagenheit, Depressivität, große Unruhe, Angstzustände« im Arzneimittelbild.

Arsenicum album

Dieses Homöopathikum wird aus Arsentrioxid, dem sogenannten Weißen Arsenik, zubereitet und ist in sehr niedrigen Potenzen (bis D3) giftig, daher auch verschreibungspflichtig. In höheren Potenzen (Verdünnungen) wird es bei verschiedenartigen Symptomkomplexen verwendet; dazu gehören allgemeine Schwäche, große Unruhe, Angst bis zur Todesfurcht, kalte Schweißausbrüche, brennende oder juckende Hautausschläge, Durchfall, Herzschmerzen und großer Durst. Typisch sind vor allem starke Abmagerung, Angst und das Gefühl, sich zu nichts aufraffen zu können. Die Symptome treten meist periodisch wiederkehrend auf. Sie verschlimmern sich gegen Mitternacht und in Ruhe, bessern sich hingegen bei Wärme(anwendungen).

Pulsatilla

Dieses Homöopathikum wird aus der giftigen Wiesenküchenschelle (frische, ganze Pflanze) zubereitet. Auch Pulsatilla ist bis zur Potenz D3 verschreibungspflichtig. In höheren Potenzen wird sie vor allem bei Neigung zu Gastritis, Eierstock-Unterfunktionen, Völlegefühl, Neigung zum Erbrechen, Krampfaderbeschwerden, reißendem Gelenkrheuma, Frösteln, kalten Füßen, Entschlußschwäche, Verzagtheit, Depressionen und Weinerlichkeit verordnet. Vor allem Frauen – und hier insbesondere die blonden, hellhäutigen und blauäugigen »Seelchen« – sprechen auf dieses Mittel an. Typisch für das Arzneimittelbild ist, daß die Beschwerden sich bei Bewegung und im Freien bessern und – trotz der Kälteempfindlichkeit – bei Wärme und in Ruhe verschlimmern.

Stimmungsaufheller für den Anfang

Die folgenden drei Substanzen eignen sich am besten, wenn Sie etwas gegen immer wiederkehrende Stimmungsschwankungen, schlechte Laune, Einsamkeitsgefühle und Verzagtheit tun wollen.

- Ginkgo (dreimal täglich 40 mg) ist für viele Menschen besser als Johanniskraut, das sonnenempfindlich macht: Ginkgo wirkt vielfältiger und tonisiert Körper und Gemüt auf sanfte Weise.
- Ein Multivitamin-Multimineralstoff-Präparat, das Ihren Tagesbedarf an B-Vitaminen, Vitamin C und Magnesium abdeckt, hilft eventuellen Mangelzuständen ab, die sich aufs Gemüt schlagen können.
- Cholin (100 bis 200 mg täglich) kann nicht nur die Stimmung aufheitern, sondern auch alle geistigen Funktionen anregen.

Was Sie sonst noch für Geist und Seele tun können

Kein ärztlich verschriebenes Medikament, von Valium bis zu »Glückspillen« wie Prozac, ist ein Allheilmittel für Geist und Seele. Ebenso sollten Sie nicht dem Glauben verfallen, Kräuter oder Nährstoffe allein würden schon ausreichen, um Sie allezeit fit und fröhlich zu machen und Angst, Reizbarkeit, Depressionen ein für allemal aus Ihrem Leben zu vertreiben. Stimmungsschwankungen sind eine ganz natürliche Reaktion auf die Herausforderungen und Veränderungen, mit denen wir im Leben konfrontiert werden. Sie sollten Sie deshalb akzeptieren, wann immer Sie können, und es sich ruhig auch einmal leisten, »nicht so gut drauf« zu sein.

Ob Sie nun unter immer wiederkehrender Niedergeschlagenheit, gelegentlicher mißlicher Laune oder aber deutlichen Depressionen leiden – immer tragen viele verschiedene Faktoren zu ihrem Entstehen bei, von Umwelteinflüssen bis hin zu Ihrem selbstgewählten Lebensstil. Viele davon, beispielsweise Kummer in der Liebe oder Probleme im Beruf, haben nicht das geringste mit den chemischen Prozessen im Gehirn zu tun und können auch durch das Aufputschen von Neurotransmittern nicht behoben werden. Statt in solchen Fällen allein auf ein Medikament – sei es auch noch so natürlicher Herkunft – zu bauen, sollten Sie die folgenden Ratschläge beherzigen:

- Versuchen Sie, die tieferen Ursachen langanhaltender bzw. besonders schwerer Gemütsverdunkelungen herauszufinden, sei es mit psychotherapeutischer Hilfe, Traumdeutung, einer körperorientierten Therapie, Hypnose oder einem anderen adäquaten Verfahren.
- Bewegen Sie sich ausreichend und regelmäßig. Körperlich fit zu sein, ist sehr gut für das allgemeine Wohlbefinden; darüber hinaus schütten Sie beim Training mehr Endorphine aus, die Sie geradezu euphorisch machen können. Depressivität und Angst schwinden dahin, wenn Sie sich zur körperlichen Aktivität aufraffen (können); Frust, Zorn und Ärger werden abgebaut.
- Meiden Sie die Gesellschaft griesgrämiger, Ihre Stimmung noch verschlechternder Menschen; gehen Sie dorthin, wo man lacht und fröhlich ist, und versuchen Sie, dem Leben seine komischen Seiten abzugewinnen. Lachen ist eine ansteckende und gesunde Methode, das Gemüt positiv zu beeinflussen.
- Meiden Sie jeglichen Mißbrauch von Stimulanzien, auch Kaffee oder Tee im Übermaß. Nervosität, Deprimiertheit und Angst sind bekannte Nebenwirkungen, die sich bei längerdauerndem Stimulanzienmißbrauch einstellen.
- Versuchen Sie, allzu belastenden und stressigen Situationen aus dem Weg zu gehen, und/oder lernen Sie, auf Streß anders

und mit gesünderen Methoden als bisher zu reagieren, zum Beispiel mit Hilfe von Meditationen, Biofeedback, Yoga oder anderen Entspannungsverfahren. Streß regt nämlich die Nebennierenrinden zur Ausschüttung bestimmter Hormone an, die viel zu Ihrer niedergedrückten Stimmung beitragen.

7. Kapitel: Gutes für die Sexualität

Was haben Pfefferminzöl, Gurken, Marihuana, Alraune, Austern und Honig gemeinsam? Sie alle wurden irgendwann als Aphrodisiaka benutzt – Substanzen also, die das sexuelle Begehren (die Libido) stimulieren und die Potenz steigern sollten. Alle wurden außerdem irgendwann von der Wissenschaft ad acta gelegt, weil ihre angeblichen Wirkungen nicht nachweisbar waren. Einige medizinische Autoritäten gehen sogar so weit zu behaupten, daß *jegliches* sogenannte Aphrodisiakum höchstens auf die Psyche wirke. So heißt es zum Beispiel in der von der AMA (der Amerikanischen Medizinischen Gesellschaft) herausgegebenen ›Medizinischen Enzyklopädie‹: »Keine Substanz hat erwiesenermaßen irgendwelche sexuell anregenden Wirkungen; allerdings kann buchstäblich jede den gewünschten Effekt erzielen, so lange die Person, die sie einnimmt, nur fest genug daran glaubt.«

Diese abwehrende Haltung ist zum Teil darauf zurückzuführen, daß so unglaublich vielen Mitteln eine aphrodisische Wirkung zugeschrieben wird. Das ›Dictionary of Aphrodisiacs‹, veröffentlicht in den sechziger Jahren, umfaßt zum Beispiel Listen, die 250 Seiten füllen. In verschiedenen Kulturen wurden bestimmte Nahrungsmittel nur deshalb mit der männlichen Potenz verknüpft, weil sie äußerlich einem Penis ähneln, oder mit der weiblichen Fruchtbarkeit, weil es sich um Eier handelte. Natürlich ist deren sexuell stimulierende Wirkung größtenteils eine Sache der Einbildung (auch wenn die Imagination tatsächlich eine große Rolle spielt: Der Placebo-Effekt bei Aphrodisiaka kann bis zu 50 Prozent betragen). Einige sogenannte Sexualstimulanzien setzen einfach nur die Hemmschwelle herab und erhöhen gleichzeitig die Sinneswahrnehmung (Marihuana zum Beispiel). Auf der anderen Seite gibt es allerdings auch Nahrungsmittel, Kräuter und Ergänzungsstoffe, die klar umrissene biochemische Wirkungen im Körper entfalten und daher sehr wohl dazu beitragen können, daß auch das sexuelle Begehren und die Potenz gesteigert werden. Manche natürlichen Substanzen wirken zum Beispiel auf die männlichen und weiblichen Geschlechtshormone (Androgene und Östrogene), erhöhen oder verringern die Konzentration von Neurotransmittern im Gehirn, die mit der Libido zusammenhängen, oder verbessern den Blutstrom in erektilen Geweben wie etwa dem Penis oder der Klitoris. Naturheilmittel können demzufolge nicht nur kurzzeitig den sexuellen Appetit wecken, sondern durchaus auch den gesamten Hormonhaushalt und Reproduktionstrakt in Schwung bringen und auf diesem Wege die Sexualfunktionen, sehr oft auch die Fruchtbarkeit, positiv beeinflussen.

Pflanzliche Aphrodisiaka: Mythos und Wirklichkeit

Über einige der »klassischen« pflanzlichen Aphrodisiaka sollten Sie sich ausschließlich aus zweiter Hand informieren: Lesen Sie etwas darüber, wenn Sie Lust dazu haben, aber nehmen Sie sie auf gar keinen Fall selbst ein. Auch wenn sie in Büchern zum Thema immer wieder einmal erwähnt werden, ist der Einfluß der nachfolgend genannten Pflanzen auf die Sexualfunktionen praktisch nicht belegt. Erwiesen sind hingegen ihre – teils beträchtlichen – unerwünschten Nebenwirkungen. Davon abgesehen sind diese Pflanzen nicht im Handel erhältlich. Sie wachsen noch in freier Natur und werden von Unvorsichtigen gelegentlich verwendet. Wie gesagt, lassen Sie lieber die Finger davon.

Alraune. Das ist eine giftige Pflanze (Mandragora officinarum) aus der Familie der Nachtschattengewächse. Wissenschaftliche Studien konnten ihren behaupteten aphrodisischen Effekt nicht bestätigen. In Deutschland wird die Alraune, auch »Erdmännchen« genannt, als Heilpflanze angebaut, denn in der Homöopathie verwendet man zwei aus der Alraune hergestellte Mittel – allerdings nicht zur sexuellen Stimulierung: *Mandragora* bei Verwirrungszuständen, motorischer Unruhe, Pupillenerweiterung, asthmaähnlichem Husten mit Auswurf, sowie *Mandragora e radice* bei Depressionen, Reizbarkeit, Konzentrationsmangel, Apathie, Sinnestäuschungen, Ohrensausen, kollapsähnlichen Zuständen usw.

Gewöhnlicher Stechapfel. Auch als Dornenapfel bekannt, war diese Pflanze kürzlich für den Tod zweier Teenager in Texas verantwortlich. Sie hatten Teile der Pflanze, die sie in freier Natur gepflückt hatten, gegessen – wahrscheinlich weil die Pflanze in dem Ruf steht, Halluzinationen bzw. eine hypnotische Trance hervorzurufen. 1994 wurden mehr als ein Dutzend junger Leute in New York und Connecticut ins Krankenhaus eingeliefert, nachdem sie mit dem Dornenapfel herumexperimentiert hatten. Im 19. Jahrhundert setzte man diese Pflanze des öfteren wegen ihres narkotischen und schmerzlindernden Effekts ein. Sie enthält nämlich Alkaloide (siehe Kapitel 1), die heute in modernen Medikamenten Verwendung finden. Die Pflanze selbst jedoch ist äußerst giftig. Todesfälle wurden schon im Jahre 1676 dokumentiert, und zwar in Jamestown, Virginia (der amerikanische Name »Jimson-Kraut« ist eine Verballhornung von »Jamestown-Kraut«, wie man es ursprünglich nannte). Allein beim Pflücken der Stechäpfel kann man schon Augenschwellungen davontragen.

Brechnuß. Diese Pflanze mit dem bezeichnenden Namen stammt aus Asien. Es handelt sich um einen kleinen Baum, dessen Nüsse das giftige Alkaloid Strychnin enthalten. Früher galt die Brechnuß als Aphrodisiakum für die Abenteuerlustigen – diejenigen nämlich, denen es völlig egal war, daß die giftige und die stimulierende Dosis gefährlich nahe beieinanderliegen. Tatsächlich hat die Pflanze nachweislich anregende und kreislaufstimulierende Wirkungen. Nehmen Sie aber auf keinen Fall Brechnuß-Präparate ein – es sei denn, bei bestimmten Erkrankungen als hochpotenziertes (und daher stark verdünntes) Homöopathikum (*Nux vomica*), und auch dies am besten nur in Absprache mit einer guten homöopathischen Fachkraft.

Zwei weitere Pflanzen, denen aphrodisische Wirkungen nachgesagt werden, sind zwar nicht so giftig wie die obengenannten, entbehren aber jeglichen nachweisbaren Nutzens als sexuelle Stimulanzien: Wildlattich (Lactuca virosa) sowie Hopfen. Der erstgenannte wird von vielen Naturheilkundigen sogar als Anaphrodisiakum bezeichnet – er beruhigt, ja sediert und kann sexuelle Erregung daher eher dämpfen. Das gleiche gilt auch für den guten alten Hopfen (Humulus lupulus). Ja, meine Herren, Sie lesen schon richtig: Der wichtigste Inhaltsstoff im Bier, das in der Fernsehwerbung immer als tolles Partygetränk angepriesen wird – Biertrinker wirken auf Frauen angeblich unwiderstehlich –, ist alles andere als ein sexuelles Stimulans. Es wirkt vielmehr sedierend und macht muntere Männer müde. Natürlich spielt auch der Alkohol im Bier eine Rolle, der anfangs vielleicht noch anregt, dann aber rasch lahmlegt. Wie schon Shakespeare richtig bemerkte: Alkohol facht das Begehren an, hindert aber die Ausführung. Übrigens verringert starker Alkoholkonsum mit der Zeit auch die Spermienzahl und die Produktion des männlichen Sexualhormons Testosteron.

Zu den wenigen Pflanzen, denen tatsächlich eine direkte sexuell stimulierende Wirkung zugesprochen werden kann, gehören Yohimbe und Damiana. Sie erhöhen die Libido, das Vergnügen am Sex und die Potenz, sowohl bei Frauen als auch bei Männern. Normalerweise nimmt man Präparate aus diesen Pflanzen nicht langzeitig ein, wie etwa Ginseng und andere, die

Sexualfunktionen anregende Wirkstoffe, sondern nur gelegentlich, kurz vor dem Liebesakt.

Yohimbe

Wahrscheinlich ist Yohimbe eines der besten pflanzlichen Aphrodisiaka, die wir kennen. Seit Jahrhunderten trinken Einheimische in Westafrika einen Tee, der aus Yohimbe-Rinde gebraut wird, um Impotenz zu kurieren und zu besonderen Gelegenheiten sexuell besonders gut drauf zu sein. Wissenschaftliche Studien, die bereits seit den dreißiger Jahren durchgeführt wurden, ergaben immer wieder, daß die Pflanze tatsächlich die männlichen Sexualorgane beeinflussen kann – allerdings um einen relativ hohen Preis, wie wir noch sehen werden.

Die Aphrodisiaka-Wirkstoffe in der Rinde des Yohimbe-Baums wurden inzwischen wissenschaftlich identifiziert. Es handelt sich um ein Alkaloid, das den Namen Yohimbin erhielt. Yohimbinhydrochlorid wird von verschiedenen pharmazeutischen Firmen zur Medikamentenherstellung verwendet. Studien haben ergeben, daß etwa ein Drittel aller impotenten Männer, die diesen Wirkstoff zu sich nehmen, anschließend eine Erektion bekommen. (In solchen Studien wird stets nur Yohimbinhydrochlorid, nicht aber Yohimbe-Extrakt verwendet.) Auch bei Männern ohne Potenzprobleme zeigt der Wirkstoff deutliche Effekte. In einer damals Furore machenden Studie an männlichen Ratten, die von Dr. Julian Davidson und Mitarbeitern an der Abteilung Physiologie der Stanford-Universität durchgeführt und 1984 in der bekannten Fachzeitschrift ›Science‹ veröffentlicht worden war, hatten die mit Yohimbin behandelten Rattenmännchen sofort wie wild zu kopulieren angefangen. Auch Männchen, die als sexuell wenig aktiv aufgefallen waren, hatten ein solches Verhalten an den Tag gelegt.

Studien ergaben, daß Yohimbin bestimmte Neurotransmitter im Gehirn freisetzt und kleine Arterien erweitert. Die sogenannten erektilen Gewebe des Körpers (also solche, die anschwellen und sich dabei aufrichten können) sowie die peripher gelegenen Blutgefäße füllen sich dadurch stärker mit Blut – so auch der Penis. Gleichzeitig verengen sich die Venen im Penis; das Blut kann daher nicht so rasch abfließen, und die Erektion bleibt länger bestehen. Yohimbin wirkt auf recht komplexe Weise; in welcher Art es die Libido beeinflußt, ist noch nicht ganz geklärt.

Auch wenn Yohimbin offenbar keinen Einfluß auf den Testosteronspiegel hat, kann es bei manchen Männern doch bewirken, daß sie eine kräftige und länger anhaltende Erektion bekommen. Auch die Zahl der Erektionen kann sich erhöhen. Die Nebenwirkungen gleichen allerdings denen eines Horrorfilms. Davidson drückte das so aus: »Yohimbin hilft den Männern zwar, eine Erektion zu bekommen; bloß wissen sie dann anschließend nicht, was sie damit anfangen sollen, weil sie sich so scheußlich fühlen.« Zu den Nebeneffekten des Alkaloids gehören Übelkeit, innere Unruhe, Reizbarkeit, Schweißausbrüche, Schwindelgefühle, Kopfweh und Bluthochdruck. Sie sollten Yohimbinpräparate daher auf jeden Fall meiden, wenn Sie unter hohem Blutdruck, Herz-, Nieren- oder Lebererkrankungen leiden, MAO-Hemmer gegen Depressionen einnehmen, an einer psychischen Störung erkrankt oder (als weibliche Yohimbin-Aspirantin) schwanger sind.

Auch Extrakte der Pflanze können sexuell stimulierend wirken, je nachdem, wie hoch die Alkaloidkonzentration jeweils ist (was auf den Packungen leider meist nicht angegeben und daher schwer zu eruieren ist). Alle Naturheilkundigen sind sich darüber einig, daß Yohimbe-Präparate zum Mißbrauch verleiten können und man sie keinesfalls regelmäßig oder womöglich gar täglich einnehmen sollte. Michael Murray, Autor des Buches ›Male Sexual Vitality‹, meint dazu: »Ich schließe mich dieser Ansicht an. In meiner eigenen Naturheilpraxis habe ich mehrfach mit Yohimbe gearbeitet und halte die Anwendung für ziemlich kompliziert, weil man immer auf die Nebenwirkungen aufpassen muß.« Auf keinen Fall, meint er, sei Yohimbe eine Pflanze zur Selbsthilfe ohne fachliche Anleitung und Überwachung.

Die Reaktionen auf Yohimbe sind allerdings individuell verschieden, und manche Menschen erleben die Einnahme tatsächlich als positiv, sei es im sexuellen Bereich oder wegen seiner stimmungsaufhellenden Eigenschaften. Frauen nehmen Yohimbe eher selten ein, und wenn, dann allenfalls als Hilfe beim Abnehmen. Manchmal, so heißt es, habe es leicht halluzinogene Wirkungen und schärfe die Sinneswahrnehmungen.

Wie Sie Yohimbe anwenden können: Am besten ist es, Yohimbe bzw. auch Yohimbinhydrochlorid-haltige (verschreibungspflichtige) Medikamente nur unter ärztlicher Aufsicht einzunehmen und bei Auftreten unerwünschter Nebenwirkungen sofort die Finger davon zu lassen. Yohimbe-Präparate finden Sie in manchen Sexkatalogen, gelegentlich auch in esoterischen Gesundheitsläden, oft als Kombinationspräparat mit anderen anregenden Wirkstoffen. Sollten Sie so etwas einmal ausprobieren wollen, beginnen Sie unbedingt mit sehr niedrigen Dosierungen und steigern Sie sie mit der Zeit nur so weit wie Sie keine unerwünschten Folgewirkungen verspüren. Zum Beispiel können Sie eine 500-mg-Kapsel mit Yohimbe schlukken oder eine einzige Tasse Yohimbe-Tee trinken. (Falls Sie getrocknete Rinde gekauft haben: Brühen Sie etwa 3 Gramm Rindenteile in zwei Tassen kochendem Wasser 2 bis 3 Minuten lang auf und lassen Sie den Tee dann zugedeckt 10 bis 15 Minuten ziehen.)

Manche Homöopathika-Hersteller bieten Yohimbe auch als homöopathisches Präparat an; es ist dann praktisch nebenwirkungsfrei. Fragen Sie Ihre homöopathische Fachkraft danach, ob die Einnahme bei Ihnen sinnvoll erscheint.

Damiana

Damiana (Turnera diffusa, siehe auch Seite 183) ist in Mexiko seit langem als pflanzliches Aphrodisiakum beliebt; in den letzten Jahren ist ihr Ruf auch bis in die USA gedrungen. Die Präparate werden aus den Blüten und Blättern der Pflanze hergestellt. Biochemische Analysen ergaben, daß Damiana ein flüchtiges Öl mit leichten Reizstoffen enthält und den Urogenitaltrakt bei der Ausscheidung sanft stimuliert. Darüber hinaus enthält die Pflanze Alkaloide, die kreislauf- und nervenanregend wirken und die Berührungsempfindlichkeit des Penis und der Klitoris steigern. Manche Menschen fühlen sich nach der Einnahme von Damiana auch leicht euphorisch – ein Effekt, der etwa eine Stunde lang anhält.

Damiana galt früher vor allem als Aphrodisiakum für Frauen; heute greifen beide Geschlechter darauf zurück. Einige Naturheilkundler sind der Ansicht, Damiana könne die Spermienzahl erhöhen, den Testosteronspiegel günstig beeinflussen und die Prostata sowie andere männliche Sexualorgane kräftigen. Leider ist die Pflanze bislang noch keinen wissenschaftlichen Studien unterzogen worden, die ihren Ruf als Sexualstimulans hätten bestätigen (oder verneinen) können.

Damiana wirkt weit sanfter und hat weniger Nebeneffekte als Yohimbe. In der Volksmedizin Mexikos wurde sie nicht nur als Aphrodisiakum, sondern auch als Mittel gegen Verstopfung, Erschöpfung, Depressionen und Angstzustände eingesetzt.

Wie Yohimbe wird die Pflanze oft in Kombinationspräparaten verwendet. Sollten Sie nach Mexiko reisen, können Sie dort sogar einen Damiana-Schnaps kaufen. (Nur kleine Mengen davon trinken – zu viel Alkohol hat den gegenteiligen Effekt!)

Wie Sie Damiana anwenden können: Eingeborene Mexikanerinnen nutzten die Wirkungen von Damiana, indem sie rund eine Stunde vor der sexuellen Begegnung eine Tasse Damiana-Tee zu sich nahmen. In den USA – und gelegentlich auch schon auf dem deutschen Markt – ist das Pflanzenpräparat in Form von Kapseln, Tropfenkonzentraten, Tinkturen und Extrakten erhältlich. Die Durchschnittsdosis beträgt ein bis zwei 400-mg-Kapseln bzw. 5 bis 8 ml (ein Tropfenspender voll) der Flüssigkeit.

Pflanzliche Tonika für die Sexualfunktionen

Yohimbe und Damiana gehören zu den »klassischen«, wenn auch wissenschaftlich noch nicht in Einzelheiten bestätigten pflanzlichen Aphrodisiaka: Innerhalb weniger Stunden nach der Einnahme steigt die Lust auf Sex. Alle anderen sogenannten Aphrodisiaka tragen diesen Namen eigentlich zu Unrecht; sie sollten besser »Sexualtonika« heißen, denn sie zeigen kaum je eine unmittelbare Wirkung, sondern regen auf längere Sicht die Sexualdrüsen und -funktionen an, was dann auch die Libido positiv beeinflussen kann. Wenn Sie also auf Abenteuer und Sofortwirkungen aus sind, sollten Sie es mit Yohimbe probieren. Denken Sie allerdings daran: Es kann sein, daß Sie es bereuen werden, weil Ihnen bei den Nebenwirkungen alles vergeht. Damiana wirkt erheblich sanfter; Sie gehen damit kaum das Risiko ein, daß Sie anschließend heilige Eide schwören, von nun an von Aphrodisiaka aller Art auf jeden Fall die Finger zu lassen.

Die folgenden Pflanzen sind Sexualtonika. Sowohl Frauen als auch Männer können Präparate daraus täglich einnehmen, um ihre sexuelle Vitalität zu steigern und die Funktion ihrer Sexualorgane zu unterstützen.

Hafer

Hafer (Avena sativa) wird weithin angebaut; Haferflocken sind als Frühstückszerealien auch bei uns sehr beliebt. Haferprodukte zu Heilzwecken werden aus der jungen, ganzen Pflanze und/oder den noch nicht ganz ausgereiften Körnern hergestellt. Hafer kann sowohl Heil- als auch Nahrungsmittel sein: Er enthält einerseits Alkaloide und andere therapeutisch potentiell interessante Inhaltsstoffe, andererseits besitzt er einen hohen Nährwert und ist kalziumreich. In der Volksmedizin wurde Hafer als Nervenstärkungsmittel verwendet. Viele Menschen essen heute noch Haferprodukte, um Erschöpfungszustände oder auch Drogenabhängigkeit besser zu überwinden und das Nervensystem auf sanfte Weise anzuregen. Darüber hinaus wird Hafer seit langem als mildes Sexualtonikum empfohlen, das auf längere Sicht auch gegen Impotenz hilft. Wissenschaftliche Studien dazu fehlen bislang noch, abgesehen von einer Untersuchung an vierzig Männern und Frauen, die ein aus Hafer- und Brennessel-Extrakt kombiniertes Präparat einnahmen und danach häufiger Lust auf Liebe hatten und sich auch öfter sexuell betätigten als zuvor.

Wie Sie Haferprodukte anwenden können: Abgesehen von Haferflocken zum Frühstück können Sie Hafer als Kapseln, Tropfenkonzentrat, Tinktur oder Extrakt einnehmen. Die durchschnittliche Tagesdosis beträgt dreimal täglich anderthalb bis zwei Tropfenspender (10 bis 15 ml).

Ginkgo

Viele Studien haben die Wirkung von Ginkgo auf den Kreislauf und andere Körperfunktionen bereits belegt; einige wenige setzten sich auch mit seiner anregenden Wirkung auf die Sexualorgane auseinander. So kamen zum Beispiel R. Sikora und Mitarbeiter bei einer 1989 im ›Journal of Urology‹ veröffentlichten klinischen Studie zu dem Schluß, Ginkgo-Extrakt könne bei Impotenz helfen, die auf schlechter Durchblutung im Penisbereich beruhe. Die Forscher verabreichten 60 Patienten mit erektiler Dysfunktion (der Unfähigkeit, eine Erektion zu bekommen oder zu halten) 12 bis 18 Monate lang täglich je 60 mg Ginkgo-Extrakt. Selbst bei dieser vergleichsweise kleinen Dosis – meist werden 120 mg pro Tag empfohlen – zeigte sich im Ultraschall, daß die Sexualorgane der Patienten nach sechs bis acht Wochen wieder deutlich besser durchblutet waren. Nach sechs Monaten hatte die Hälfte der Männer ihre Potenz zurückgewonnen.

Wie Sie Ginkgo anwenden können: Ginkgopräparate sind weithin und in vielerlei Formen erhältlich. Die empfohlene Tagesdosis eines Extrakts, der auf 24 Prozent Ginkgo-Heteroside standardisiert ist, beträgt dreimal täglich 40 mg.

Ginseng

Ginsengwurzeln sehen manchmal aus wie ein Phallus und werden nicht zuletzt aus diesem Grund seit langem als Potenzmittel gepriesen. Sowohl im alten China als auch in Indien und bei vielen nordamerikanischen Indianerstämmen war Ginseng Bestandteil traditioneller »Liebestränke«. Klinische Studien, die diese Wirkung belegen könnten, gibt es bislang nicht; einige Tierstudien jedoch scheinen den Volksglauben zu bestätigen. So zeigte zum Beispiel eine im ›American Journal of Clinical Medicine‹ veröffentlichte Studie, daß Tiere, die Ginsengpräparate erhalten hatten, anschließend sexuell erheblich aktiver waren als ihre nicht behandelten Artgenossen. An Kaninchen, Ratten und Bullen, denen Ginseng verabreicht worden war, konnte man beobachten, daß ihre Keimdrüsen sich vergrößerten und die Spermienzahl bzw. -qualität sich verbesserte. Eine

Studie an Mäusen ergab, daß Ginseng die Tiere vor streßbedingten Libidoverlusten zu schützen vermochte: Legehennen wurden durch Ginseng dazu angeregt, mehr Eier zu legen.

Verschiedene Inhaltsstoffe des Ginseng, so wurde wissenschaftlich bewiesen, stimulieren den Hormonhaushalt und den Stoffwechsel und regen Herz- und Gehirntätigkeit an.

Wie Sie Ginseng anwenden können: Als Sexualtonikum ist eine Tagesdosis von 500 bis 1000 mg (Kapseln mit 5 bis 9 Prozent Ginsenosiden) empfehlenswert. Extrakte und andere konzentrierte Präparate enthalten manchmal auch mehr Ginsenoside; dann reichen 200 bis 400 mg pro Tag.

Tierprodukte, die Sie meiden sollten

In China und vielen anderen Ländern der Welt werden auch heute noch Teile bestimmter Tiere als Aphrodisiaka verkauft. In Europa gilt die Spanische Fliege (Cantharis vesicatoria) als besonderes Aphrodisiakum. Der Käfer, im Mittelmeerraum und Nahen Osten beheimatet, wird dazu getrocknet und zu Pulver zerstoßen. Er enthält eine sehr rasch wirkende Substanz, das sogenannte Cantharidin, die zu den wirksamsten Reizstoffen des Urogenitaltrakts gehört, die in der Medizin überhaupt bekannt sind. Auf die Haut aufgebracht, verursacht die Substanz juckende Bläschen. Wenn sie geschluckt und über Niere und Blase ausgeschieden wird, reizt sie Harnleiter, Harnröhre und Blase derart, daß Entzündungen an den Innenwänden der Organe entstehen. Das führt tatsächlich dazu, daß Erektionen länger anhalten und die Klitoris anschwillt. Die Nebenwirkungen – sehr starke Schmerzen im Unterleib, Brennen in der Blase, Übelkeit, Durchfall und heftiger Harndrang – machen die Lust jedoch zunichte.

Cantharidin gilt als starkes Gift und ist deshalb bei uns nur für den ärztlichen Gebrauch bestimmt (eine Ausnahme bilden bläschenziehende Kantharidenpflaster, die mit winzigsten Wirkstoffmengen bestückt sind und bei uns auch von Heilpraktikern gelegentlich für therapeutische Ausleitungsprozesse angewandt werden, allerdings ausschließlich äußerlich). Wer auch nur einige wenige Milligramm Cantharidin schluckt, kann bereits schwere Nierenschäden, eventuell sogar ein Nierenversagen davontragen. Die tödliche Dosis liegt bei 30 mg; viele Menschen sind aufgrund von Cantharidinvergiftungen schon ins Koma gefallen oder gestorben. Das homöopathische Mittel *Cantharis* ist bis zur Niedrigpotenz D3 verschreibungspflichtig; in höheren Potenzen wird es gelegentlich eingesetzt, um beispielsweise extreme Schmerzen zu lindern oder eine exzessive Libido zu dämpfen.

Für viele andere sogenannte Aphrodisiaka aus dem Tierreich werden die Genitalien männlicher Tiere verwendet, etwa die Hoden, der Penis oder das Blut von Tigern und Löwen. Das hat dazu geführt, daß manche Tierspezies inzwischen fast ausgerottet oder zumindest stark in ihrer Existenz bedroht ist. Ganz davon abgesehen, daß es sich hierbei um puren Aberglauben handelt – kein einziges Tier sollte nur deshalb sterben müssen, weil sich ein Mensch davon mehr sexuelle Lust verspricht! Ein solcher Mißbrauch ist moralisch absolut verwerflich, und zu Recht haben die Regierungen der betreffenden Länder Gesetze dagegen erlassen und Restriktionen durchgesetzt (von internationalen Umwelt- und Tierschutzkonferenzen, die für den Erhalt von Flora und Fauna kämpfen, ganz zu schweigen). Ein gutes Beispiel dafür sind die Schutzbestimmungen für das Rhinozeros, dessen zerstoßenes und pulverisiertes Horn in manchen Teilen Asiens und des Mittleren Ostens als Potenzmittel gilt. Aufgrund der unmoralischen Nachfrage ist die ganze Spezies in ihrer Existenz bedroht; ihr Bestand gilt heute als stark gefährdet.

Legale tierische Aphrodisiaka

Es gibt allerdings einige wenige, zu den Aphrodisiaka zählende Tierprodukte, deren Erwerb keinen gesetzlichen Restriktionen unterliegt und die auch – anders als beispielsweise Tigerhoden – durchaus nicht nur eine symbolische Wirkung besitzen. Wer allerdings umweltbewußt ist, für die grundsätzlichen Rechte der Tiere eintritt, vegetarisch lebt oder aus anderen Gründen das Töten von Tieren verabscheut, wird sicherlich nicht zu diesen Produkten greifen.

Hirschgeweih. Nach Ansicht chinesischer Naturheilkundiger kann Hirschgeweih (chinesisch: *lu rong*) die männliche Potenz stärken und die Lebensenergie (*qi* oder *chi*) insgesamt in Schwung bringen. Produkte daraus werden außerdem dazu benutzt, um sportliche Leistungen zu verbessern, die schädlichen Auswirkungen von Streß zu verringern und Kraft und Ausdauer zu steigern. Um diese Annahmen zu belegen, verweisen manche chinesischen Naturheiler gern auf Studien, denen zufolge Hirschgeweih bestimmte Sterole enthält, die testosteronähnliche Wirkungen entfalten können; Tierstudien ergaben darüber hinaus, daß Hirschgeweihextrakte bei männlichen Ratten die Hoden zu erhöhter Testosteron- und Spermienproduktion anregten. Vielen Phytopharmaka-Experten hingegen genügen diese Beweisführungen nicht. So meint zum Beispiel der amerikanische Phytopharmakologe Dr. Varro E. Tyler, es sei »absolut unbewiesen, daß Hirschgeweih irgendeine Substanz enthält, die Impotenz heilen oder die Libido steigern kann«.

Hirschgeweihprodukte werden in aller Regel aus China importiert. Hersteller, die um ihren Ruf besorgt sind, versichern, der Extrakt werde gewonnen, ohne daß man ein einziges Tier dafür töten oder ihm Schaden zufügen müßte. Angeblich benutzen sie zur Herstellung der Präparate ausschließlich Geweihenden, die von erwachsenen Tieren abgeworfen wurden, oder entfernen Jungtieren die weichen, frischen Geweihenden auf schonende Art und Weise, so daß sie anschließend wieder nachwachsen können. Ob diese Angaben stimmen oder nicht, können die Konsumenten der Produkte hierzulande natürlich nicht nachprüfen. Hirschgeweih-Stücke findet man gelegentlich in Asienläden; man kann sie zerstoßen und als Tee aufbrühen oder einige Wochen in Alkohol legen und eine relativ hochkonzentrierte Tinktur daraus gewinnen (Durchschnittsdosis: 10 bis 20 Tropfen pro Tag).

Seepferdchen. Seit vielen Jahrhunderten benutzen die Chinesen diese putzigen, im Meer lebenden Tiere mit dem pferdeähnlichen Kopf, um daraus Mittel zur Steigerung der männlichen Fruchtbarkeit herzustellen. Aus asiatischer Perspektive eignet sich das Seepferdchen für alle Leiden, bei denen es an *yang* (»männlicher Energie«) mangelt. Nach Auskunft chinesischer Naturheilkundiger wurde kürzlich in Laboranalysen festgestellt, daß der Körper von Seepferdchen bestimmte Proteine und Aminosäuren enthält, die möglicherweise dazu beitragen, daß in männlichen Hoden mehr Spermien produziert werden. Das Seepferdchen ist als Spezies zwar (noch) nicht akut gefährdet, jedoch bereits selten geworden, wozu auch die zunehmende Meeresverschmutzung ihr Teil beiträgt. Hierzulande sind solche Produkte im allgemeinen nicht im Handel.

Speziell für Frauen

Zwei der im folgenden genannten Pflanzen, der Mönchspfeffer, auch Keuschlamm genannt (Vitex agnus castus), sowie *dong quai*, der Chinesische Engelwurz, sind seit Urzeiten als »Frauenkräuter« bekannt, die einen positiven Einfluß auf den weiblichen Reproduktionstrakt haben, wenn auch nicht direkt auf die Libido. Der Mönchspfeffer ist in Europa sehr beliebt, der Engelwurz vor allem in China. Heutzutage können Frauen in aller Welt von diesen beiden und einer dritten Pflanze, der wilden Süßkartoffel (Yamswurzel), profitieren, um ihren Hormonhaushalt auszubalancieren und ihre Sexualfunktionen stets gut in Form zu halten.

Mönchspfeffer

Der Mönchspfeffer wird aus den kleinen Früchten eines Busches (Vitex agnus castus) gewonnen, der ursprünglich in Westasien beheimatet war, heute aber in ganz Europa sowie in den amerikanischen Südstaaten wächst. Agnus castus wird auch mit »keusches Lamm« oder »Keuschlamm« übersetzt, denn früher glaubte man, daß die Pflanze den Sexualtrieb eher senken statt steigern würde. Auch wenn diese Ansicht sich nicht allgemein durchsetzte, blieb sie doch bis ins Mittelalter hinein weit verbreitet; aus diesem Grund nahmen Mönche und Nonnen gelegentlich einen speziellen, aus den Agnus-castus-Früchten zubereiteten Sirup ein, der ihnen helfen sollte, ihre sexuellen Regungen zu unterdrücken. (Der deutsche Name verweist darauf, daß das nicht immer wunschgemäß klappte...) Frauen benutzten die Pflanze darüber hinaus, um verschiedene Frauenleiden damit zu heilen, zum Beispiel unregelmäßige Monatszyklen und Beschwerden in den Wechseljahren.

Genau dafür wird der Mönchspfeffer auch heute noch weithin verwendet und ärztlich verordnet: beim prämenstruellen Syndrom, bei kleineren Myomen, übermäßig starken Menstruationsblutungen, Brustspannen und vielem mehr. Kürzlich abgeschlossene Studien ziehen die aphrodisische Kraft des Mönchspfeffers eher in Zweifel, bestätigen aber, daß er hormonell regulierend wirkt und sich auf diese Weise auch positiv auf die Sexualfunktionen und -organe auswirken kann. »Die Wahrheit ist«, meint die Pflanzenheilkundlerin Rosemary Gladstar, »daß Agnus castus die Libido weder unterdrückt noch fördert. Doch er normalisiert den gesamten Fortpflanzungstrakt.«

Anscheinend stimulieren die Wirkstoffe des Mönchspfeffers die Hirnanhangdrüse dazu, das luteinisierende Hormon (Gelbkörper-anregende Hormon) auszuschütten, welches die Funktionen der weiblichen – und auch männlichen – Fortpflanzungsorgane beeinflußt. Bei Frauen führt das dazu, daß sie mehr Progesteron (Gelbkörperhormon) produzieren, was wiederum für den Monatszyklus sehr wichtig ist. Agnus castus kann auch in und nach einer Schwangerschaft eine wichtige Rolle spielen: Aus manchen Studien geht hervor, daß es den Milchfluß anregt.

Mönchspfeffer-Präparate können ohne Gefahr schwerer Nebenwirkungen mehrere Wochen, ja sogar monatelang, eingenommen werden. Bei manchen Frauen dauert es so lange, bis sie die positive Wirkung auf ihren Monatszyklus verspüren. Wer die Antibabypille einnimmt, sollte allerdings auf Mönchspfeffer verzichten.

Wie Sie Agnus castus anwenden können: Mönchspfeffer-Präparate gibt es als Tinkturen, Kapseln, Tabletten und Extrakte. Im Durchschnitt werden 0,5 bis 1 g Trockensubstanz in Tabletten oder Kapseln bzw. zweimal 30 bis 40 Tropfen täglich empfohlen.

Chinesischer Engelwurz

Dong quai, der Chinesische Engelwurz (Angelica sinensis), wird in der traditionellen chinesischen Medizin zu ähnlichen Zwecken verwendet wie der europäische hierzulande oder der amerikanische in den USA. In China und Indien wird er seit alters her verordnet, »um die Vitalenergie zu harmonisieren«, den Blutkreislauf zu stärken und den weiblichen Hormonhaushalt zu regulieren. In China, wo der Engelwurz ausgiebig erforscht wurde, fand man heraus, daß er die Fortpflanzungsorgane und das Immunsystem günstig beeinflußt, den Blutdruck senkt, Schmerzen lindern und die Blutzirkulation verbessern kann. Vor der Menstruation oder in den Wechseljahren wird Engelwurz häufig als tägliches Tonikum eingenommen. Auch im Westen ist er heutzutage vor allem bei Frauen sehr beliebt. Einigen Phytotherapeuten zufolge kann er sogar die Produktion der roten Blutkörperchen sowie die Östrogenausschüttung im Körper anregen.

Frauen mit Bluthochdruck sollten vom Engelwurz jedoch vorsichtshalber die Finger lassen und ihn auch in der Schwangerschaft nur dann anwenden, wenn das ärztlich befürwortet wird.

Wie Sie den Engelwurz anwenden können: Angelica-Präparate sind als Tabletten, Kapseln, Tropfenkonzentrate und Tinkturen erhältlich. Die Durchschnittsdosis beträgt 500 mg getrocknetes Kraut (in Tabletten usw.) bzw. 30 bis 40 Tropfen pro Tag.

Wilde Yamswurzel (Süßkartoffel)

Präparate dieser Pflanze werden aus der langen, gedrehten Wurzel mehrerer Süßkartoffel-Arten hergestellt (etwa Dioscorea villosa, D. mexicana, D. paniculata oder D. spiculiflora). Echte Yamswurzeln haben mit den als »süße Kartoffeln« verwendeten Knollen nicht viel gemein; in europäischen und nordamerikanischen Supermärkten findet man sie daher ziemlich selten. Doch da Pharmahersteller aus ihnen bestimmte Steroidhormone gewinnen, die unter anderem in der Antibabypille Verwendung finden, gehört die Yamswurzel zu den beliebtesten Medizinpflanzen der Welt.

In China verwendet man diese Spezies seit Tausenden von Jahren, und zwar als Lebertonikum, Verdauungshilfe und

Muskelrelaxans. Im indischen Ayurveda werden verwandte Yamswurzelarten als Mittel gegen Impotenz und Unfruchtbarkeit empfohlen.

Die Fähigkeit der Pflanze, regulierend in den Hormonhaushalt einzugreifen und auf diesem Wege z. B. Gebärmutterkrämpfe und Wechseljahrbeschwerden zu lindern, wurde in den letzten Jahrzehnten von westlichen Wissenschaftlern bestätigt. 1940 entdeckte ein amerikanischer Wissenschaftler, daß eine wildwachsende mexikanische Yamswurzel-Art unerwartet hohe Mengen an natürlichen Steroidhormonen enthält. Bis dahin wurden diese Hormone aus Tierprodukten gewonnen – eine umständliche und sehr teure Produktionsweise, die noch dazu keine großen Mengen erbrachte. Biochemiker fanden heraus, daß bestimmte andere, wildwachsende Yamswurzeln dazu benutzt werden können, spezielle Saponinkomponenten wie etwa das Diosgenin zu gewinnen, ein potentes Steroidhormon, das sich im Labor zu Geschlechtshormonen – unter anderem Testosteron und Gestagenen – umbauen läßt. Diese Entdeckung führte zu einem wahren Boom synthetischer Hormonpräparate, unter anderem hormonellen Kontrazeptiva sowie einer progesteronhaltigen Salbe gegen Brustspannen und -schmerzen.

Als pflanzliches Pharmazeutikum versorgt die wilde Yamswurzel sowohl Frauen als auch Männer mit Wirkstoffen, die ihre Leber braucht, um Geschlechtshormone zu verstoffwechseln. Die Pflanze hat besonderen Einfluß auf die Progesteron-Produktion und reguliert den Östrogen-Progesteron-Quotienten im Körper. Frauen mit PMS, Wechseljahrbeschwerden und anderen, mit einer Gelbkörperschwäche zusammenhängenden Frauenleiden können daher besonders von der wilden Yamswurzel profitieren. Auf diesem Wege verbessert sich oft auch ihr Sexualleben, denn die Lust auf die Liebe nimmt meist zu, sobald die Beschwerden abnehmen.

Die Yamswurzel ist vergleichsweise nebenwirkungsarm,

sollte aber wegen ihrer stark hormonellen Wirkung längerfristig nicht ohne ärztliche Aufsicht (und von Leberleidenden überhaupt nicht) eingenommen werden. Eine Kur über wenige Wochen dagegen kann den meisten Frauen nicht schaden.

Wie Sie die wilde Yamswurzel anwenden können: Sie wird als getrocknete Pflanze, in Pulverform, als Tabletten, Kapseln und Tinktur verkauft. Die Durchschnittsdosis beträgt 500 mg bzw. 30 bis 40 Tropfen pro Tag.

Speziell für Männer

Eine ganze Anzahl von Pflanzen wirkt sich anscheinend besonders günstig auf den männlichen Sexualtrakt aus; dazu gehören unter anderem Damiana (siehe Seite 225) und Ginseng (siehe Seite 228). Die sibirische Taigawurzel kann ebenfalls dazu beitragen, den Hormonhaushalt zu regulieren (siehe Seite 57). Die Zwergpalme hingegen wird vor allem dazu verwendet, das männliche Fortpflanzungs- und Urogenitalsystem in Schwung zu bringen.

Zwergpalme

Zwergpalmen-Produkte werden aus den dunklen Beeren einer kleinen, buschähnlichen Palme mit schwert- oder fächerförmig geformten Blättern (Serenoa repens, S. serrulata oder Paurotis wrightii) gewonnen. Letztere wächst vor allem in Florida, die ersteren auch im Südosten der USA sowie in der Karibik, wo sie traditionell als mildes Aphrodisiakum und Sexualtonikum verwendet werden. Die Zwergpalme soll insbesondere die Prostatafunktion positiv beeinflussen. Studien haben bestätigt, daß sie bei gutartigen Prostatavergrößerungen hilft und den männlichen Hormonhaushalt reguliert.

Präparate aus der Zwergpalme haben den Ruf, sehr gut verträglich zu sein und wenig Nebenwirkungen zu verursachen. Zusammen mit Damiana, Sarsaparilla, Ginseng und bestimmten Vitaminen und Mineralstoffen findet sich die Zwergpalme auch häufig in Präparaten zur Steigerung der männlichen Potenz.

Wie Sie die Zwergpalme anwenden können: In Deutschland wird sie eher selten verwendet; manche Gesundheitsläden führen Extrakte oder die getrockneten Beeren; Fertigpräparate sind gelegentlich in Sexshops oder -katalogen erhältlich. Die durchschnittliche Tagesdosis eines Präparats aus standardisiertem Zwergpalmenbeeren-Extrakt beträgt 100 bis 200 mg, zweimal täglich einzunehmen.

Nahrungsergänzungsstoffe für das Sexualleben

Viele Vitamine und Mineralstoffe spielen zumindest eine Nebenrolle bei allen Sexualfunktionen, ob es nun um die Hormonproduktion oder den Schutz der Gewebe vor schädlichen freien Radikalen geht. Sorgen Sie also dafür, daß Ihr Nährstoffbedarf an diesen Substanzen sowie an Antioxidanzien stets gedeckt ist (siehe Kapitel 10). Einige weitere Substanzen wie z. B. Cholin und die Aminosäuren Phenylalanin, Tyrosin und Histidin können Sie ab und an auch zusätzlich einnehmen, um eine »schlafende Libido« zu wecken. Ganz besonders wichtig für das männliche (wie auch weibliche) Sexual- und Fortpflanzungssystem sind Vitamin E sowie das Spurenelement Zink.

Cholin, Phosphatidylcholin, Lecithin

Der vitaminähnliche Nährstoff Cholin sowie die cholinhaltigen Substanzen Phosphatidylcholin und Lecithin stimulieren das Gehirn, so daß es mehr Neurotransmitter freisetzt, vor allem Acetylcholin, Nordadrenalin und Dopamin. Diese Neurotransmitter helfen, bestimmte Körperfunktionen zu regulieren, außerdem beeinflussen sie die Stimmung, die Immunabwehr und die Libido.

Wer übermäßig viel Cholin zu sich nimmt, kann depressiv werden. Cholinzusätze sollte man außerdem meiden, wenn man an Magengeschwüren oder der Parkinson-Krankheit leidet oder bestimmte Medikamente (Atropin, Dephenhydramin) einnehmen muß, die die Wirkung des Acetylcholins blokkieren.

Wie Sie diese Substanzen anwenden können: Cholin wird in Pulverform, als Tabletten, Kapseln und in flüssiger Form angeboten. Die Durchschnittsdosis zur Belebung der Libido beträgt 100 bis 200 mg pro Tag. Phosphatidylcholin wird meist in Kapseln verkauft; bei einem Präparat, das zu 90 % reines Phosphatidylcholin enthält, können Sie 1,1 bis 2,2 g pro Tag einnehmen. Lecithinpräparate gibt es als ölgefüllte Kapseln, als Granuli und in flüssiger Form. Die Tagesdosis beträgt 5 bis 10 g bzw. ein bis zwei Teelöffel.

Phenylalanin und Tyrosin

Diese Aminosäuren sind Vorläufer der Neurotransmitter Dopamin und Noradrenalin, die bei der sexuellen Erregung und dem Sex selbst eine wesentliche Rolle spielen.

Phenylalanin wird in der L-, D- und als Mischform aus beiden (DLPA) angeboten; siehe dazu Seite 93. L-Phenylalanin erhöht die Produktion des Neuropeptids Phenyläthylamin im

Gehirn; diese Substanz, die auch in Schokolade reichlich enthalten ist, scheint romantische Gefühle zu wecken. Studien ergaben, daß Menschen, die jede Lust an der Liebe verloren haben, besonders wenig Phenyläthylamin produzieren. Einige Wissenschaftlerinnen und Wissenschaftler haben daraus den Schluß gezogen, die weitverbreitete Angewohnheit (vor allem von Frauen), sich nach Ende einer Liebesaffäre das Leben mit Schokolade zu versüßen, sei nichts anderes als ein – unbewußter – Versuch, den Phenyläthylaminspiegel im Gehirn wieder zu erhöhen.

Phenylalanin und Tyrosin können Nebenwirkungen haben, wie sie von Stimulanzien her bekannt sind, etwa Schlaflosigkeit und Angstzustände. Sie sollten nicht eingenommen werden bei Bluthochdruck oder Phenylketonurie (einer angeborenen Phenylalanin-Stoffwechselstörung). Wer MAO-Hemmer als Antidepressiva einnimmt, sollte diese Substanzen ebenfalls meiden.

Wie Sie Phenylalanin und Tyrosin anwenden können: Meist werden sie als Kapseln oder in Pulverform angeboten. Um Ihre Libido zu wecken, sollten Sie ein- oder zweimal täglich 500 mg L-Phenylalanin *oder* Tyrosin einnehmen, und zwar zwei bis drei Wochen lang, außerdem täglich 25 bis 50 mg B-Vitamine sowie 500 mg Vitamin C.

Histidin

Histidin ist eine Aminosäure, die zur Bildung des Neurotransmitters Histamin notwendig ist; dieser wird in Nervenenden, Hirnzellen und vielen anderen Körpergeweben gespeichert. Weithin bekannt ist die entscheidende Rolle, die Histamin bei Allergien und anderen Vorgängen im Immunsystem spielt (und dabei Hautrötungen, Jucken, Heuschnupfen und Niesen hervorruft). Histamine erweitern außerdem die Blutgefäße und werden sowohl während der sexuellen Erregungsphase als auch beim Orgasmus in erhöhten Mengen freigesetzt. Da es durchaus möglich ist, daß niedrige Histaminspiegel im Blut sich negativ aufs Sexualleben auswirken, kann es in manchen Fällen hilfreich sein, zusätzlich Histidinpräparate einzunehmen, außerdem Niacin sowie Vitamin B6: Beide fördern die Histidin-Umwandlung zu Histamin.

Wer zu Allergien neigt, manisch-depressive Anfälle hat oder Antihistamine einnehmen muß, sollte auf keinen Fall Histidinpräparate schlucken. Männer, die es mit dem Histidin übertreiben, merken das unter Umständen am vorzeitigen Spermaerguß.

Wie Sie Histidinpräparate anwenden können: Die Durchschnittsdosis für die Libido beträgt zwei- bis dreimal täglich 500 mg, vor den Mahlzeiten einzunehmen, zusammen mit 25 bis 50 mg Vitamin-B-Komplex – das Ganze zwei bis drei Wochen lang.

Histidinpräparate bekommen Sie am ehesten in der Apotheke; im Reformhaus oder in Supermärkten werden solche Produkte nicht geführt.

Vitamin E

Vitamin E wird manchmal auch Fruchtbarkeits-Vitamin genannt. Als Antioxidans schützt es Zellmembranen sowie die ungesättigten Fettsäuren – auch im Sperma – vor den schädlichen Wirkungen freier Radikale. Vitamin E spielt außerdem für die Hormonproduktion und die Spermien- und Eizellenreifung eine wichtige Rolle. In Laborversuchen zeigte sich, daß Vitamin E die Fähigkeit von Spermien verbessert, reife Eizellen zu befruchten. Andere Studien ergaben, daß tägliche Dosen von 600 bis 800 IE Vitamin E unter Umständen die Zahl und Beweglichkeit der Spermien verbessern können. Auch auf den weiblichen Fortpflanzungstrakt hat Vitamin E viele positive Auswirkungen.

Wie Sie Vitamin E anwenden können: Es wird meist als flüssigkeitsgefüllte Kapseln angeboten. Für ein gut funktionierendes Sexualsystem sind 400 bis 600 IE pro Tag zu empfehlen.

Zink

Dieses Spurenelement spielt bei zahlreichen Körperfunktionen, einschließlich der männlichen (und weiblichen) Fruchtbarkeit, der Libido und der Potenz, eine entscheidende Rolle. Aus verschiedenen Gründen ist Zink für das Liebesleben von Männern sogar noch wichtiger als für das von Frauen: Ausreichende Mengen Zink sind nötig, damit der männliche Hormonhaushalt gut ausbalanciert ist, die Spermienproduktion und -reifung ungestört vonstatten gehen kann und die Spermazellen zur Befruchtung fähig sind. Der männliche Körper braucht Zink, um das Geschlechtshormon Testosteron zu produzieren, und zwar in der – normalerweise Zink speichernden – Prostata. Die Spermaflüssigkeit ist ziemlich zinkhaltig, was dazu führt, daß zahlreiche Samenergüsse kurz hintereinander einen relativen Zinkmangel hervorrufen können. In diesem Fall muß die Libido erst einmal eine Weile auf Sparflamme geschaltet werden, damit der Organismus Zeit hat, den Zinkmangel zu beheben. Eines ist jedenfalls sicher: Chronischer Zinkmangel kann zu Impotenz und Unfruchtbarkeit, niedriger Spermienzahl und verringerter Libido führen.

Einige der Nahrungsmittel, die dem Hörensagen nach gute Aphrodisiaka sein sollen, sind übrigens ganz besonders reich an Zink, zum Beispiel Austern.

Wie Sie Zink anwenden können: Die meisten Multivitamin-Multimineralstoff-Präparate enthalten auch Zink; es wird außerdem oft mit Kupfer kombiniert (ein Spurenelement, das ebenfalls für die Prostata wichtig ist), mit Selen oder auch mit anderen Mineralstoffen, die Mangelzuständen vorbeugen sollen. Zinkpräparate gibt es außerdem als Tabletten und Kautabletten. Die empfohlene Erwachsenen-Dosis pro Tag beträgt 12 bis 19 mg, optimal sind 17 bis 25 mg.

Düfte und die Sexualität

In der Tierwelt sind Düfte und Sexualität untrennbar verbunden, von den Insekten bis hin zu den Säugetieren. Balz- und Paarungsverhalten werden sehr oft von bestimmten Düften ausgelöst. Germaine Greer bemerkt dazu: »Die Tatsache, daß therapeutische Substanzen auch über die Nasenschleimhäute in den Blutkreislauf gelangen können, ist bislang noch viel zu wenig beachtet worden. Pflanzliche Östrogene, so weiß man heute, üben auf viele Tierspezies großen Einfluß aus; die Brunst wird im Frühjahr oft dadurch ausgelöst, daß die Tiere in Kontakt mit den Östrogenen in Wiesen- und Feldpflanzen kommen – und zwar wahrscheinlich weniger durch Aufnahme in den Magen als durch Einatmen.«

Auch bei den Menschen spielen Düfte im Sexualleben eine wesentliche Rolle. Viele berauschen und erregen sich geradezu an ihnen. Ja, man könnte sogar sagen: Nichts anderes als die enge Beziehung zwischen Duft und Sex erlaubt es einer gigantischen Parfumindustrie, weltweit Milliarden zu verdienen. Wissenschaftlich ist erwiesen, daß winzige Geruchsrezeptoren in der Nase über Nerven direkt mit dem Limbischen System verbunden sind, einer ringförmigen Region im Zentrum des Gehirns. Dieser Zellverband ist ein »primitiver«, entwicklungsgeschichtlich uralter Teil des Zentralnervensystems. Er spielt nicht nur für den Geruchssinn eine Rolle, sondern reguliert verschiedene Körperfunktionen, ruft Erinnerungen wach und Gefühle hervor. Die enge Verbindung zwischen Gerüchen, Gefühlen und Erinnerungen hat neben der Wissenschaft schon zahlreiche Romanschriftsteller begeistert; am bekanntesten ist vielleicht Marcel Prousts ›Auf der Suche nach der verlorenen Zeit‹, in der er das süß duftende, schmackhafte, seine Erinnerungen wachrufende Gebäck, die »Madeleines«, beschreibt.

Duftmoleküle können auch Pheromone befördern (wörtlich: hormonvermittelnde chemische Substanzen). Wissenschaftlich wurde festgestellt, daß sowohl Frauen als auch Männer aus Schweißdrüsen in den Achselhöhlen und im Genitalbereich Pheromone ausscheiden. Wenn dieser Duft – bei jedem Menschen ein einzigartiges, körpereigenes Parfum – dem Partner bzw. der Partnerin in die Nase steigt und ans Gehirn weitergeleitet wird, kann es als Aphrodisiakum wirken und das Sexualverhalten auch auf andere Weise beeinflussen. Wissenschaftlerinnen und Wissenschaftler am Monell-Geruchsforschungszentrum haben beispielsweise festgestellt, daß die Pheromone aus den Achselhöhlen von Männern dazu beitragen, die Fruchtbarkeit (d. h. den Monatszyklus) ihrer Partnerinnen zu regulieren.

Aromaöle für die Stimmung

Ob ein Duft als subtil sexuell stimulierend wahrgenommen wird, ist individuell sehr verschieden. Die Stimmungen und Gefühle, die ein bestimmter Duft in einer Person auslöst, können zum Beispiel mit dem Parfum zusammenhängen, das ein geliebter Mensch immer benutzt hat. Jemand anderes findet vielleicht einen Duft aufregend, der ihn oder sie an blühende Gardenien erinnert – wie die vor dem Fenster des Gartenhäuschens, in dem die ersten heimlichen Rendezvous stattfanden. Versuchen Sie es einmal mit einem der nachfolgend genannten Aromaöle, die im Ruf stehen, sexuell stimulierend zu wirken.

Sie können aber auch genauso gut »der Nase nach« gehen und verschiedene Düfte ausprobieren, bis Sie einen finden, der Sie antörnt. Wenn Sie diesen Duft anschließend immer für das Liebesspiel verwenden, wird er in Ihrer Erinnerung stets damit verknüpft sein – und Ihre Lust auf Sex verstärken.

Heutzutage bieten Aromaöl-Hersteller auch kombinierte Düfte in Sprühflaschen oder als Massageöle an, die häufig verwendete, sexuell anregende Duftstoffe enthalten, etwa Sandelholz, Ylang-Ylang und Patschuli. Ein weiterer Duft, der die Stimmung sinnlich macht, ist Jasmin.

Jasmin

Jasmin gehört zur Familie der Ölbaumgewächse, die Hunderte von Spezies umfaßt, von Büschen über Klettersträucher; sie tragen weiße, rote oder gelbe, stark duftende Blüten. Zur Parfumherstellung und in der Aromatherapie werden zumeist der Gewöhnliche Jasmin (Jasminum officinale) sowie der Königliche oder Italienische Jasmin (J. grandiflorum) benutzt. Obwohl ursprünglich aus Asien stammend, wächst Jasmin heute überall in Europa und anderen Teilen der Welt. Zu den wichtigsten Ländern, in denen Jasminöl gewonnen wird, gehören Ägypten, Marokko und Indien. Das Aromaöl wird seit langem dazu benutzt, bestimmte Hauterkrankungen zu lindern, die Stimmung zu heben und die Sinnlichkeit zu stimulieren.

Die meisten Menschen schätzen den exquisiten Jasminduft als Aphrodisiakum, das auch geistig anzuregen vermag. Der bekannte Aromatherapeut Robert Tisserand, Autor des Buches ›Die Kunst der Aromatherapie‹, erklärt dazu: »Jasmin löst Optimismus, Vertrauen, ja Euphorie aus. Besonders heilsam ist er bei Apathie, Gleichgültigkeit oder Teilnahmslosigkeit.« Schweben Jasminduftwolken durchs Schlafzimmer, hat das schon oft die Lust auf Liebe geweckt.

Das qualitativ hochwertigste Jasminöl wird durch Dampfdestillation aus den Blüten gewonnen. Da sie relativ geringe Mengen des Duftstoffs enthalten, ist Jasminöl etwa ebenso rar und teuer wie Rosenöl, ja manchmal sogar noch teurer. Es gibt auch qualitativ weniger hochwertige Jasminöle aus der ganzen Pflanze, die aber zur sexuellen Stimulation ebenso gut geeignet sein können.

Als Massageöl oder im Zerstäuber kann Jasminöl seine aphrodisischen Fähigkeiten besonders gut entfalten. Lesen Sie dazu bitte den entsprechenden Abschnitt in Kapitel 2.

Womit anfangen?

Haben Sie höchstens alle paar Monate einmal richtig Lust auf Sex? Dann sollten Sie es vielleicht einmal mit der folgenden Kombination versuchen – jeden Tag, einige Wochen lang. Es kann gut sein, daß aus der Sparflamme dann wieder ein Feuer wird. Nehmen Sie dazu:

- eine der hormonell regulierenden Pflanzen, etwa Ginseng (für den Mann) oder Mönchspfeffer (für die Frau),
- Cholin (Mengenangaben siehe Seite 239),
- ein Multivitamin-Multimineralstoff-Präparat, das nicht nur Vitamin E und Zink, sondern auch andere wichtige Nährstoffe (etwa den Vitamin-B-Komplex sowie Vitamin C) für Fruchtbarkeit und Sexualität enthält.

Was Sie sonst noch tun können

Einige der Gründe dafür, daß viele Menschen mit zunehmendem Alter immer weniger Lust auf Sex verspüren, haben mit den sich ändernden Hormonspiegeln, den Auswirkungen verschiedener Gesundheitsstörungen auf die Libido sowie den Nebenwirkungen von Medikamenten (z. B. gegen Bluthochdruck) zu tun. Eine veränderte Einstellung zum Sex sowie körperliche Fitness können allerdings meist viel dazu beitragen, das Sexualleben wieder in Schwung zu bringen. Das beste Aphrodisiakum ist natürlich weder eine Arznei noch ein pflanzliches Mittel, sondern vielmehr eine nach Zärtlichkeit und Sex verlangende Seele und ein gesunder, ausgeruhter Körper. Hier nur ein paar kurze Tips dazu, wie Sie das Beste aus Ihrem Liebesleben machen können.

- Bewegen Sie sich regelmäßig und ausreichend. Im Vergleich zu Leuten, die viel herumsitzen, funktioniert das Liebesleben bei körperlich Aktiven deutlich besser, und zwar auf indirektem Wege: Sie fühlen sich insgesamt wohler, und auch ihr Selbstwertgefühl ist höher. Außerdem kann körperliche Aktivität die Neurotransmitter und Hormone anregen, die mit Libido und Sexualverhalten zu tun haben.
- Lernen Sie, Ihren Partner bzw. Ihre Partnerin auf sinnliche Weise zu massieren (und sich selbst massieren zu lassen). Dabei erfahren Sie eine Menge über erogene Zonen, die sich keineswegs nur auf die Genitalregion beschränken, sondern über den ganzen Körper erstrecken. Zudem lernen Sie dabei, daß der Orgasmus nicht immer das Wichtigste sein muß, sondern die lustvolle Stimulierung des gesamten Körpers ebenso viel Freude macht.
- Wenn Ihr Terminkalender und die Bedürfnisse Ihrer Kinder Sie von einem erfüllten Liebesleben abhalten, versuchen Sie es einmal damit, erotische Stunden richtiggehend einzuplanen, eventuell auch außer Haus, wo Sie ungestört zu zweit sein können, ohne daß Sie von Telefonanrufen und anderen Dingen unterbrochen werden.
- Praktizieren Sie »Safer Sex«, das heißt, sorgen Sie für Empfängnis- bzw. Zeugungsverhütung und Schutz vor sexuell

übertragbaren Krankheiten. Nichts törnt eine Partnerin oder einen Partner so schnell ab wie der Gedanke, hier vielleicht ein Risiko einzugehen.

- Ist Ihr Liebesleben gleich Null, überlegen Sie einmal, ob Sie und Ihre Partnerin bzw. Ihr Partner nicht zu einer Familientherapie gehen sollten, in denen die zugrundeliegenden Gefühle, Haltungen und Wahrnehmungen, die die Annäherung erschweren, aufgedeckt und vielleicht verändert werden können.

8. Kapitel:
Herz und Kreislauf schützen

Herzinfarkte und andere schwere Herz-Kreislauf-Leiden gehören in der westlichen Welt immer noch zu den häufigsten Todesursachen. In großangelegten Bevölkerungs- und klinischen Studien konnten bislang viele der wichtigsten Risikofaktoren für kardiovaskuläre Erkrankungen identifiziert werden, darunter so eminent wichtige wie Bewegungsmangel, Rauchen und erhebliches Übergewicht. Ein schlanker, körperlich aktiver Mensch, der nicht raucht, ist weitaus weniger infarktgefährdet als ein übergewichtiger, körperlich kaum aktiver Raucher. Eine wichtige Rolle spielen außerdem die Ernährungsgewohnheiten, die Art der vorwiegend aufgenommenen Fette, der Cholesteringehalt, dazu eine etwaige Neigung des Bluts, sich zu verklumpen, sowie die Höhe des Blutdrucks. Vor allem die letztgenannten Risikofaktoren lassen sich mit einer ganzen Reihe natürlicher Substanzen erheblich reduzieren, unter anderem mit Kräutern, Vitaminen und essentiellen Fettsäuren.

Was »gute« von »schlechten« Fetten unterscheidet

Fette und Öle (Lipide) sind Substanzen, die der Körper zum optimalen Funktionieren unbedingt braucht. Fette sind für ihn eine konzentrierte Energiequelle; Fettgewebe schützen ihn vor Kälte und dienen den Knochen und empfindlichen Organen als Polster, die Knüffe und Erschütterungen abfangen. Nahrungsfette werden außerdem zur Verstoffwechselung von fettlöslichen Vitaminen (A, D, E und K) sowie essentiellen Fettsäuren benötigt. Frauen brauchen mehr Fettgewebe als Männer, weil sie darin einen Teil ihrer Geschlechtshormone (Östrogene) produzieren. Die amerikanische National Academy of Sciences wie auch die Deutsche Gesellschaft für Ernährung gehen davon aus, daß der tägliche Fettbedarf Erwachsener zwischen 15 und 25 Gramm liegt.

Eine Ernährung, die keinerlei oder nur äußerst wenig Fette enthält, ist demnach gesundheitsschädlich. Die meisten brauchen sich allerdings darum keine Sorgen machen: Im Schnitt beziehen sie rund 40 Prozent ihrer täglichen Kalorienmenge aus Fetten; viele essen sogar viel zu viel Fett, nämlich 150 g pro Tag oder mehr. Die meisten im Körper gespeicherten Fette liegen in der Form von Triglyzeriden vor (so genannt, weil sie aus drei Fettsäuren und einem Glyzerid-Molekül bestehen). Andere notwendige Lipide sind die Phospholipide (sie werden in Zellmembranen eingebaut) und die Sterole, zu denen auch das Cholesterin gehört. Nahrungsfette können auch nach ihrem sogenannten Sättigungsgrad eingeteilt werden – eine molekuläre Maßangabe, die damit zu tun hat, wie viele Wasserstoffatome sich an die Kohlenatome eines Fettmoleküls angelagert haben und es »sättigen«. Tierfette sind meist hochgesättigt, wohingegen pflanzliche Fette in der Regel mehrfach oder einfach ungesättigt sind. Die Amerikanische Herz-Gesellschaft und andere Autoritäten auf dem Gebiet der Ernährung empfehlen heute, nur maximal dreißig Prozent des täglichen Kalorienbedarfs über Fette zu decken und die ungesättigten auf jeden Fall zu bevorzugen.

Cholesterin ist ein kristalliner, fetthaltiger Alkohol, der natürlicherweise im Körper vorkommt. Er wird vor allem in der Leber produziert, die dazu gesättigte und mehrfach ungesättigte Nahrungsfette verstoffwechselt. Je mehr Cholesterin-Vorläufer aus tierischen Fetten Sie aufnehmen, desto höher steigt auch Ihr Cholesterinspiegel im Blut. Im Gegensatz zu einer weitverbreiteten Annahme kommt es beim Blut-Cholesterinspiegel weniger darauf an, wieviel Cholesterin man direkt aus der Nahrung bezieht, als auf die Menge gesättigter Fette, die man zu sich nimmt.

Bis zu einem bestimmten Grad ist Cholesterin im Körper sehr nützlich. Wir brauchen es, um Hormone und Vitamine zu produzieren, und es hilft unserer Galle, fette Speisen zu verdauen. Klettern jedoch die Serumcholesterin- oder Triglyzeridspiegel im Blut zu hoch, gibt es bald Probleme im Herz-Kreislauf-System. Überschüssige Triglyzeride und Cholesterin lagern sich nämlich als Fettdepots an den inneren Blutgefäßwänden an und verengen sie allmählich. Kommen dann auch noch Entzündungen in den Gefäßen hinzu, steigt das Risiko für einen Herzinfarkt bzw. Herzversagen beträchtlich. (Neuesten Forschungen zufolge sind solche Entzündungen für das Herzinfarktgeschehen noch bedeutsamer als die Fettablagerungen allein.)

Zum einen ist der Gesamt-Cholesterinspiegel im Blut diagnostisch wichtig (er wird in Milligramm Cholesterin pro Deziliter Blut gemessen), zum anderen aber auch die jeweils vorhandenen, unterschiedlichen Formen von Cholesterin und ihr Mengenverhältnis zueinander. Cholesterin bindet sich an Proteine im Blut. Die wichtigsten von ihnen sind die »low density«-Lipoproteine (LDL, sie haben eine niedrige Moleküldichte) und die »high density«-Lipoproteine (HDL, mit hoher Dichte). Die HDL räumen Cholesterin aus dem Blut weg, indem sie es von den Gefäßwänden und anderen Depots ablösen und zur Leber transportieren. Die Leber verstoffwechselt dann das Cholesterin, so daß es irgendwann aus dem Körper ausgeschieden werden kann. Die LDL hingegen tragen Cholesterin hinein in die Gefäße, in Muskel- und andere Körpergewebe, also genau dorthin, wo ein Cholesterinüberschuß Schaden anrichten kann.

In den letzten paar Jahrzehnten wurden Hunderte von wissenschaftlichen Studien durchgeführt, die alle bestätigen, daß sowohl ein hoher Gesamt-Cholesterinspiegel als auch ein hoher LDL-Spiegel im Verhältnis zum HDL das Herzinfarktrisiko erheblich steigern. Ist Ihr Gesamt-Cholesterinwert höher als 256 mg/dl – wie bei rund 40 bis 50 Millionen Amerikanerinnen und Amerikanern –, steigt Ihr Herzinfarktrisiko auf das Fünffache dessen, was Sie bei nur 220 mg/dl (dem Durchschnittswert) zu befürchten hätten. Ganz allgemein gibt es eine Faustregel: Wenn Sie Ihren LDL-Wert um 10 Prozent senken, verringern Sie gleichzeitig Ihr Herzinfarktrisiko um 20 Prozent. Erhöhen Sie womöglich gleichzeitig noch Ihren HDL-Wert um 10 Prozent, können Sie die Gefahr für Ihr Herz um 30 bis 40 Prozent reduzieren.

Der relative Nutzen einer Cholesterinsenkung für Menschen, deren Werte ohnehin schon unter dem Durchschnitt liegen, ist umstritten. In einigen Studien hat sich kaum ein Nutzeffekt ergeben. In anderen, beispielsweise einer großangelegten Studie an 9000 Chinesinnen und Chinesen zwischen 35 und 64 Jahren, stellte sich hingegen heraus, daß man sich selbst bei einem Cholesterinwert unter 220 mg/dl noch besser vor Herzinfarkt schützen kann, wenn man den Gesamt-Cholesterinspiegel noch ein wenig absenkt. Fairerweise muß man dazu sagen, daß sowohl die Schulmedizin als auch die Naturheilkunde in den letzten Jahren angefangen haben einzusehen, daß sie die Rolle des Cholesterins bei der Entstehung von Herzinfarkt wohl doch etwas überschätzt haben.

Viele Schulmediziner – und folglich auch ihre Patienten – bauen noch immer am ehesten auf konventionelle Medikamente, um den Blutcholesterinspiegel zu senken, und das, obwohl Veränderungen der Lebensführung und der Ernährung sowie bestimmte Nahrungszusätze viel sicherer und effektiver sind. Cholesterinsenkende Arzneien können viele unangenehme Nebenwirkungen haben, einschließlich Übelkeit, Kopfweh, Muskelschwäche und -schmerzen sowie Sehstörungen. Bei ihrer Einnahme wird empfohlen, des öfteren die Leberwerte kontrollieren zu lassen, weil Leberschäden nicht auszuschließen sind; andere können Verstopfung, Atemnot und Vitaminmangelzustände hervorrufen. Zudem ist ihr Nutzwert oft höchst umstritten. Schon 1992 meinten die Autoren einer entsprechenden Studie, die vom angesehenen ›British Medical Journal‹ veröffentlicht wurde, es sei an der Zeit, den Nutzen von »Cholesterinsenkern«, die keinen Einfluß auf die Todesrate (Mortalität) infolge von Herz-Kreislauf-Leiden hätten, neu zu überdenken.

Die Suche nach »teflonbeschichteten« Blutplättchen

Blutplättchen sind kleine, klebrige Bestandteile des Bluts, die eine wichtige Rolle bei der Blutgerinnung spielen. Ist Ihre Ernährung überwiegend fett- und cholesterinreich, werden diese Blutplättchen noch klebriger und können leichter miteinander verklumpen. So etwas kann lebensrettend sein, wenn Sie sich eine tiefe Wunde zugezogen haben und zu verbluten drohen: Die Blutgerinnung stoppt den Blutfluß. Haben Sie jedoch Blutklümpchen (Thromben) in den Adern, kann das sehr gefährlich werden.

Die Bildung von Blutplättchenklumpen innerhalb eines intakten Blutgefäßes wird Thrombose genannt. Wo die inneren Gefäßwände aufgerauht oder beschädigt sind, entstehen leichter Thromben. Das führt zum Aufbau sogenannter Atherome – cholesterinhaltiger Fettablagerungen. Atherome, die an Gefäßwänden kleben und dort zu kleinen Haufen kumulieren, werden Plaques genannt. Mit der Zeit richten solche Plaques Schäden an oder werden sogar lebensgefährlich. Der innere Blutgefäß-Durchmesser verengt sich immer mehr, so daß weniger Sauerstoff zu den Geweben befördert werden kann. Findet so ein Prozeß in den Herzkranz- oder Hirngefäßen statt, haben Sie bald eine Arteriosklerose. Wird das Blutgefäß durch einen Thrombus ganz verlegt, kann kein Blut mehr hindurch; die Folge ist eine Embolie. Im Gehirn kann so etwas einen Schlaganfall herbeiführen, im Herzen einen Infarkt begünstigen.

Wenn man es schafft, die Klebrigkeit der Blutplättchen zu reduzieren, kann man das Risiko für Hirn- und Herzkrankheiten erheblich senken. Genau das steckt auch hinter dem Rat mancher Ärzte und Ärztinnen, man sollte jeden Tag vorbeugend ein paar niedrig dosierte Acetylsalicylsäure-Tabletten (Aspirin) schlucken. Diese Säure »verdünnt« das Blut, indem sie die Klebrigkeit der Blutplättchen senkt. Den gleichen Zweck erfüllen allerdings auch eine Reihe von natürlichen Substanzen – und zwar ohne die Nebenwirkungen, die bei längerdauernder Einnahme von Acetylsalicylsäure zu erwarten sind, zum Beispiel Magenbluten und Magen-Zwölffingerdarm-Geschwüre.

Auf alle Substanzen, die das Zusammenkleben der Blutplättchen verhindern, sollten Sie verzichten, falls Sie ohnehin schon Anti-Thrombose-Mittel einnehmen, die Gerinnungsfähigkeit Ihres Blutes herabgesetzt ist (z. B. bei Hämophilie) oder Sie sich in Kürze einer Operation unterziehen müssen.

Was Ihrem Blutdruck nützt

Schätzungsweise 40 bis 60 Millionen Amerikanerinnen und Amerikaner (und rund 15 Prozent aller Deutschen) leiden an erhöhtem Blutdruck. Ihr Blut, das vom Herzen durch die Gefäße gepumpt wird, übt einen erheblich stärkeren Druck auf die Innenwände der Arterien aus, als eigentlich normal wäre. Bluthochdruck (Hypertonie) kann anfangs leicht übersehen werden, denn seine Symptome sind zunächst nicht einschneidend (Müdigkeit, immer mal wieder Kopfweh). Auf lange

Sicht gesehen ist er jedoch lebensgefährlich, denn er erhöht das Risiko eines Herzinfarkts, eines Schlaganfalls oder eines Nierenversagens ganz erheblich. Verfänglich ist auch, was medizinische Autoritäten leider bestätigen müssen: In neun von zehn Fällen ist die direkte Ursache für den Bluthochdruck unbekannt. (Zu den unmittelbaren Ursachen können z. B. Krebs, Erkrankungen der Nieren oder Nebennierenrinde sowie die Einnahme bestimmter Medikamente gehören.)

Die Tatsache, daß so wenig darüber bekannt ist, was Bluthochdruck denn nun wirklich auslöst, bedeutet nicht, daß man auch wenig über die damit verbundenen Gesundheitsstörungen weiß. Ganz im Gegenteil: Aus jüngeren Studien haben sich mindestens ein halbes Dutzend Risikofaktoren herauskristallisiert, die hohen Blutdruck zumindest fördern. Dazu gehören:

Starkes Übergewicht. In solchen Fällen ist Abnehmen einer der besten Wege, auch den Blutdruck zu verringern.

Übermäßige Aufnahme von Alkohol, Koffein sowie raffiniertem Zucker, verbunden mit niedriger Zufuhr von Ballaststoffen. Für Menschen mit zu hohem Blutdruck ist es ganz besonders hilfreich, wenn sie ballaststoffreiche Nahrungsmittel – etwa Samen, Hülsenfrüchte, frisches Obst und Gemüse – bevorzugen.

Hohe Aufnahme gesättigter Fette. Allein schon der regelmäßige Gebrauch einfach ungesättigter Fettsäuren zum Kochen, Backen und Braten – beispielsweise reines Olivenöl – kann den Blutdruck senken. Das ergab sich aus einer italoamerikanischen Studie an knapp fünftausend Männern und Frauen. Und wer sich vegetarisch ernährt bzw. nur sehr wenig tierische Fette zu sich nimmt, hat meist auch relativ niedrige Blutdruckwerte.

Rauchen. Wer mit dem Rauchen aufhört, senkt dadurch in aller Regel auch den Blutdruck.

Keine ausgewogene Natrium-Kalium-Aufnahme. Wer es schafft, weniger Natrium(-salze), einschließlich Kochsalz (Natriumchlorid), zu sich zu nehmen und gleichzeitig die Kaliumzufuhr zu steigern, kann hohen Blutdruck wirksam senken.

Längerdauernder, starker Streß. Entspannungstechniken wie Meditation oder Biofeedback helfen nicht nur, den ärgsten Streß abzubauen, sondern sind auch sehr gut für den Blutdruck.

Bewegungsmangel. Wer sich viel bewegt und körperlich aktiv ist, sorgt dafür, daß der Blutdruck sich normalisiert.

Die genannten Risikofaktoren weisen eindeutig darauf hin, daß es sich bei der Hypertonie vorwiegend um eine Zivilisationskrankheit handelt. Die gute Nachricht lautet jedoch: Die meisten Leute mit Bluthochdruck brauchen sich »nur« nach den empfohlenen Hinweisen richten und ihre Lebensführung entsprechend verändern; dann können sie nicht nur ihren Blutdruck senken, sondern sind auch wesentlich besser gegen viele andere Krankheiten gefeit, von Herz-Kreislauf-Leiden bis hin zu Krebs.

Als normale Blutdruckwerte für Erwachsene gelten Werte um 120 zu 80 (120/80). Die erste Zahl bezieht sich auf den arteriellen Blutdruck, während das Herz sich gerade zusammenzieht (systolischer Blutdruckwert). Die zweite Zahl bezieht sich auf die Ruhephase zwischen zwei Herzschlägen (diastolischer Blutdruckwert). Da der Druck bei früheren Blutdruckmeßgeräten an einer glasummantelten Quecksilbersäule abgelesen wurde, werden die Meßwerte bis heute in »Millimeter Quecksilbersäule« (mm Hg) angegeben. Als Faustregel gilt: Liegt der Blutdruck bei mehreren Messungen immer wieder über 140/90, sollte etwas dagegen unternommen werden. Wiederholte Messungen sind sehr zu empfehlen, weil verschiedene Faktoren – Körperhaltung, gerade absolvierte Gymnastik, Tageszeit, ja sogar Nervosität wegen des Blutdruckmessens – die Werte beeinflussen und verfälschen können. Nach ärztlicher Schätzung liegt bei 80 Prozent der Menschen mit erhöhtem Blutdruck nur eine leichte Hypertonie (Stadium 1) vor.

Leider jedoch haben viele Menschen Schwierigkeiten damit, ihr Leben und ihre Eßgewohnheiten ihrem Blutdruck zuliebe zu ändern. Hochdrucksenkende Medikamente (Antihypertonika) werden daher in vielen Fällen weiterhin nötig sein. Sie machen heute einen sehr wichtigen Teil des Arzneimittelmarktes aus, der den beteiligten Pharmafirmen gute Gewinne garantiert. Ärzte stellen nicht nur häufig Rezepte für Antihypertonika aus, sondern müssen oft auch mehrere Mittel miteinander kombinieren, damit die Nebenwirkungen der einen Arznei von der anderen aufgefangen oder reduziert werden. Zu den am häufigsten verschriebenen Arzneimitteltypen gegen Bluthochdruck gehören die sogenannten Diuretika: Sie verstärken den Harndrang und bewirken, daß man öfter als sonst Wasser läßt; dem Körper wird dabei mehr Flüssigkeit entzogen, was wiederum den Blutdruck in den Gefäßen senkt. Andere Medikamente erweitern die Blutgefäße, oder sie beeinflussen das Herz, so daß es weniger stark und langsamer pumpt (z. B. Betablocker).

Jedes dieser Medikamente hat teils schwere Nebenwirkungen. Werden sie miteinander kombiniert, vervielfachen sich die unerwünschten Effekte oft – zum Beispiel, wenn man gleichzeitig entwässernde Diuretika und blutgefäßerweiternde Medikamente einnimmt: Der Körper verliert dann unter Umständen viel zu viel Flüssigkeit, der Blutdruck sackt (zu stark) ab. Zu den bekanntesten unerwünschten Nebenwirkungen von Antihypertonika gehören Benommenheit, Mundtrockenheit, Müdigkeit, Schwindelgefühle, Kopfschmerzen, Übelkeit, Impotenz, Verstopfung und depressive Verstimmungen. Manche Nebenwirkungen – etwa die Steigerung des Blutcholesterinspiegels – wirken dem propagierten Ziel des Mittels, das Herzinfarktrisiko zu senken, sogar genau entgegen. Und schließlich hat sich, wie der Naturheilkundler Michael Murray anprangert, außerdem herausgestellt: »Aus den beiden größten, aussagekräftigsten Studien (...) geht einwandfrei hervor, daß diese

Medikamente bei leichtem bis mäßigem, sogenanntem Borderline-Bluthochdruck keinerlei Auswirkungen auf das Herzinfarktrisiko haben.«

Das Klügste ist also nach wie vor, Lebensstil und Ernährung so umzustellen, daß der Blutdruck ganz ohne Medikamente absinkt. Die im folgenden genannten natürlichen Substanzen können dabei gute Hilfestellung leisten, indem sie für optimale Triglyzerid- und Cholesterinspiegel im Blut, verringerte Klebrigkeit der Blutplättchen, ja oft sogar unmittelbar für eine Blutdrucksenkung sorgen. Werfen wir zu Beginn einmal einen Blick auf einige der pflanzlichen Mittel und Nahrungs-Ergänzungsstoffe, die sich besonders günstig auf das Herz-Kreislauf-System auswirken und von denen der größte Nutzen zu erwarten ist.

Naturheilmittel für das Herz

Zwei Arten von Naturheilmitteln, die Allium-Familie (vor allem der Knoblauch) sowie die essentiellen Fettsäuren, verdienen es, daß sie bei den natürlichen, herzschützenden Substanzen an erster Stelle genannt werden.

Knoblauch

Der Ruf des Knoblauchs, eines der besten pflanzlichen Herzmittel zu sein, basiert auf einer soliden wissenschaftlichen Grundlage. Studien haben gezeigt, daß Knoblauch nicht nur die Gesamtcholesterin- sowie die Triglyzeridspiegel im Blut senken kann, sondern auch den Blutdruck reguliert und die Klebrigkeit der Blutplättchen verringert. Darüber hinaus identifizierten kürzlich japanische Forscher Komponenten in Knoblauchextrakt, die erhebliche antioxidative Eigenschaften besitzen. Amerikanische Wissenschaftler fanden heraus, daß Knoblauch tatsächlich die Blutfette vor der Oxidation bewahren kann. (Diese sogenannte Lipid-Peroxidation kann der Herzfunktion sehr schaden.) Das alles bedeutet: Wenn Sie regelmäßig Knoblauch essen, können Sie Ihr Arteriosklerose- und Herzinfarktrisiko deutlich senken.

Zahlreiche Studien haben außerdem ergeben, daß Mitglieder der Allium-Familie, unter anderem Knoblauch und Zwiebeln, den schädlichen LDL-Anteil im Blut senken und den nützlichen HDL-Anteil erhöhen können. Schon in den siebziger Jahren hatte man in Indien eine vielbeachtete Bevölkerungsstudie zum Einfluß von Knoblauch auf das Auftreten von Herzkrankheiten durchgeführt. Forscher maßen die Cholesterin- und Triglyzeridwerte der Einwohner von Jain, die sich alle vegetarisch ernährten, nur daß die einen mehr, die anderen weniger Knoblauch und Zwiebeln aßen. Verglichen wurden die Werte der Vielesser (wöchentlich 50 g Knoblauch und 600 g Zwiebeln) mit denen der Mäßigesser (je 10 bzw. 200 g pro Woche) und denen derjenigen, die überhaupt keinen Knoblauch und keine Zwiebeln zu sich nahmen. Die erste Gruppe wies einen durchschnittlichen Cholesterinwert von 159 und einen Triglyzeridwert von 52 auf; in der zweiten lagen die Werte bei 172 und 75, in der dritten Gruppe sogar bei 208 bzw. 109.

Doppelblindstudien mit Placebo-Kontrollgruppen an Menschen, deren Knoblauchkonsum mehr der westlichen Küche angepaßt war (etwa eine halbe bis eine Zehe frischer Knoblauch pro Tag), ergaben, daß auch diese vergleichsweise geringe Menge Knoblauch bereits ausreicht, um die Triglyzerid- und Gesamtcholesterinspiegel im Blut zu senken. So stellte sich zum Beispiel auch in einer Studie an der Tulane-Universität heraus, daß der Gesamtcholesterinspiegel von Probanden, die zwölf Wochen lang täglich 900 mg standardisierte Knoblauchtabletten geschluckt hatten, in diesem Zeitraum um sechs Prozent gesunken war. In einer kürzlich in Deutschland durchgeführten Studie, in der mehr als 8000 Menschen mit Cholesterinspiegeln zwischen 221 und 230 täglich 600 mg standardisierte Knoblauchpräparate eingenommen hatten, sank der Spiegel im Schnitt um drei Prozent. Wer 2,5 bis 5 g eines Knoblauchpräparats pro Tag schluckt (etwa gleichzusetzen mit ein bis zwei frischen Knoblauchzehen), kann auch eine Senkung um acht bis zehn Prozent erreichen.

Studien aus Deutschland und anderen Ländern zeigen, daß die Blutplättchen nach einer relativ fettreichen Mahlzeit nicht so klebrig sind, wenn man frischen Knoblauch oder Zwiebeln dazu verzehrt. Als Thrombus-Hemmer, so fanden einige Forscher heraus, ist Knoblauch ungefähr gleich oder sogar stärker wirksam als Acetylsalicylsäure. Je mehr Knoblauch man ißt, desto ausgeprägter ist der Effekt, sowohl auf den Cholesterin- und Triglyzeridspiegel als auch auf die Klebrigkeit der Blutplättchen. 2,5 bis 5 g pro Tag reichen jedoch vollständig aus, um zu verhindern, daß sich Blutplättchen an leicht geschädigten Gefäßinnenwänden festsetzen.

Die Fähigkeit des Knoblauchs, Blutplättchen am Zusammenkleben zu hindern, wird auf seinen Hauptinhaltsstoff, das Allicin, und dessen Stoffwechselprodukte (u. a. Ajoen) zurückgeführt. Vor kurzem gelang es Wissenschaftlern außerdem, ein hochwirksames Mitglied der Prostaglandinfamilie aus Zwiebeln zu isolieren. Damit wurde zum ersten Mal eine Pflanze als Prostaglandinquelle identifiziert.

Wahrscheinlich kann Knoblauch auch zur Vorbeugung und Heilung von Bluthochdruck eingesetzt werden; das jedenfalls legen erste Studien an Tier und Mensch nahe. Verschiedene europäische Wissenschaftler konnten zeigen, daß der Blutdruck von Hypertonikern, die täglich mäßig viel Knoblauch als Präparat schluckten (etwa gleichzusetzen mit zwei bis drei Knoblauchzehen pro Tag), innerhalb von drei Monaten um zehn Prozent oder mehr abnahm. Im Blut von Hochdruckkranken ist der Spiegel bestimmter schwefelhaltiger Aminosäuren für gewöhnlich ziemlich niedrig. Einige Wissenschaftler sind daher der Ansicht, es könnten die Schwefelkomponenten im Knoblauch sein, die eine blutdrucksenkende Wirkung haben.

Auch wenn Sie es nicht nötig haben, aus therapeutischen Gründen viel Knoblauch zu essen, tun Sie Ihrem Herzen doch viel Gutes, wenn Sie Ihre Ernährung mit Knoblauch und Zwiebeln bereichern. (Denken Sie jedoch daran: Kochhitze inaktiviert die nützlichen Knoblauch-und Zwiebelenzyme und senkt ihre medizinische Wirkung erheblich.) Für Menschen, die zu Herz-Kreislauf-Leiden neigen, ist es hingegen am besten, jeden Tag ein Knoblauchpräparat zu schlucken. Diese Präparate haben zudem den Vorteil, praktisch geruchsfrei zu sein.

Wie Sie Knoblauch anwenden können: Knoblauchpräparate werden als Pulver, Flüssigkeiten, Tabletten und Kapseln angeboten. Die meisten sind auf ihren Allicingehalt oder ein Frischknoblauch-Äquivalent standardisiert. Um Ihr Herz zu schützen, sollten Sie täglich 600 bis 1000 mg reinen bzw. konzentrierten Knoblauch oder Knoblauchextrakt einnehmen, alternativ 1,8 bis 3 g Frischknoblauch-Äquivalent. Die empfohlene Tagesdosis Allicin beträgt 1,8 bis 3,6 mg.

Essentielle Fettsäuren

Ernährungswissenschaftlerinnen und -wissenschaftler standen vor einem Rätsel, als sie sich näher mit den Eßgewohnheiten der Inuit (Eskimos) und anderer Bewohner der Polarregionen beschäftigten. Im Durchschnitt besteht die Nahrung der Inuit zu einem sehr großen Teil aus stark fetthaltigem Meeresfisch und Meeressäugetieren. Alle bis dahin entwickelten Modelle für das Entstehen koronarer Herzkrankheiten schrieben dem Fettgehalt der Nahrung eine wesentliche Rolle bei der Arteriosklerose zu. Die Inuit jedoch waren nur sehr selten herzkrank.

Zahlreiche Studien, die in den folgenden zwei Jahrzehnten

durchgeführt wurden, halfen das Rätsel zu lösen. Eine Ernährung, die reich ist an gesättigten tierischen Fetten, erhöht demnach das Risiko für koronare Herzkrankheiten tatsächlich signifikant. Ist die Nahrung hingegen reich an bestimmten Arten mehrfach ungesättigter Fette, die essentielle Fettsäuren enthalten – so zum Beispiel die Nahrung der Inuit –, so wird das Herz davon nicht geschädigt, sondern im Gegenteil gut geschützt.

Sowohl die Omega-3- als auch die Omega-6-Fettsäuren können die Herzfunktion positiv beeinflussen, indem sie die Prostaglandinproduktion regulieren. Prostaglandine sind hormonähnliche Fettsäuren, die der Körper selbst herstellt. Wie Hormone steuern auch sie bestimmte Körperfunktionen – unter anderem den Cholesterin- und Triglyzeridspiegel im Blut, die Blutgerinnung, den Blutdruck und den Flüssigkeitshaushalt.

Inzwischen hat sich in vielen Studien herausgestellt, daß eine Ernährung, die arm an essentiellen Fettsäuren ist, den Gesamtcholesterinspiegel sowie die Klebrigkeit der Blutplättchen erhöht. Immer wieder stellte man außerdem fest, daß die regelmäßige Zufuhr der beiden Omega-3-Fettsäuren Eicosapentaensäure und Docosahexaensäure das »gute« HDL erhöhen und die »schlechten« Triglyzeride senken kann. Auch wenn die Omega-6-Fettsäuren noch nicht so gründlich erforscht wurden wie die Omega-3-Fettsäuren, gibt es inzwischen doch Anzeichen dafür, daß auch die Gammalinolensäure den Gesamtcholesterinspiegel senken kann. In einigen Studien wurde zudem gezeigt: Wer viel Fisch ißt oder Präparate mit essentiellen Fettsäuren einnimmt, senkt die Klebrigkeit der Blutplättchen. Eine an Gammalinolensäure – auch pflanzlicher Herkunft – reiche Nahrung trägt außerdem dazu bei, die körpereigene Produktion bestimmter Prostaglandine zu erhöhen, die Thromben verhindern, und die Spiegel derjenigen Prostaglandine zu senken, die eine Thrombusbildung eher fördern.

Kürzlich wurde eine placebokontrollierte Studie an Angina-pectoris-Patienten vorgelegt (diese Menschen leiden an starken Herzschmerzen, weil ihr Herz nicht mehr richtig mit Blut versorgt wird). Sie ergab, daß die Einnahme von Fischölpräparaten die Zahl und Heftigkeit von Angina-pectoris-Attacken erheblich senken konnte. Darüber hinaus konnten sich die Probanden wieder vermehrt körperlich betätigen, ohne Schmerzen zu bekommen, und ihre Blutfettspiegel waren niedriger als zuvor.

Auch Bluthochdruck ist ein Symptom dafür, daß es an essentiellen Fettsäuren fehlt. Zahlreiche Studien haben ergeben, daß Bluthochdruckkranke gut daran tun, viel Meeresfisch zu essen oder Präparate essentieller Fettsäuren einzunehmen: Das senkt ihren Blutdruck. Einige wenige Studien haben außerdem gezeigt, daß auch die aus Pflanzen gewonnenen Omega-6-Fettsäuren (etwa Gammalinolensäure) sich positiv auf den Blutdruck auswirken. So setzte man beispielsweise Labortiere unter Streß; ihr dadurch erhöhter Blutdruck ließ sich mit Hilfe von Gammalinolensäure wieder senken. Sowohl Omega-3- als auch Omega-6-Fettsäuren verursachen eine Erweiterung der Blutgefäße und wirken über die Prostaglandine auf den Blutdruck ein.

Menschen, die Medikamente zur »Blutverdünnung« (Antikoagulanzien) einnehmen müssen, unter Diabetes leiden oder Bluter sind, sollten allerdings erst einmal ärztlichen Rat einholen, bevor sie Präparate essentieller Fettsäuren schlucken.

Wenn Sie noch mehr über essentielle Fettsäuren und ihre natürlichen Nahrungsquellen wissen wollen, blättern Sie bitte zurück zu Kapitel 2.

Wie Sie essentielle Fettsäuren anwenden können: Üblicherweise werden sie in Form von Flüssigkeiten oder ölgefüllten Kapseln verkauft; manche müssen im Kühlschrank aufbewahrt werden. Die tägliche Dosis, mit der Sie sich gut vor koronaren Herzkrankheiten schützen können, beträgt 500 bis 1000 mg Fischöl oder Gammalinolensäure pflanzlicher Herkunft.

Polyphenole und Flavonoide

Auch diese große Substanzenklasse spielt eine wichtige Rolle bei der Herzinfarkt-Vorbeugung. Flavonoide können, wie Studien ergaben, Kapillargefäße heilen und stärken sowie den Gesamtcholesterinspiegel senken. Zudem sind viele von ihnen in der Lage, die Thrombusbildung zu verhindern.

So wurde beispielsweise in einer Studie (veröffentlicht im Fachblatt ›The Lancet‹) an mehr als 800 älteren Holländern untersucht, welchen Einfluß Flavonoide auf das Auftreten kardiovaskulärer Krankheiten haben. Bei denjenigen, die die größten Mengen an Flavonoiden zu sich nahmen (vor allem aus Tee, wie sich herausstellte, und weniger aus Obst oder anderen pflanzlichen Produkten), war das Herzinfarktrisiko erheblich geringer als bei denjenigen, deren Nahrung kaum Flavonoide enthielt. Selbst als man andere Risikofaktoren wie Übergewicht, Rauchen und Bluthochdruck herausfilterte, war der Einfluß der Flavonoide immer noch deutlich feststellbar.

Bioflavonoidkomplexe sowie Bioflavonoide, die mit Vitamin C oder anderen Nahrungsergänzungsstoffen kombiniert sind, werden meist als Tabletten oder Kapseln angeboten. Die empfohlene Tagesdosis liegt bei 500 bis 1000 mg; handelt es sich um Quercetin und Rutin, liegt sie bei 200 bis 500 mg.

Zu den flavonoidreichen Pflanzen, die gut sind fürs Herz, gehören unter anderem Ginkgo, Heidelbeere, die europäische Mittelmeerpinie, Weißdorn, grüner Tee sowie blaue Trauben bzw. Rotwein.

Ginkgo. In Studien an Laborkaninchen sowie an Menschen hat sich gezeigt, daß Ginkgo den Effekt des sogenannten Plättchen-aktivierenden Faktors (PAF) hemmen kann, der die Blutplättchen zum Zusammenballen veranlaßt, wie der Pflanzenforscher Steven Foster schreibt. Die durchschnittliche Dosis beträgt dreimal täglich 40 mg Ginkgo bei Standardextrakten, die mindestens 24 Prozent Flavoglykoside enthalten müssen.

Heidelbeere. In einer italienischen Studie mit Anthozyanidinen (den Wirksubstanzen, die sich auch in Blaubeeren finden), stellte sich heraus, daß Heidelbeerextrakt sowohl den Gesamtcholesterin- als auch den Triglyzeridspiegel senken kann. Die empfohlene Dosis eines in Kapseln abgefüllten Extrakts, der mindestens 20 bis 25 Prozent Anthozyanoside enthält, beträgt dreimal täglich 80 bis 160 mg.

Europäische Mittelmeerpinie. Die Flavonoide dieses Baumes werden zur Herstellung verschiedener herzstärkender Produkte benutzt. Die durchschnittliche Tagesdosis beträgt 50 bis 100 mg.

Weißdorn. Dieser Busch hat besondere Aufmerksamkeit verdient, denn sein in der traditionellen Naturmedizin wohlbekannter Nutzen wurde in den letzten Jahren von zahlreichen Studien bestätigt. Die Pflanze ist reich an Polyphenolen, einschließlich Quercetin, Vitexin und Katechin. Wissenschaftler fanden heraus, daß Weißdornextrakt den Serumcholesterinspiegel und den Blutdruck senken kann; außerdem verhütet er Palpitationen (Herzrasen) und Arrhythmien (unregelmäßigen Herzschlag, Herzstolpern). Manche dieser Wirkungen beruhen darauf, daß Weißdorn die großen Koronargefäße erweitert und die Pumpleistung des Herzens erhöht. Außerdem wirkt er leicht entwässernd. In einigen Studien stellte sich heraus, daß Weißdorn sogar eine bestehende Arteriosklerose mildern kann, indem er bereits existierende Plaques abbaut.

In Deutschland und anderen europäischen Ländern werden aus Weißdornextrakt zahlreiche herzstärkende Mittel hergestellt, die teils rezeptfrei, teils rezeptpflichtig sind. Die meisten naturheilkundigen Fachleute gehen davon aus, daß man Weißdorn über längere Zeit hinweg einnehmen muß, bevor seine Wirkung sich entfaltet, und daß mehrere Wirkfaktoren dabei Hand in Hand gehen. Auch wenn Weißdorn als ziemlich ungiftig gilt und selbst bei höherer Dosierung nur wenig Nebenwirkungen verursacht, warnen Naturheilkundige doch davor, ihn einfach so einzunehmen, wenn man meint, es vielleicht »am Herzen zu haben«. Wer Digitalispräparate schluckt, sollte vor einer Weißdorn-Anwendung auf jeden Fall ärztlichen Rat einholen. Manche Leute, vor allem ältere, nehmen täglich ein niedrig dosiertes Weißdornpräparat als Herztonikum ein, zum Beispiel ein bis zwei Teelöffel Extrakt, 250 bis 500 mg Trokkenpulver oder 100 bis 200 mg in Form von Kapseln, die mindestens 1,8 Prozent Vitexin enthalten.

Grüner Tee

Die Wirkstoffe des grünen Tees können die Thrombusbildung hemmen, den Cholesterinspiegel senken und so das Herz schützen. Das Flavonoid Katechin ist in dieser Hinsicht praktisch ebenso wirksam wie Acetylsalicylsäure, vielleicht sogar noch wirksamer, denn es hemmt gleichzeitig die PAF-Produktion. Eine weitere Komponente im grünen Tee kann, wie Studien ergaben, die körpereigene Substanz Thromboxan hemmen, die für das Zusammenballen der Blutplättchen mitverantwortlich ist. In einer Studie an rund 6 000 Japanerinnen stellte sich heraus, daß diejenigen Frauen, die fünf Tassen grünen Tee oder mehr pro Tag tranken, ein um 50 Prozent geringeres Risiko hatten, einen Schlaganfall zu erleiden. In einer israelischen Studie an 5 000 Teetrinkerinnen und -trinkern sowie einer ebenfalls aus Japan stammenden Studie an Labortieren zeigte sich, daß auch Extrakte aus grünem Tee geeignet sind, den Cholesterinspiegel – und möglicherweise auch den Blutdruck – zu senken.

Grüner Tee, der zwei bis drei Minuten lang aufgebrüht wird, enthält nur mäßig viel Koffein (etwa 20 bis 30 mg pro Tasse) und hat einen zarten, sehr angenehmen Geschmack. Auch Kapseln mit Extrakt aus grünem Tee sind inzwischen auf dem Markt erhältlich. Doch Vorsicht: Manche Hersteller fügen ihm zusätzliches Koffein bei und preisen das Produkt dann als »Energiespender« an. Grünen Tee sollten Sie niemals kochend heiß trinken; das kann seine therapeutische Wirkung verringern.

Wie Sie grünen Tee anwenden können: Die durchschnittliche Tagesdosis, bei der Sie etwa 50 bis 100 mg Polyphenole aufnehmen, beträgt drei bis fünf Tassen Tee. Die Kapseldosierung hängt vom Polyphenolgehalt ab; sie kann zwischen 15 und 50 Prozent betragen. Im ersten Fall beträgt die Durchschnittsdosis 300 bis 600 mg pro Tag; bei einem Polyphenolgehalt von 50 Prozent genügen 100 bis 200 mg.

Blaue Trauben und roter Wein

Wie kommt es nur, daß Franzosen weit seltener an Herz-Kreislauf-Erkrankungen sterben als beispielsweise Amerikaner, obwohl sie doch so viel Käse, Butter und andere Dinge essen, die reich an gesättigten Fettsäuren sind? 1979 wurde dieses »französische Paradoxon«, wie die Wissenschaftler es nannten, im Fachblatt ›The Lancet‹ diskutiert. Einigen Ernährungswissenschaftlern fiel auf, daß in Frankreich sehr viel mehr Wein getrunken wird als in den USA. Und in den französischen Regionen, in denen der Weinkonsum am höchsten ist, treten noch weniger koronare Herzkrankheiten auf als in allen anderen Regionen des Landes zusammengenommen. Da Alkohol – zumindest in kleinen Mengen bzw. mäßig getrunken – die Entspannung fördert, Streß abbaut und außerdem die »guten« HDL-Werte im Blut erhöht, glaubten zunächst viele Wissenschaftler, der Alkohol selbst habe diesen herzschützenden Effekt – auch wenn die Autoren der 1979 veröffentlichten Studie darauf hinwiesen, es seien »wohl eher andere Inhaltsstoffe im Wein als der Alkohol«.

Neuere Ergebnisse erhärten nun die Vermutung, der Alkohol allein könne wohl kaum für die positiven Effekte auf Herz und Kreislauf verantwortlich gemacht werden. So veröffentlichten kürzlich Forscher der Universität von Wisconsin eine Studie, bei der sie freiwilligen Probanden Blut abgenommen und festgestellt hatten: Nur Rotwein, aber nicht Weißwein hemmt die Zusammenballung der Blutplättchen. Das gleiche fand man in Laborstudien an Hunden heraus.

Die Wissenschaftler sind der Meinung, nicht der Alkohol im Rotwein, sondern sein Flavonoid- und Polyphenolgehalt (vor allem aus Schalen und Kernen der Trauben) wirke so günstig auf Herz und Kreislauf. Besonders das Flavonoid Quercetin kann offenbar – wie auch Acetylsalicylsäure – verhindern, daß Blutplättchen sich an den Gefäßinnenwänden anlagern und fettige Thromben bilden. Zu den Flavonoiden im Wein gehören außerdem Katechine, Proanthozyanidine sowie Anthozyanidine. Junge Rotweine haben einen höheren Flavonoidgehalt als ältere; in Weißwein sind nur sehr wenige Flavonoide enthalten. Als herzschützende Tagesdosis gelten maximal zwei Gläser Rotwein – natürlich nur dann, wenn Sie kein Alkoholproblem haben.

Weitere pflanzliche Herztonika

Knoblauch, essentielle Fettsäuren und die obengenannten pflanzlichen Produkte haben sämtlich die verschiedenartigsten positiven Wirkungen auf das Herz-Kreislauf-System. Daneben gibt es noch eine Reihe weiterer natürlicher Substanzen, die – wenn auch geringere – herzschützende Effekte aufweisen und bei einem Gesundheitsprogramm für Herz und Kreislauf mitbedacht werden sollten. Von Bedeutung sind vor allem Ingwer und Ginseng.

Ingwer

Ingwer ist weithin bekannt als verdauungsanregendes Mittel, das auch Übelkeit bekämpfen kann. Als Herztonikum hat er ebenfalls Aufmerksamkeit erregt. In einer 1980 im ›New England Journal of Medicine‹ veröffentlichten Studie stellte sich heraus, daß Ingwer den Cholesterinspiegel senken kann; wahrscheinlich hemmt er die Aufnahme von Cholesterin im Blut. Andere Wissenschaftler stellten fest, daß Ingwer, wie auch grüner Tee, den Blutfaktor Thromboxan hemmen und damit die Thrombusbildung verhindern kann – vielleicht ebensogut oder besser als bekanntere Thrombosehemmer wie Acetylsalicylsäure und Knoblauch. Ob Ingwer auch den Blutdruck beeinflußt, ist noch nicht geklärt; in manchen Studien vermochte er ihn etwas zu senken.

Ingwer ist ungiftig und kann auch in größeren Mengen verzehrt werden.

Wie Sie Ingwer anwenden können: Es gibt ihn frisch, getrocknet sowie pulverisiert, als Tabletten, Kapseln, Tropfenkonzentrate und Extrakte. Als Herztonikum empfiehlt sich eine durchschnittliche Tagesdosis von 500 mg (getrockneter Ingwer) oder ein bis zwei Teelöffeln Flüssigextrakt.

Ginseng

Ginseng wird meist als Energiespender genutzt (siehe Kapitel 4), als stimulierendes Mittel (siehe Kapitel 5) und als Sexualtonikum (siehe Kapitel 7). Studien an Tier und Mensch weisen jedoch darauf hin, daß die Saponine und anderen Wirksubstanzen des Ginseng auch den Cholesterinspiegel und die Blutplättchen positiv beeinflussen können. Ginseng fördert den Transport und die Verstoffwechslung von Cholesterin; er senkt auf diese Weise den Gesamt-Cholesterinspiegel, vor allem von LDL, und erhöht die günstigen HDL-Werte. Möglicherweise verhindert er auch das Zusammenkleben der Blutplättchen. Seine Wirkung auf den Blutdruck läßt sich weniger leicht vorhersehen – manchmal normalisiert er ihn, gelegentlich kann er ihn aber auch erhöhen.

Wie Sie Ginseng anwenden können: Er wird als ganze Wurzel oder in Pulverform verkauft, außerdem als Kapseln, Tabletten, Tee, Tinktur und Extrakt. Als Herztonikum empfiehlt sich eine tägliche Dosis von 250 bis 500 mg (bei Kapseln, die mindestens 5 bis 8 Prozent Ginsenoside enthalten) oder, falls der Ginsenosidanteil höher liegt, 100 bis 200 mg des Präparats.

Sellerie

Sowohl die ganze Stangenselleriepflanze (Apium graveolens) als auch ihre Samen sind in der traditionellen chinesischen sowie Ayurveda-Medizin als Heilmittel wohlbekannt. Man nutzte sie vor allem wegen ihrer nährenden und aufbauenden Kräfte sowie in der Therapie von rheumatischen Erkrankungen, Gicht und Verdauungsstörungen. Sellerie wurde außerdem zur Förderung des Milchflusses bei Stillenden und als Hilfe beim Abnehmen empfohlen. In letzter Zeit hat man erkannt, daß er sich auch im Kampf gegen Bluthochdruck bewährt: Er ist nämlich ein recht potentes Diuretikum (Entwässerungsmittel). Ein aus seinen Samen gewonnenes Öl wirkt offenbar entspannend auf die Muskulatur der Gefäßwände ein und hilft so, den Blutdruck zu senken. An der Universität von Chicago verabreichte man Labortieren winzige Mengen Butylphthalid, eine Komponente des Öls aus Selleriesamen. Der systolische Blutdruck der Tiere nahm daraufhin innerhalb von vier Wochen um 12 Prozent ab. Darüber hinaus vermag diese Substanz den Cholesterinspiegel zu senken. Eine (wenn auch kleine) chinesische Studie an 16 Hypertonikern verwies ebenfalls auf positive Wirkungen des Selleriesamens.

In sehr großen Mengen kann Selleriesamen jedoch giftig sein, und in der Schwangerschaft sollte er auf keinen Fall eingesetzt werden. Gegen eine gelegentliche Selleriemahlzeit ist jedoch nichts einzuwenden, im Gegenteil. Die meisten Naturheilkundigen empfehlen, Selleriesamen bzw. das daraus gewonnene Öl nicht ohne fachkundige Überwachung einzunehmen. Wenn Sie jedoch täglich ein paar Stengel Sellerie essen, können Sie gefahrlos etwas für Ihren Blutdruck tun.

Wie Sie Selleriesamen anwenden können: Er wird als Tropfenkonzentrat, Tabletten oder in reiner bzw. pulverisierter Form angeboten. Es genügt, wenn Sie ein- bis zweimal pro Woche einen halben bis einen Teelöffel voll davon einnehmen, um Bluthochdruck vorzubeugen.

Weitere nützliche Nahrungsmittelergänzungen

Es gibt bereits eine ganze Reihe von Hinweisen darauf, daß auch andere Nahrungsmittelergänzungen die Risikofaktoren für Herz-Kreislauf-Leiden senken helfen. So können zum Beispiel Magnesium (optimale Tagesdosis: 450 bis 650 mg) und Vitamin B6 (einzunehmen in einem Vitamin-B-Komplex, 50 bis 100 mg täglich) dazu beitragen, die Bildung von Thromben zu verhindern. Besonders vielversprechend ist Vitamin B6: Pyridoxin, wie es auch genannt wird, kann die Anreicherung des Bluts mit Homocystein verhindern. Dabei handelt es sich um eine Aminosäure, die verschiedenen Studien zufolge bei der Entstehung von Arteriosklerose und Schlaganfällen ihre Hand im Spiel hat. Anfang 1995 wurde im ›New England Journal of Medicine‹ eine Studie veröffentlicht, derzufolge bereits 2 mg Vitamin B6, kombiniert mit 0,4 mg Folsäure und 0,01 bis 0,02 mg Vitamin B12, ausreichten, um hohe Homocysteinspiegel im Blut zu senken und das Risiko von Halsschlagader-Verengungen erheblich zu vermindern.

Zwei weitere natürliche Substanzen, die den Cholesterinspiegel günstig beeinflussen, sind medizinische Kohle und Niacin (Vitamin-B2-Faktor).

Medizinische Kohle. Dabei handelt es sich um reine Kohle, die durch ein spezielles Verfahren besonders aufnahmefähig für Partikel und Gase des Verdauungstraktes gemacht worden ist. Medizinische Kohle gleitet durch den Magen-Darm-Kanal, ohne selbst absorbiert zu werden. Man kann sie einnehmen, um damit Blähungen zu lindern, Gifte sowie andere Schadstoffe (etwa nach einer Lebensmittelvergiftung) zu binden und rascher auszuscheiden sowie schwerem Durchfall Einhalt zu gebieten. Relativ hohe Dosen – 25 bis 50 g pro Tag über einige Monate hinweg – können, vorläufigen Studien zufolge, den Cholesterin- und Blutfettspiegel insgesamt erheblich senken, das schädliche LDL sogar um bis zu 40 Prozent reduzieren. Es gibt jedoch einen Haken: So eine Behandlung darf man niemals auf eigene Faust, sondern nur unter strenger ärztlicher Überwachung durchführen, denn medizinische Kohle kann natürlich auch Nähr- und Vitalstoffe sowie etwaige Medikamente an sich binden und aus dem Körper leiten. Schwere Mangelzustände könnten die Folge sein.

Niacin. Dieser Vitalstoff aus dem Vitamin-B-Komplex, auch Vitamin B3 oder B2-Faktor genannt, hilft dem Körper, Energie zu produzieren, Fette und Kohlenhydrate zu verstoffwechseln und Fettsäuren sowie Geschlechts- und Streßhormone auszuschütten. Ein Mangel an diesem Vitamin-B-Faktor trägt zur Entstehung von Pellagra bei; Leitsymptome sind rauhe, aufgesprungene Haut sowie Durchfall. Niacin ist in größeren Mengen in Bierhefe, Erdnüssen, Hülsenfrüchten, Sesamsamen, vollem Korn, Fisch und Fleisch enthalten. Therapeutisch eingesetzt wird es bei der Behandlung von Schizophrenie, Arthritis und Blutzirkulationsstörungen in den

Gliedmaßen. Sein erfolgversprechendster therapeutischer Wert liegt aber wohl in der preiswerten, effektiven Senkung erhöhter Cholesterinwerte.

In zahlreichen Studien bestätigte sich, daß größere Dosen Niacin (2 bis 3 g täglich) den Gesamtcholesterinspiegel und das schädliche LDL senken, das HDL hingegen erhöhen können. Die Wirkung tritt ziemlich rasch ein (innerhalb weniger Wochen), ist sehr deutlich (die HDL-Werte steigen um 30 Prozent oder mehr) und von langer Dauer. Allerdings: Hohe Dosen Niacin haben oft auch unerwünschte Nebenwirkungen. Dazu gehören Hitzewallungen im Gesicht- und Halsbereich (die sich meist schon ab Dosierungen von 50 bis 100 mg täglich bemerkbar machen) sowie Übelkeit, Müdigkeit, Verdauungsprobleme und Nervenstörungen.

Niacin wird in verschiedenen Präparaten angeboten, einschließlich solchen, die »keine Hitzewallungen« oder »verzögerten Wirkungseintritt« versprechen. Selbst hohe Dosen dieser Präparate senken jedoch den Cholesterinspiegel kaum; andere sind unter Umständen lebertoxisch. Falls Sie es mit Niacin versuchen wollen, sollten Sie sich dabei unbedingt ärztlich überwachen lassen.

Vitamin C

In vielen Studien wurde bereits ein Zusammenhang zwischen den Vitamin-C- und den Cholesterinwerten im Blut festgestellt: Wer viel Vitamin C im Blut aufweist, hat auch hohe HDL-Werte. Der nächste Schritt bestand nun darin, herauszufinden, ob Vitamin-C-Zusätze den Cholesterinspiegel tatsächlich senken bzw. den HDL-Wert steigern können. Die Ergebnisse waren jedoch nicht eindeutig. Manche bestätigen, daß das klappt, andere hingegen nicht. Offenbar können dabei auch andere Faktoren – etwa mehr körperliche Bewegung –

eine Rolle spielen, die den direkten Zusammenhang von Ursache und Wirkung verschleiern. Doch läßt sich zumindest so viel sicher sagen: Selbst diejenigen, die nur mäßig viel Vitamin C (200 mg) pro Tag zu sich nehmen, haben höhere HDL-Werte als solche, die sehr wenig Vitamin C essen. Eine Theorie lautet, daß Vitamin C als starkes Antioxidans wahrscheinlich die HDL davor bewahrt, von freien Radikalen angegriffen zu werden.

Eine Studie, die an Männern um die dreißig mit hohem Blutdruck durchgeführt wurde, legt nahe, daß Vitamin C in der Hypertoniebehandlung eine wichtige Rolle spielen könnte: Die Männer mit den höchsten Blutdruckwerten hatten die niedrigsten Vitamin-C-Spiegel. In einer weiteren Studie an der Tufts-Universität bestätigte sich, daß hohe Dosen Vitamin C den systolischen Blutdruck um bis zu 11 Prozent senken können. Insgesamt sind sicher noch mehr Untersuchungen nötig, bevor dazu eine allgemeingültige Aussage möglich ist. Schaden kann es jedoch keinesfalls, sich stets gut mit Vitamin C zu versorgen.

Wie Sie Vitamin C anwenden können: Es wird in vielfältigen Darreichungsformen angeboten. Die durchschnittliche Optimaldosis, die Ihrem Herzen und Kreislauf guttut, beträgt dreimal täglich 250 bis 500 mg. Sollten Sie Nebenwirkungen wie Durchfall oder Magenschmerzen verspüren, müssen Sie die Dosis wieder senken.

Coenzym Q10

Diese vitaminähnliche Substanz, die besonders aufs Herz-Kreislauf-System zu wirken scheint, verspricht Erfolg bei der Behandlung und Vorbeugung von Angina pectoris, Kardiomyopathie (Herzversagen aufgrund eines vergrößerten Sportlerherzens bzw. verringerten Blutzustroms zum Herzen), Arrhythmien und anderen Herzleiden. Die schulmedizinische Behandlung ist meist schwierig und teuer. Viele Menschen mit Kardiomyopathie warten beispielsweise oft viele Jahre lang auf eine Herztransplantation. Bei vielen Herzleiden kann eine sichere, preiswerte und effektive Therapie mit Coenzym Q10 die schulmedizinischen Bemühungen ergänzen bzw. gelegentlich sogar teilweise ersetzen. Herzkranke bemerken die Besserung im allgemeinen daran, daß ihr Herz stärker pumpt, der Herzschlag regelmäßiger wird und sie wieder zu mehr körperlicher Aktivität fähig sind.

Das Coenzym Q10 ist ein Antioxidans und als Nährstoff für das Herz unentbehrlich. Beim Menschen reichert es sich in den Herzmuskelzellen an, wo es in großen Mengen benötigt wird, damit die Zellen die Energie produzieren können, die das Herz in Gang hält. Studien an Herzpatienten haben ergeben, daß viele von ihnen an einem Mangel an Coenzym Q10 leiden. Teilweise liegt das an den Medikamenten, die sie gegen überhöhte Cholesterinspiegel einnehmen: Einige von ihnen wirken sich ungünstig auf die Coenzym-Q10-Absorption aus.

Manche Kardiologen haben den potentiellen therapeutischen Wert von Coenzym Q10 inzwischen erkannt; andere wissen noch nichts darüber. Kritiker bemängeln, daß es bislang keine großen, kontrollierten klinischen Studien gibt, die den Nutzen von Coenzym Q10 beweisen könnten. Es gibt allerdings durchaus Dutzende kleinerer Studien an Herzpatienten, die bestätigen, daß ihnen die Einnahme dieser Substanz sehr wohl nützt. So erholten sich zum Beispiel 80 Prozent der Patienten in einer kürzlich veröffentlichten italienischen Studie besser von ihrem Herzversagen, nachdem sie ihre Nahrung mit Coenzym Q10 anreicherten. Auch auf einem halben Dutzend internationalen Symposien stand dieser Nährstoff in den letzten Jahren im Mittelpunkt des Interesses.

Das Coenzym kann darüber hinaus den Blutdruck senken. So stellte sich etwa in einer zehnwöchigen, placebokontrollierten Studie an Hypertonikern heraus, daß die Einnahme von Coenzym Q10 sowohl den systolischen als auch den diastolischen Blutdruck signifikant reduzierte. Offenbar, meinen die Forscher, hat die Substanz einen positiven Einfluß auf die Funktion der Blutgefäßwände. Die therapeutische Dosis zur Senkung überhöhten Blutdrucks beträgt im allgemeinen dreimal täglich 30 mg.

Herzpatienten nehmen häufig sogar 120 bis 360 mg pro Tag ein. Auch wenn solche hohen Dosen sich bislang als sicher und nebenwirkungsfrei erwiesen haben, soll hier doch noch einmal betont werden: Selbstdiagnose und Selbstbehandlungen sind bei Herzleiden auf keinen Fall ratsam.

Wie Sie Coenzym Q10 anwenden können: Es wird gewöhnlich in Kapseln zu 10 bis 100 mg angeboten. Die optimale Tagesdosis für die Herzgesundheit bzw. zur Vorbeugung eines Coenzym-Q10-Mangels beträgt 15 bis 30 mg.

Vitamin E

Eines der Symptome, die ein Vitamin-E-Mangel auslösen kann, ist offenbar die Verklumpung von Blutplättchen (Gefahr der Thrombusbildung). Eine ganze Reihe von Studien, die an Menschen mit erhöhtem Thromboserisiko durchgeführt wurden – zum Beispiel an Frauen, die mit der Antibabypille verhüten –, ergaben, daß erhöhte Vitamin-E-Zufuhr die Klebrigkeit der Blutplättchen und damit das Risiko für Herz und Kreislauf senken kann. Vitamin E ist ein Antioxidans und schützt anscheinend die thrombushemmenden Prostaglandine vor den schädlichen Wirkungen freier Radikale. In einer kürzlich veröffentlichten Doppelblindstudie stellte sich außerdem heraus: Tocotrienol, eine spezielle Form von Vitamin E, kann den Cholesterinspiegel innerhalb von vier Wochen um 15 bis 22 Prozent senken. Weitere Studien an der Harvard-Universität ergaben, daß Menschen, die mindestens 100 mg Vitamin E täglich zu sich nehmen – eine Dosierung, die weit unterhalb der üblichen Zusatz-Zufuhr liegt –, ihr Herzerkrankungsrisiko um bis zu 40 Prozent senken können.

Wie Sie Vitamin E anwenden können: Es wird als Flüssigkeit sowie in ölgefüllten Kapseln angeboten. Die Tagesdosis, mit der Sie sich vor Thrombusbildung und überhöhtem Cholesterinspiegel schützen können, beträgt 400 bis 600 IE.

Carnitin

Wie das Coenzym Q10 ist auch Carnitin eine natürlich im Körper vorkommende Substanz, die im Muskelgewebe gespeichert wird und für das Funktionieren des Herzens unentbehrlich ist. Carnitinmangel entsteht unter anderem durch allzu starke körperliche Bewegung (z.B. Hochleistungssport), Krankheit oder ungenügende Zufuhr mit der Nahrung. Mit zunehmendem Alter sinkt der Carnitinspiegel im Körper meist ab. Für den Fettstoffwechsel ist diese Substanz unbedingt vonnöten: Sie »begleitet« die Fettsäuren dorthin, wo sie verbrannt werden, nämlich in die Mitochondrien der Zellen (kleine Zell-Organellen, die für die Fettverbrennung wichtig sind). Hier wird bei der Oxidation von Fetten ATP freigesetzt, eine Substanz, die Energie zum Herzen befördert, damit es richtig pumpen kann. Kurz, das Herz braucht Carnitin als Energiespender. Besteht Carnitinmangel, reichern sich die Fettsäuren im Herzmuskel an, statt verbrannt zu werden, und können die Herzzellen und damit die Herzfunktion schädigen.

Kürzlich durchgeführte Studien haben ergeben, daß Carnitin einen potentiellen therapeutischen Nutzen bei der Behandlung von Angina pectoris, Arrhythmien und Arteriosklerose hat. Eine tägliche Carnitinzufuhr von 750 bis 1000 mg pro Tag reduziert demnach den Gesamtcholesterinspiegel sowie die

Triglyzeridwerte, erhöht den HDL-Anteil und verbessert die Herzleistung.

Carnitin ist vorwiegend in Nahrung tierischen Ursprungs enthalten (wie sein Name schon andeutet: lat. *carnum* heißt auf deutsch Fleisch). Verschiedene Studien weisen darauf hin, daß die L-Form dieser Aminosäure sicherer und effektiver ist als die D-Form oder das DL-Carnitin. Als Nahrungsergänzung wird meist L-Carnitin angeboten.

Wie Sie Carnitin anwenden können: Meist wird es in Kapseln und Tabletten zu je 250 bis 500 mg oder aber in flüssiger Form angeboten. Die tägliche Durchschnittsdosis, mit der Sie Herzerkrankungen vorbeugen helfen können, beträgt 250 bis 500 mg.

Chrom

Das Spurenelement Chrom ist ein essentieller Bestandteil des sogenannten Glukosetoleranzfaktors, der die Insulinfunktion regulieren hilft. Das bedeutet, Chrom spielt eine wichtige Rolle im Fett- und Kohlenhydratstoffwechsel, zu dem auch die Glukose (der Blutzucker) gehört. Studien deuten darauf hin, daß Chrom möglicherweise auch zur Vorbeugung von Herz-Kreislauf-Leiden genutzt werden kann, denn sein günstiger Effekt auf den Blutzuckerspiegel dehnt sich auch auf die Fett- bzw. Cholesterinspiegel aus. Seit langem ist bekannt, daß Zukkerkranke erheblich stärker gefährdet sind als andere, an kardiovaskulären Leiden zu erkranken. In großen Bevölkerungsstudien hat sich herausgestellt, daß Menschen mit hohen Gewebechromwerten signifikant seltener herz- oder kreislaufkrank sind; niedrige Chromwerte hingegen gehen mit einem höheren Erkrankungsrisiko einher. »Chrom ist vielleicht nur einer der Faktoren, die dazu beitragen, daß es zwischen den verschiedenen Kulturen solche Unterschiede im Auftreten von

Diabetes und Arteriosklerose gibt«, meint dazu Dr. med. Elson Haas, »aber er zählt sicherlich zu den wichtigsten.«

Wie das Niacin – ebenfalls ein Teil des Glukosetoleranzfaktors – ist Chrom bereits zur Behandlung überhöhter Cholesterinspiegel eingesetzt worden. In manchen Studien wurden sehr hohe Dosen, bis zu 2 mg täglich, verwendet; positive Effekte auf die Blutfett- und Cholesterinwerte sowie die HDL-Fraktion wurden aber auch bei Probanden beobachtet, die nur die durchschnittliche Chrommenge von 0,2 bis 0,4 mg pro Tag zu sich nahmen. In einigen vielversprechenden Studien scheint sich anzudeuten, daß die Kombination von Chrom und Niacin bestens geeignet ist, die üblichen Nebenwirkungen einer Niacintherapie zur Cholesterinsenkung auf Null zu reduzieren. In einer Studie an älteren Menschen beispielsweise gelang es, mit 0,2 mg Chrom und 0,1 mg Niacin pro Tag den LDL-Wert im Blut signifikant zu senken.

Zu den biologisch aktiven Formen von Chrom gehören der Glukosetoleranzfaktor, Chrompicolinat sowie Chrompolynicotinat. Meist wird das Spurenelement mit anderen Vital- und Ergänzungsstoffen kombiniert; achten Sie beim Einkauf von Multivitamin- bzw. Multimineralstoffpräparaten darauf.

Wie Sie Chrom anwenden können: Chrompräparate werden zumeist als Tabletten (zu je 0,1 oder 0,2 mg), Kapseln oder in flüssiger Form angeboten. Die Durchschnittsdosis für Erwachsene, die ihr Herz schützen wollen, beträgt 0,2 bis 0,4 mg pro Tag.

Ballaststoffe

Ballast- oder Faserstoffe – im wesentlichen unverdauliche Pflanzenteile, die im Darm als Quell- und Gleitmittel wirken und dafür sorgen, daß einerseits genügend Nährstoffe aus der Nahrung ins Blut gelangen können, andererseits Schadstoffe vermehrt ausgeschieden werden und der Darm nicht träge wird (siehe Kapitel 2) – sind auch für das gute Funktionieren von Herz und Kreislauf unverzichtbar. In einer ganzen Reihe von doppelblind und placebokontrolliert durchgeführten Studien hat sich herausgestellt, daß schon eine mäßige tägliche Zusatzaufnahme von 15 bis 30 g Ballaststoffen die Gesamtcholesterinspiegel um fünf bis zehn Prozent senken kann. Werden der Nahrung mehr lösliche Ballaststoffe (30 bis 50 g pro Tag oder mehr) zugesetzt, sind die Wirkungen deutlicher und rascher feststellbar. Ballaststoffe senken auch den LDL- und erhöhen den HDL-Anteil im Blut. Ja selbst bei normalem Cholesterinspiegel kann man noch davon profitieren, die täglich zugeführte Ballaststoffmenge um nur 5 bis 15 g zu erhöhen. Der Blutdruck wird gesenkt, und die Glukosetoleranz verbessert sich. (Und wie wir schon beim Chrom gesehen haben, kann es sich auf Herz und Kreislauf sehr positiv auswirken, wenn der Blutzuckerspiegel günstig beeinflußt wird.) Ballaststoffe helfen den Cholesterinspiegel senken, indem sie entweder seine Synthese verhindern oder aber das Cholesterin verstärkt an die Gallenflüssigkeit binden, mit der es dann aus dem Körper ausgeschieden wird. Eine kürzlich durchgeführte Studie ergab, daß z. B. Psyllium-Präparate am wirkungsvollsten sind, wenn man sie unmittelbar zu und nicht zwischen den Mahlzeiten zu sich nimmt, weil Psyllium den Anteil von Gallenflüssigkeit im Darmtrakt schon während des Essens erheblich erhöht.

Am besten nimmt man Ballaststoffe natürlich mit der normalen Nahrung auf. Sollte das aber aus irgendeinem Grund nicht möglich sein, können Sie auch mit Ergänzungspräparaten etwas für Ihre Gesundheit tun. Zu den wasserlöslichen Ergänzungspräparaten gehören Pektin, Roggenvollkornprodukte, Psyllium und Guar.

Wenn Sie bislang eher ballaststoffarm gegessen haben, sollten Sie es anfangs mit der Zufuhr nicht übertreiben. Beginnen

Sie mit 4 bis 5 g pro Tag und erhöhen Sie die Menge allmählich, wenn sich Ihr Organismus daran gewöhnt hat. Wer zu viel Ballaststoffe (mehr als 30 g täglich) zu sich nimmt, riskiert Mineralstoffmangel, weil diese Substanzen im Darm nicht mehr ausreichend absorbiert werden. Darüber hinaus sollten Sie unbedingt mehr Flüssigkeit zu sich nehmen (6 bis 8 Glas Wasser täglich), sonst kann es passieren, daß dic Ballaststoffe den Darm verstopfen, statt die Entleerung zu erleichtern.

Wie Sie Ballaststoffe als Zusatzpräparate anwenden können: Es gibt sie in Form von Pulvern, Tabletten und Kapseln. Der Herzgesundheit kommt es zugute, zwei- bis dreimal täglich einen Teelöffel voll (bzw. 4 bis 6 g) zu den Mahlzeiten zu nehmen, zusammen mit Wasser oder anderen Flüssigkeiten. Sie können Ballaststoffpräparate auch in eine Suppe oder unter Joghurt etc. mengen.

Was dem Kreislauf sonst noch nützt

Wenn man von Blutdruck und Ernährung spricht, denken die meisten Leute augenblicklich an Salz. Die normale westliche Ernährung, die zum Großteil auf industriell raffinierten Lebensmitteln basiert, ist meist auch ziemlich reich an Kochsalz (Natriumchlorid). Übermäßiger Salzkonsum ist schon seit langem als Risikofaktor für Bluthochdruck bekannt, selbst wenn sich in letzter Zeit herausgestellt hat, daß die Rolle des Kochsalzes doch übertrieben wurde und es nicht richtig ist zu behaupten, Natriumchlorid sei der wichtigste Risikofaktor für Hypertonie. Doch sind rund 30 bis 40 Prozent der Bevölkerung relativ anfällig für die Wirkung des Salzes, Flüssigkeit im Körper zu binden. Darüber hinaus wurde inzwischen wissenschaftlich erwiesen, daß auch andere Mineralstoffe bzw. Salze, vor allem Kalium, Kalzium und Magnesium, in bezug auf Bluthochdruck ähnlich bedeutsam sind. Optimale Blutspiegel an

Zink, Niacin und Vitamin C können den Blutdruck ebenfalls günstig beeinflussen. Ernährungsbewußte Heilpraktikerinnen und Heilpraktiker empfehlen oft eine ganze Reihe von Substanzen, die den Blutdruck regulieren helfen; dazu gehören essentielle Fettsäuren, Bioflavonoide, Shiitake-Pilze sowie die Aminosäure Taurin. Auch das Coenzym Q10 hat seine Meriten.

Wenn Ihr Blutdruck zu hoch ist, sollten Sie sich erst einmal Rat bei einer guten naturheilkundigen Fachkraft holen, bevor Sie zur Selbsthilfe greifen. Fachleute empfehlen oft ein blutdrucksenkendes Programm, zu dem auch pflanzliche Heilmittel gehören, deren Wirkung fachlich überwacht werden muß. So sind zum Beispiel die Mistel (Viscum album), das Wanzenkraut (Cimicifuga racemosa) sowie der Weißdorn als starke Herzmittel bekannt, die vielerlei günstige Wirkungen auf Herz und Kreislauf haben, also nicht nur den Blutdruck senken. Für die Selbsthilfe eignet sich jedoch eine andere Pflanze besser, und zwar der Sellerie, der den Blutdruck ebenfalls normalisieren hilft.

Kalium

Kalium und Natrium arbeiten Hand in Hand, um den Wasserhaushalt des Körpers im Gleichgewicht zu halten. Kalium hilft dem Organismus, Kochsalz auszuscheiden; fehlt Kalium, kann sich Salz in den Geweben anreichern und Schaden anrichten. Zur Senkung ihres Blutdrucks müssen die meisten Menschen also nicht nur ihren Salzkonsum verringern, sondern gleichzeitig auch ihre Kaliumaufnahme steigern. Manche Studien legen sogar nahe, daß Kalium in diesem Geschehen die wichtigere Rolle spielt als Natriumchlorid. Aus zahlreichen Bevölkerungsstudien geht hervor, daß eine Erhöhung der Kaliumzufuhr sich günstig auf den Blutdruck auswirkt.

Inzwischen ist sogar erwiesen, daß manche Menschen ganz auf ihre blutdrucksenkenden Medikamente verzichten könnten, wenn sie statt dessen mehr Kalium zu sich nehmen würden. (Setzen Sie nun aber auf gar keinen Fall plötzlich alle Antihypertonika ab, sondern fragen Sie stets erst Ihre Ärztin oder Ihren Arzt, wie Sie die Dosis am besten reduzieren sollten!)

Für Kalium gibt es keine offiziellen empfohlenen Tagesdosen, auch wenn durchaus ein Mangelsyndrom – nämlich Muskelschwäche und -zittern sowie Konzentrationsstörungen – bekannt ist. Wahrscheinlich brauchen Sie als Optimaldosis nicht weniger als 3 bis 4 g Kalium pro Tag – also erheblich mehr, als in der normalen westlichen Ernährung enthalten ist. In Obst und Gemüse sind genau die richtigen Kalium-Natriumchlorid-Mengen vorhanden. Besonders viel Kalium und wenig Kochsalz enthalten Kartoffeln – vorausgesetzt, sie werden nicht nachgesalzen –, Orangen, Pfirsiche, Warzenmelonen, Limabohnen, Avocados und Bananen. Eine Banane beispielsweise enthält rund 450 bis 650 mg Kalium, aber nur ein oder zwei Milligramm Natrium. Studien an Menschen, die regelmäßig Bananen essen, haben ergeben, daß sie im Durchschnitt einen relativ niedrigen Blutdruck und ein vergleichsweise geringes Schlaganfallrisiko haben.

Wie Sie Kalium anwenden können: Kaliumpräparate gibt es in Form von Brause- oder Kautabletten, teilweise auch auf ärztliches Rezept. In vielen Multimineral- und Multivitaminpräparaten ist Kalium mit enthalten. Am besten ist es allerdings, Sie essen einfach mehr Obst und Gemüse, dann führen Sie sich ganz von selbst genügend Kalium zu. Ein Bissen Banane versorgt Sie nämlich mit der gleichen Menge Kalium wie eine Tablette.

Kalzium und Magnesium

Wie Natrium und Kalium sind auch Kalzium und Magnesium sehr wichtig für die Regulierung des Blutdrucks – einige Forscher meinen, sogar am wichtigsten. Kalzium hilft den Herzschlag regulieren; Magnesium ist für die Erweiterung der Blutgefäße mitverantwortlich.

Wer viel Kalzium und Magnesium mit der Nahrung zu sich nimmt, hat in aller Regel auch einen normalen Blutdruck. Gibt man Bluthochdruckkranken zusätzlich Kalzium und Magnesium, sinkt ihr Blutdruck ab, wie Studien belegen. In einer vierjährigen Studie an 58 000 Frauen stellte sich heraus, daß diejenigen, die täglich 800 mg Kalzium zu sich nahmen, weitaus seltener an Bluthochdruck litten als Frauen, die täglich nur 400 mg konsumierten. In einer anderen klinischen Studie führte die tägliche Einnahme von Magnesiumpräparaten dazu, daß der systolische Blutdruck bei 95 Prozent der Probanden um rund 12 Punkte zurückging, der diastolische im Durchschnitt um 8 Punkte.

Wie Sie Kalzium und Magnesium anwenden können: Diese Mineralstoffe sind in fast allen Multimineralstoffpräparaten, aber auch einzeln erhältlich, und zwar als Pulver, Tabletten, Kapseln und Brausetabletten. Naturheilkundige empfehlen, etwa doppelt so viel Kalzium wie Magnesium zu sich zu nehmen (2:1). Therapeutische Dosen zur Blutdrucksenkung bewegen sich um 1 bis 1,5 g Kalzium und 500 bis 750 mg Magnesium pro Tag. Als Vorbeugungsmaßnahme sollten Sie täglich etwa 750 mg Kalzium und 375 mg Magnesium zu sich nehmen.

Für den Anfang

Wenn Sie etwas für Ihr Herz-Kreislauf-System tun wollen, können Sie folgendermaßen vorgehen:

- Knoblauch (600 bis 1000 mg reiner bzw. konzentrierter Knoblauch bzw. -pulver, oder 1,8 bis 3 g Frischknoblauch-Äquivalent oder 1,8 bis 3,6 mg Allicin pro Tag, oder ein bis zwei frische Zehen),
- ein Multivitamin-Multimineralstoff-Präparat, das optimale Mengen an Vitamin C, E, B-Komplex, Chrom und Coenzym Q10 enthält,
- ein Polyphenol-Flavonoid-Präparat, etwa aus grünem Tee, blauen Trauben oder Rotweinextrakt (entsprechend 50 bis 100 mg Flavonoide pro Tag).

Was Sie außerdem noch tun können

Wie gut Ihr Herz und Ihr Kreislauf funktionieren, hängt natürlich auch von Ihrer Lebensführung und nicht nur von etwaigen Zusatzpräparaten ab.

- Achten Sie auf ein optimales Körpergewicht. Viele Risikofaktoren für koronare Herzerkrankungen, Bluthochdruck, Arteriosklerose usw. hängen eng mit Übergewicht zusammen.
- Sorgen Sie für körperliche Fitneß. Ihr Herz ist schließlich ein Muskel, der genau wie Sie Bewegung braucht. Treiben Sie Sport, gehen Sie viel spazieren, tanzen, wandern, fahren Sie mehr mit dem Rad als mit dem Auto.
- Meiden Sie Alkohol- und Koffeinexzesse.
- Reduzieren Sie die Menge gesättigter Fette und cholesterinhaltiger Lebensmittel in Ihrer Nahrung, und nehmen Sie statt dessen mehr ungesättigte Fettsäuren, Vollkornprodukte und Ballaststoffe zu sich. Auch wenn Nahrungsergänzungen einiges bringen, sind sie doch kein Ersatz für eine gesunde, abwechslungsreiche und vollwertige Mischkost.
- Geben Sie das Rauchen auf. Rauchen erhöht Ihr Herzinfarktrisiko um das Dreifache. Zigarettenrauch ist nicht nur

schädlich für Ihre Lungen, sondern greift auch Ihr Herz stark an.

- Versuchen Sie, ungesunden Streß abzubauen, und lernen Sie Entspannungstechniken wie Meditation, Yoga oder Biofeedback, um besser mit Streß umgehen zu können.
- Homöopathische Mittel können bei Streß, Nervosität, Blutdruckproblemen und »unerklärlichen« (z.B. psychosomatisch bedingten) Kreislaufstörungen oder Herzleiden sehr wirksam sein. Lassen Sie sich dazu von einer guten homöopathischen Fachkraft beraten.

9. Kapitel: Das Krebsrisiko senken

Bei Krebs laufen die Zellen sozusagen Amok; dieser Prozeß kann durch eine ganze Reihe von Auslösern in Gang gesetzt werden, von der Ernährung übers Rauchen bis hin zu industriellen Schadstoffen. Wenn eine krebserregende (kanzerogene) Substanz auf bestimmte Weise in die Körpergewebe eindringt, gerät das Zellwachstum außer Kontrolle. Die Zellen vermehren sich ungehemmt, ohne noch die Aufgaben wahrzunehmen, die andere Zellen in ihrer Nachbarschaft nach wie vor erfüllen. Im Lauf der Zeit bildet sich ein Zellklumpen (Tumor), der dem umliegenden Gewebe immensen Schaden zufügt, unter anderem dadurch, daß er unentwegt Nährstoffe für das eigene Wachstum abzweigt. Dabei zerstört er die Nachbarzellen und/oder greift massiv in ihren Stoffwechsel ein. Irgendwann sind dann die umliegenden Blutgefäße, Nerven, Knochen und anderen Gewebe und Organe nicht mehr in der Lage, ihren Aufgaben ordnungsgemäß nachzukommen. Mit dem Blut können Krebszellen in andere Körperregionen getragen werden, wo sie dann erneut als Provokateure gesunde Zellen dazu bringen, Amok zu laufen. Solch neues Krebswachstum an sekundären Stellen im Körper nennt man Metastasierung – meist der Hinweis auf ein bereits fortgeschrittenes Krebsstadium. Der Aufruhr wird rasch zur Revolte und der betroffene Mensch ihr erstes (und einziges) Opfer.

Krebs ist also nicht ansteckend. Doch Krebskrankheiten rotten sich trotzdem nicht von selbst aus. Sie lauern im Hintergrund und verändern sich, ebenso wie die immer wieder neu hinzukommenden karzinogenen Substanzen. Krebs gilt als besonders anpassungsfähige Krankheit, die sich ganz unterschiedlicher Mechanismen bedient und sich praktisch überall im Körper einnisten kann. In der Onkologie – der Lehre von den Krebskrankheiten und ihrer Behandlung – wurden schon mehr als hundert verschiedene Krebsarten identifiziert, von den vergleichsweise häufigen, die Lunge, Brust, Darm, Prostata, Magen oder Bauchspeicheldrüse befallen, bis hin zu den selteneren Formen wie Hodenkrebs oder bestimmte Blutkrebse (Leukämien).

Krebs ist weder auf die Spezies Mensch beschränkt noch allein ein Zivilisationsproblem unserer Zeit. Haustiere, Zuchttiere, ja sogar wildlebende Tiere erkranken gelegentlich an Krebs, und auch in der Pflanzenwelt sind bösartige Zellwucherungen möglich. Aus der Paläontologie ist bekannt, daß auch Menschen der Vor- und Frühgeschichte manchmal Krebs hatten. Zweifellos ist die Erkrankungsquote jedoch in heutiger Zeit drastisch gestiegen. Einerseits spielt dabei eine Rolle, daß die Menschen heute im Schnitt viel älter werden als früher, ihren Krebs also noch erleben (in der Gerontologie gilt Krebs weithin als fast normale Begleiterscheinung hohen Alters). Andererseits haben natürlich die heutige Lebensweise, die Ernährung, das Rauchen, der Alkoholkonsum sowie die ständig steigende Umweltbelastung mit Schadstoffen erheblich zum Ansteigen der Krebsrate beigetragen.

In seinem vielbeachteten Artikel ›Fortschritt in der Krebsbekämpfung?‹, den John C. Bailar III 1986 im renommierten Fachblatt ›The New England Journal of Medicine‹ veröffentlichte, bestritt er nachdrücklich, daß der viele Millionen verschlingende Krieg gegen Krebs seinem Ende oder gar einem Sieg nahe wäre. Ganz im Gegenteil, meinte er: Mit vielen Krebsbehandlungen sei man seit Jahrzehnten kaum weitergekommen. »Wir sollten daher keine Langzeitprogramme auf der Annahme aufbauen, irgendwann würde dann schon eine wirksame Behandlungsmethode gefunden«, schrieb Bailar.

»Das haben wir bereits versucht und waren dabei nicht sonderlich erfolgreich. Heute ist es höchste Zeit, sich einem ganz anderen Ansatz zuzuwenden – und zwar der Vorbeugung. Wenn wir es schaffen sollten, die amerikanische Bevölkerung davon zu überzeugen, daß ihre größte Hoffnung auf ein krebsfreies Leben in der Vorbeugung liegt, werden wir erheblich mehr Leben retten, als es irgendeinem unserer Krebsmittel je gelingen wird.«

Unter den orthodoxen Vertretern der Krebsmedizin wurden Bailars Ansichten geradezu als Affront betrachtet. Doch heute, mehr als ein Jahrzehnt später, hat seine zentrale Botschaft immer noch nichts von ihrer Gültigkeit verloren. Krebs ist eine sehr komplexe Krankheit, die meist Jahre braucht, bevor sich die allerersten Symptome zeigen. Zu dem Zeitpunkt aber kommen selbst die besten schulmedizinischen Behandlungsmethoden manchmal schon zu spät. Nachdem der Krebsforscher Frank L. Meyskens Jr. Vitamin-A-Derivate dahingehend unter die Lupe genommen hatte, ob sie vielleicht zur Vorbeugung und Behandlung von Krebsleiden in Frage kommen könnten, meinte er: »Wir empfehlen heute eine allgemeine Strategie, bei der Krebsvorstufen und Krebs als kontinuierliche Entwicklung von der Normalität zur Anomalie betrachtet werden; Vorbeugung und Behandlung sind dabei nicht scharf voneinander abgegrenzt, sondern gehen ineinander über.« Alles, was dem Organismus hilft, schon vom frühesten Stadium an seine erstaunlichen Selbstheilungskräfte gegen Krebszellen zu mobilisieren oder ihnen gar von vornherein vorzubeugen, wird sich demnach irgendwann auszahlen.

Auch wenn also die Grenze zwischen Vorbeugung und Behandlung nicht so strikt gezogen werden kann wie manchmal behauptet, muß doch noch einmal betont werden: Krebs ist eine schwere Erkrankung, bei der natürliche Substanzen zwar helfen können, die aber keinesfalls auf eigene Faust diagnostiziert oder behandelt werden sollte. In diesem Kapitel geht es um die Vorbeugung, nicht um die Behandlung bereits bestehender Krebserkrankungen.

Die krebsvorbeugende Ernährung

Weithin besteht heute kein Zweifel mehr daran, daß die Ernährung eine sehr wichtige Rolle – ja, vielleicht die wichtigste überhaupt – bei der Krebsvorbeugung spielt. In einigen wenigen Fällen konnte das enorme Ansteigen der Krebsrate sogar ganz bestimmten Nahrungsmitteln zugeordnet werden. So haben beispielsweise die traditionell hohen Magenkrebsraten in manchen Teilen Chinas sowie Japans eindeutig damit zu tun, daß dort so viel stark gesalzene, geräucherte und süßsauer eingelegte Nahrungsmittel verzehrt werden. Eine Ernährung wiederum, die arm an Ballaststoffen, Vitaminen, Mineralstoffen und Knoblauch ist, hat wissenschaftlichen Studien zufolge oft Krebs, z. B. in Form von Darmkrebs, zur Folge. In den letzten Jahren hat sich zudem in zahlreichen Studien herausgestellt, daß Menschen, die sich hauptsächlich von Obst und Gemüse ernähren, weit weniger anfällig gegenüber Krebs sind.

Darüber hinaus gibt es eine ganze Reihe von häufig verwendeten Pflanzen, deren Inhaltsstoffe sogar nachgerade vor Krebs zu schützen scheinen. Dazu gehören vor allem die Kreuzblütler. Zu dieser Familie der Senfpflanzen (Genus: Brassica) werden vor allem Brokkoli, Rosenkohl, Blumenkohl, Weiß- und Rotkohl, Grünkohl und andere Kohlarten sowie Rettich und Radieschen gezählt; sie alle enthalten bestimmte nützliche Phytochemikalien oder Phytonährstoffe (die Vorsilbe »phyto-« stammt aus dem Griechischen und bedeutet »Pflanze, pflanzlich«). Kreuzblütler sind, wie Studien ergaben, ganz besonders reich an Wirkstoffen, die Krebs vorbeugen, ja manchmal sogar Krebswachstum stoppen können. So haben zum Beispiel Wissenschaftler der Johns-Hopkins-Universität in Baltimore festgestellt, daß die aus Brokkoli isolierte Substanz Sulforaphan imstande ist, bestimmte Zellenzyme anzuregen. Diese Enzyme tragen dazu bei, kanzerogene Moleküle aus Körperzellen herauszubefördern, und bei Labortieren können sie das Tumorwachstum verlangsamen. In anderen Studien wurde eine hohe Sulforaphanaufnahme mit verringertem Brustkrebsrisiko in Verbindung gebracht.

Gemüse aus der Kreuzblütler-Familie enthalten jedoch noch weitere Substanzen, die möglicherweise das Krebsrisiko senken können, etwa Glukobrassicin und Benzylisothiocyanat. Devra Lee Davis, langjährige wissenschaftliche Beraterin der amerikanischen Gesundheitsbehörden, meint dazu: »Es mehren sich die Anzeichen dafür, daß natürliche Substanzen Krebstumoren zu hemmen vermögen (...). Sie können sie am weiteren Wachstum hindern.«

Amerikas Nationales Krebsinstitut hat vor kurzem ein Multimillionen-Dollar-Projekt in die Wege geleitet, das dem Nutzen von Phytochemikalien gewidmet ist. Dabei sollen nicht nur die Inhaltsstoffe von Kreuzblütlern, sondern auch Polyphenole und Flavonoide getestet werden, wie sie in Zitrusfrüchten, Erdbeeren, Trauben, Himbeeren und anderen Pflanzen zu finden sind. Einige dieser pflanzlichen Substanzen können Kanzerogene neutralisieren, bevor diese in die DNS der Zellen eindringen und bösartige Veränderungen auslösen. Auch Tomaten, Ananas und grüner Pfeffer sind reich an Wirkstoffen, die den zu Krebs führenden zellulären Prozeß unterbrechen können.

Natürlich waren und sind die Hersteller von Nahrungsergänzungsmitteln angesichts dieser Aktivitäten nicht untätig. Auch wenn die erst kürzlich entdeckten, möglicherweise nützlichen pflanzlichen Komponenten noch nicht extrahiert, in genügenden Mengen konzentriert oder gar künstlich nachgebaut werden können, so daß sie sich zu Präparaten verarbeiten ließen, dürfte es damit doch nicht mehr lange dauern. Schon jetzt gibt es Brokkoli- und andere Gemüseextrakte auf dem Markt, die solche Komponenten sicherlich mit enthalten. Dazu kommen die vielen natürlichen Substanzen, die in diesem Buch teilweise schon behandelt wurden und die ebenfalls dazu beitragen, das Krebsrisiko insgesamt substantiell zu senken.

Krebsvorbeugende Vitamine und Mineralstoffe

Auch schulmedizinische Krebsspezialisten empfehlen mitunter bestimmte Nahrungsergänzungsstoffe in therapeutischen Dosen, um konventionelle Krebsbehandlungen zu ergänzen. So wurden beispielsweise hohe Dosen Folsäure schon erfolgreich bei Zervixkarzinomen (Krebs am Muttermund) eingesetzt. Abkömmlinge der Vitamine A und D sind bei bestimmten Krebsformen unter Umständen ebenfalls von Nutzen: Der auf Vitamin A beruhende Wirkstoff Tretinoin rief, einer kürzlich vorgestellten Studie zufolge, bei neun von zehn Patienten mit der seltenen akuten promyelozytischen Leukämie eine Remission (= symptomfreies Stadium) hervor. Ernährungsbewußte Onkologinnen und Onkologen haben außerdem festgestellt, daß eine ganze Reihe von Vitaminen und Mineralstoffen sich sehr gut dazu eignet, die unangenehmen Nebenwirkungen herkömmlicher Krebstherapien in Grenzen zu halten. Sie empfehlen deshalb in solchen Fällen ihre zusätzliche Einnahme und betrachten Vitamin- und Mineralstoffmangel als Störungen, die den Gesundungsprozeß verhindern.

Zu diesen, auch in der Krebsvorbeugung wichtigen Substanzen gehören unter anderem die folgenden:

Vitamin D. Verschiedene Studien legen den Schluß nahe, daß relativ hohe Vitamin-D-Spiegel dazu beitragen, das Risiko von Haut-, Brust-, Prostata- sowie (falls mit Kalzium kombiniert) von Darmkrebs zu verringern. Vitamin D ist eines der fettlöslichen Vitamine, die sich im Körper auch in toxischen

Mengen anreichern können. Die menschliche Haut stellt es selbst her, wenn man sich einmal täglich ungefähr 15 bis 20 Minuten der Sonne aussetzt. Wer in kühlen Klimazonen lebt oder nur selten an die Sonne kommt, kann davon profitieren, jeden Tag 400 bis 800 IE Vitamin D als Präparat einzunehmen.

Kalzium. Wie erst vor kurzem festgestellt wurde, kann dieser Mineralstoff Dickdarm und Rektum vor Krebs schützen helfen. Die optimale Tagesdosis dafür beträgt 800 bis 1500 mg täglich. Viele Ernährungswissenschaftler empfehlen darüber hinaus, Kalzium-und Magnesiumzusätze im Verhältnis 2:1 einzunehmen, z. B. 750 mg Kalzium und 375 mg Magnesium. Wer Magnesium optimal dosiert einnimmt, ist sehr wahrscheinlich ebenfalls besser gegen Krebs geschützt.

Zink. Optimale Zinkspiegel im Blut scheinen das Risiko, an Speiseröhren- oder Prostatakrebs zu erkranken, zu verringern. Die optimale Tagesdosis dafür beträgt 17 bis 25 mg.

Auch verschiedene B-Vitamine wurden schon mit der Krebsvorbeugung in Verbindung gebracht, desgleichen alle Vitamine und Mineralstoffe, die als Antioxidanzien und daher Radikale-Fänger wirken.

Der Vitamin-B-Komplex

Studien weisen darauf hin, daß Riboflavin möglicherweise gegen Speiseröhrenkrebs, Vitamin B12 gegen Lungenkrebs schützt (und das sogar bei Leuten, die rauchen). Das vielversprechendste Antikrebs-B-Vitamin aber ist offenbar B6 (Pyridoxin). Es ist für die Funktion des körpereigenen Immunsystems unentbehrlich, und B6-Mangel wurde bereits mit einem erhöhten Krebsrisiko in Verbindung gebracht. Ein Wirkstoff, der aus Vitamin B6 entwickelt wurde, hat sich in vorläufigen Studien als effektiv gegen Melanome (eine oft tödliche Form von Hautkrebs) erwiesen. Laut Michael Lerner, Spezialist für alternative Krebstherapien, treten beim Menschen »Stoffwechselstörungen, die einem Vitamin-B6-Mangel sehr ähneln, sowohl bei der Hodgkinschen Krankheit als auch bei Blasen- und Brustkrebs auf. Die Ergebnisse einer Studie lassen den Schluß zu, daß man mit Vitamin-B6-Präparaten, die diese Stoffwechselstörung korrigieren, auch das Wiederauftreten von Blasenkrebs verhindern kann.«

Allerdings sollte man B-Vitamine nicht einzeln einnehmen, weil dadurch ein Ungleichgewicht gegenüber den anderen Vitaminen dieses Komplexes auftreten kann.

Wie Sie den Vitamin-B-Komplex anwenden können: Er wird als Tabletten, Kapseln und in flüssiger Form angeboten. Zur Krebsvorbeugung werden ein- bis zweimal täglich 25 bis 50 mg (nicht mehr!) empfohlen.

Antioxidanzien im Kampf gegen Krebs

Antioxidanzien gelten seit langem als krebsvorbeugend, weil sie die schädlichen freien Radikale im Gewebe abfangen und damit das Immunsystem stützen. Zu diesen Antioxidanzien gehören auch Vitamin A bzw. Beta-Carotin, Vitamin C, Vitamin E, Selen und andere Spurenelemente. Selbst das amerikanische Nationale Krebs-Institut schloß sich 1993 dieser Ansicht an. In einer Studie an rund 29 000 Chinesinnen und Chinesen hatte sich herausgestellt, daß Antioxidanzien die Krebsmortalität (= Rate der Todesfälle) um 13 Prozent senken konnte, die Magenkrebs-Mortalität sogar um 21 Prozent. Auch die Gesamtsterberate war um neun Prozent niedriger als erwartet.

Daraufhin haben sich jedoch auch kritische Gegenstimmen erhoben, die den Nutzen der Antioxidanzien zum Teil nicht nur bezweifelten, sondern sogar von erhöhten Todesraten sprachen (etwa bei finnischen Rauchern, die Beta-Carotin-Präparate erhalten hatten). Auch diese Studien riefen jedoch augenblicklich neue Kritiker auf den Plan. Zusammenfassend läßt sich im Moment sagen: Die meisten vorliegenden Studien bestätigen den krebsvorbeugenden Wert von Antioxidanzien, nur sehr wenige negieren ihn. Aus diesem Grund sollen diese Substanzen hier nicht unerwähnt bleiben.

Vitamin C

Die Rolle, die Vitamin C in bezug auf Krebs spielt, ist seit vielen Jahren Gegenstand heißer Diskussionen – genauer, seit der berühmten Studie, die der Nobelpreisträger Linus C. Pauling und E. Cameron 1976 im Fachblatt ›Proceedings of the National Academy of Sciences‹ veröffentlichten. Die beiden kamen damals zu dem Ergebnis, daß die tägliche Einnahme von 10 g Vitamin C, in mehreren Dosen über den Tag verteilt, »hoffnungslos Krebskranke« erheblich länger am Leben gehalten habe als andere Krebspatienten, die kein Vitamin C bekommen hatten. In den seither durchgeführten Studien waren die Resultate jedoch keineswegs immer so eindeutig.

Immerhin gelang es den Forscherinnen und Forschern, eines sicher nachzuweisen: In der Krebs*vorbeugung* hat Vitamin C durchaus seinen Platz. Wer sehr viel Vitamin C zu sich nimmt, verringert sein Risiko, irgendwann an Mund-, Speiseröhren-, Magen-, Zervix- oder Brustkrebs zu erkranken. Dr. Gladys Block vom amerikanischen Nationalen Krebs-Institut sichtete insgesamt 46 Bevölkerungsstudien. 33 von ihnen sprachen dafür, daß Vitamin C (Ascorbinsäure) eine deutliche krebsvorbeugende Wirkung habe. Block kommentiert das folgendermaßen: »Sehr wahrscheinlich wirken Ascorbinsäure, Carotinoide, Folate und andere Wirksubstanzen in Obst und Gemüse Hand in Hand. Es scheint aber doch, daß der Ascorbinsäure eine besonders wichtige Rolle in der Krebsvorbeugung zukommt.«

In der biochemischen Forschung gelang es, einen Teil der schützenden Wirkung des Vitamins – etwa vor Speiseröhren- und Magenkrebs – darauf zurückzuführen, wie der Nährstoff sich auf Nitrosamine auswirkt. Dabei handelt es sich um kanzerogene organische Substanzen, die in Zigarettenrauch, verunreinigtem Trinkwasser und bestimmten (vor allem geräucherten) Lebensmitteln vorkommen. Auch nach dem Verzehr von Nitriten und Nitraten – sie gehören zu den Konservierungsmitteln – können sich im Magen Nitrosamine bilden. Vitamin C verhindert das. Aus Tierstudien geht weiter hervor, daß Vitamin C kanzerogene Stoffwechselprodukte reduzieren kann, die bei der Verstoffwechslung von Östrogenen auftreten. Außerdem regt Vitamin C die Bildung von Kollagengewebe an und hilft so möglicherweise, bösartige Zellen an der Ausbreitung zu hindern.

Wie Sie Vitamin C anwenden können: Es wird in vielerlei Darreichungsformen angeboten; am preiswertesten ist es, sich reine Ascorbinsäure als Pulver aus der Apotheke zu besorgen. Zur Krebsvorbeugung werden zwei- bis dreimal täglich 250 bis 500 mg empfohlen (vorausgesetzt, Sie verspüren dabei keine unliebsamen Nebenwirkungen wie Durchfall oder Magenschmerzen; dann müssen Sie die Dosis senken).

Selen

Dieses Spurenelement, das der Körper nur in winzigen Mengen benötigt, ist ein potentes Antioxidans und Immunstärkungsmittel. Außerdem ist es der wichtigste Mineralstoff bei der Krebsvorbeugung. In Bevölkerungsstudien wurden bereits überwältigende Beweise dafür gesammelt. Selen ist vor allem in Fisch sowie in Pflanzen enthalten, die auf selenreichem Boden gewachsen sind. Hohe Selenwerte im Boden wurden mit niedrigen Krebsraten der örtlichen Bevölkerung in Verbindung gebracht, und umgekehrt. In Tierstudien hat sich der krebsvorbeugende Effekt von Selen ebenfalls bestätigt; die besten Resultate erzielte man, wenn die Tiere schon möglichst jung ausreichend mit Selen versorgt wurden.

Sehr zu empfehlen ist es, Selen gemeinsam mit einem Vitamin-E-Präparat einzunehmen; das erhöht die krebsvorbeugende Wirkung.

Wie Sie Selen anwenden können: Das Spurenelement wird in Tabletten und Kapseln, meist zu je 50 bis 200 Mikrogramm, angeboten. Die durchschnittliche Tagesdosis zur Krebsprävention beträgt 100 bis 200 Mikrogramm (nicht mehr!).

Vitamin A bzw. Beta-Carotin

Mindestens drei Dutzend Bevölkerungsstudien sind bislang zu dem Ergebnis gelangt, daß eine hohe Zufuhr an Vitamin A (bzw. seines Vorläufers, des aus Pflanzen stammenden Beta-Carotins) sehr viel dazu beitragen kann, Menschen vor Krebserkrankungen zu schützen. Eine niedrige Vitamin-A- bzw. Beta-Carotin-Zufuhr hingegen wurde mit erhöhtem Krebserkrankungsrisiko in Verbindung gebracht, vor allem Lungenkrebs, aber auch Krebs der Speiseröhre, des Magens, des Dickdarms und Rektums sowie der Zervix. Den Angaben des Krebsforschers Peter Greenwald zufolge stellte sich in neun retrospektiven Studien zu diesem Thema heraus, daß »ein signifikant erhöhtes Krebsrisiko verschiedener Organe mit verringerter Vitamin-A-Aufnahme korrelierte. Das Erkrankungsrisiko war bei Menschen, die wenig Vitamin A zu sich nahmen, etwa doppelt so hoch wie bei denen mit hoher Vitamin-A-Aufnahme.« Zwar verliefen die wissenschaftlichen Studien in diesem Punkt nicht alle eindeutig, doch auch in vielen Tierexperimenten wurde der schützende Effekt des Vitamins bzw. seines Vorläufers deutlich.

Ein Großteil solcher Wirkungen dürfte sicherlich darauf zurückzuführen sein, daß Beta-Carotin ein sehr effektives Antioxidans ist (siehe Kapitel 10) und darüber hinaus, wie auch das Vitamin A, das Immunsystem zu stärken vermag. Ralph A. Moss, Autor eines Buches über Krebstherapie, meint dazu: »Beta-Carotin erreicht mehr Körpergewebe über längere Zeiträume und schützt daher besser als bloßes Vitamin A. Es wird als eines der erfolgversprechendsten natürlichen Anti-Krebs-Mittel angesehen.«

Eben wegen dieser krebsvorbeugenden Wirkungen wurden hohe Dosen von Beta- und Alpha-Carotin wie auch Retinoide und andere Vitamin-A-Abkömmlinge bereits im Rahmen von Krebsbehandlungen getestet – mit einigem Erfolg. So hat sich zum Beispiel in mehreren Studien herausgestellt, daß Beta-Carotin das Wachstum von Präkanzerosen (Krebsvorstufen) im Mundraum zum Stillstand bringt.

Bei der Einnahme von Vitamin A müssen Sie daran denken, daß sehr hohe Dosen – z.B. 100 000 IE pro Tag über einige Monate, oder eine halbe bis eine Million IE täglich über zwei bis drei Wochen – sich im Körper anreichern und zu schweren Nebenwirkungen führen können. Bei Beta-Carotin hingegen besteht diese Gefahr nicht; es kann sich zwar ebenfalls in den Geweben anreichern, führt aber dann nur zu einer leichten Orangefärbung der Haut. Der Körper baut nur so viel davon zu Vitamin A um, wie er eben benötigt.

Wie Sie Vitamin A bzw. Beta-Carotin anwenden können: Beide Substanzen sind in vielerlei Darreichungsformen erhältlich. Zur Krebsvorbeugung werden 5000 bis 10 000 IE Vitamin A pro Tag plus 50 000 IE (15 bis 30 mg) Beta-Carotin empfohlen – besser noch: Beta-Carotin plus eine Carotinoidmischung.

Vitamin E

In der konventionellen Krebstherapie hat man Vitamin E bislang meistens nur eingesetzt, um die Effektivität von Chemo- und Strahlentherapie zu erhöhen. Es gibt jedoch auch Hinweise darauf, daß Vitamin E das Krebswachstum selbst zu hemmen vermag. Was die Krebsvorbeugung anbelangt, so haben Studien an Tier und Mensch ergeben, daß es unter Umständen das Risiko für Brust-, Lungen- und Leberkrebs vermindern kann. Aus Bevölkerungsstudien ging hervor, daß Menschen mit hohem Vitamin-E-Spiegel im Blut auch seltener an Krebs erkranken, und umgekehrt. Und genau wie Vitamin C kann auch Vitamin E die Bildung schädlicher Nitrosamine im Körper verhindern. So wird zum Beispiel bei der Diskussion der bereits erwähnten Studie an finnischen Rauchern häufig übersehen, daß diejenigen, die auch nur 50 IE Vitamin E pro Tag zusätzlich erhielten, seltener als die Kontrollgruppe an Prostatakrebs erkrankten.

Einer der prominentesten Vitamin-E-Forscher, K. N. Prasad, meint dazu: »Bislang legen viele Studien den Schluß nahe, daß Vitamin E sich sowohl bei der Krebsprävention als auch in der -therapie noch als sehr wertvoll erweisen wird.«

Am wirkungsvollsten dürfte es sein, Vitamin E zusammen mit Vitamin C und Selenium einzunehmen.

Wie Sie Vitamin E anwenden können: Es wird als Flüssigkeit und in ölgefüllten Kapseln verkauft. Die durchschnittliche Tagesdosis zur Krebsvorbeugung beträgt 400 bis 600 IE.

Pflanzen, die Ihr Krebsrisiko senken können

Eine ganze Reihe von Pflanzen- und Nährstoff-Komponenten wird derzeit begleitend in der Krebstherapie eingesetzt bzw. ist auf dem besten Wege, als nützlich anerkannt zu werden. Dazu gehört zum Beispiel das Madagaskar-Immergrün (Catharanthus roseus, früher auch Vinca rosea genannt). Aus dieser Pflanze werden zwei Alkaloide gewonnen, die in Medikamenten gegen Leukämie im Kindesalter sowie Morbus Hodgkin Verwendung finden. Erst kürzlich haben Wissenschaftler in der Rinde der Pazifik-Eibe (Taxus brevifolia) – und möglicherweise auch in den Nadeln anderer Taxus-Arten – die Komponente Taxol identifiziert. Aus vorläufigen Studien ergab sich, daß Taxol sehr wahrscheinlich eine teilweise oder auch eine komplette Remission bei Eierstock- und Brustkrebs einleiten kann; die amerikanische Arzneimittelbehörde FDA hat daher dem Einsatz von Taxol in diesen Fällen vor kurzem zugestimmt.

Für beide Präparate müssen sehr große Mengen pflanzlichen Materials aufbereitet werden, bis auch nur winzige Dosen der heißbegehrten Wirksubstanzen zur Verfügung stehen. Die Pflanzen selbst eignen sich also leider nicht als Wirkstoffspender für die Selbsthilfe, und es wäre viel zu teuer, Präparate daraus etwa zur täglichen Krebsvorbeugung einzunehmen. Zum Glück gibt es jedoch gute Alternativen.

Knoblauch

Schon Hippokrates empfahl Knoblauch zur Krebsvorbeugung, und viele andere taten es ihm seither gleich. In den letzten 30 Jahren haben zahlreiche Studien an Tier und Mensch sowie ganzen Bevölkerungsgruppen bestätigt, daß Knoblauch, Zwiebeln und andere Pflanzen der Allium-Familie tatsächlich die Fähigkeit haben, Krebs vorbeugen zu helfen. Chinesische Forscher schlossen beispielsweise vor kurzem eine der größten und aufschlußreichsten epidemiologischen Studien zum Knoblauchkonsum ab, die sie im renommierten ›Journal of the National Cancer Institute‹ veröffentlichten. Sie hatten die Ernährungsweise von 1800 Chinesinnen und Chinesen, von denen 700 an Magenkrebs litten, analysiert und herausgefunden: Je mehr Knoblauch, Zwiebeln, Lauch etc. auf dem Speiseplan standen, desto geringer war das Magenkrebsrisiko (und umgekehrt).

In einer anderen Studie untersuchte man eine weiße Bevölkerungsgruppe, die im amerikanischen Bundesstaat Georgia lebt, und zwar mitten im Anbaugebiet der Vidalia-Zwiebeln. Diese Gruppe wies 50 Prozent seltener Magenkrebs auf als andere Bewohner von Georgia und 67 Prozent weniger als der amerikanische Bevölkerungsdurchschnitt.

In diversen Laborstudien an Tieren bestätigte sich der krebsvorbeugende Knoblauch-Effekt ebenfalls. Bei einer davon wurden Labormäuse künstlich mit Tumorzellen infiziert. In einer Gruppe hatte man die Krebszellen mit Knoblauch vorbehandelt, in der anderen nicht. Die Mäuse mit vorbehandelten Tumorzellen lebten erheblich länger als die Kontrollgruppe.

Knoblauch, Zwiebeln und andere Angehörige der Lauch-Familie enthalten beträchtliche Mengen an Wirkstoffen, die für diese schützende Wirkung in Frage kommen, vor allem Allylsulfide und Dutzende von anderen Schwefelverbindungen. Diese Substanzen aktivieren Zellenzyme dazu, Kanzerogene zu neutralisieren. Zudem sind diese Pflanzen reich an Flavonoiden und dem krebsvorbeugenden Spurenelement Selen.

Wie Sie Knoblauch anwenden können: Sie finden ihn bzw. seine Wirkstoffe ihn vielen Präparaten zur Nahrungsmittelergänzung. Zur Krebsvorbeugung werden täglich 600 bis 1000 mg reiner Knoblauch (ein bis zwei rohe Zehen) bzw. Knoblauchpulver oder aber 1,8 bis 3,0 g Knoblauch-Äquivalent empfohlen. Bei Allicin liegt die empfohlene Tagesdosis zwischen 1,8 und 3,6 mg.

Astralagus

Kürzlich in den USA sowie in China durchgeführte Studien mit dieser immunstärkenden Pflanze (siehe Kapitel 3) weisen darauf hin, daß sie sich eventuell auch zur Krebsvorbeugung eignet. Am Krebszentrum der Universität von Texas in Houston sowie an der Chinesischen Akademie für Medizinische Wissenschaften in Peking wurde Astralagus nicht als Krebsvorbeugungsmittel, sondern als Ergänzungspräparat getestet, das die unliebsamen Begleiterscheinungen von Chemotherapien (Zytostatika) lindern sollte. Dabei stellte sich heraus, daß Astralagus die Aktivität bestimmter Immunzellen gegen Krebszellen dramatisch zu steigern vermochte. Außerdem empfahlen die Wissenschaftler den Einsatz von Astralagus-Extrakt in der Krebsbehandlung, weil sich damit die Dosierung der Zytostatika beträchtlich senken läßt.

Chinesische Naturheilkundige prägten für diese traditionelle Art, gegen Krebs und andere schwere Leiden vorzugehen, den Begriff *fu zheng*. Das bedeutet »die Kondition aufbauen«, also sein Immunsystem stärken und den Körper so in die Lage versetzen, alle Kräfte im Kampf gegen die Krankheit zu mobilisieren. Seit den allerersten Versuchen vor zwei Jahrzehnten hat sich Astralagus als eines der besten *fu zheng*-Mittel für Krebskranke herausgestellt, die eine Chemotherapie machen müssen. Es hat ihre Selbstheilungskräfte gestärkt und ihr Leben verlängert. Astralagus gilt als eines der wichtigsten Tonika bzw. Adaptogene, das viele Körpersysteme und -funktionen zu stabilisieren vermag.

Wie Sie Astralagus anwenden können: Die Pflanze wird entweder frisch oder getrocknet sowie als Kapsel, Tropfenkonzentrat, Tinktur und Extrakt angeboten. Die Durchschnittsdosis zur Krebsvorbeugung beträgt zwei- bis dreimal täglich einen Teelöffel Extrakt oder Konzentrat oder aber 500 bis 1000 mg der pulverisierten Pflanze (Kapseln).

Polyphenole und Flavonoide

Diese hochwirksamen Pflanzenbestandteile finden sich praktisch in allen Früchten und Gemüsen, vor allem aber in Zitrusfrüchten, dunklen Beeren und verschiedenen Kräutern (siehe Kapitel 2). Polyphenole und Flavonoide sind sehr effektive Antioxidanzien und können nachweislich das Krebszellwachstum hemmen. Im Körper schützen Flavonoide die gesunden Zellen vor der möglicherweise krebsfördernden Wirkung bestimmter Hormone – zum Beispiel Östrogene – und senken so das Krebsrisiko.

Bioflavonoidkomplexe sowie Bioflavonoide in Verbindung mit Vitamin C und anderen Nahrungsmittelzusätzen werden vorzugsweise als Tabletten und Kapseln verkauft. Die empfohlene durchschnittliche Tagesdosis beträgt für den Komplex 500 bis 1000 mg, für die Flavonoide Quercetin und/oder Rutin allein je 200 bis 500 mg.

Eine weitere gute Flavonoid-Quelle ist eine Kombination aus Wirkstoffen der Mittelmeerpinie, die sich als sehr effektive Antioxidanzien herausgestellt haben. In Europa durchgeführte Studien mit dieser – als Präparat mit eingetragenem Warenzeichen erhältlichen – Kombination haben ergeben, daß sie sich zur Prävention von Krampfadern, brüchigen Kapillaren, Mangeldurchblutung und wahrscheinlich auch zur Verringerung des Hautkrebs-Risikos einsetzen läßt. Das Kombinationspräparat ist in Tabletten- und Kapselform erhältlich. Die tägliche Dosis beträgt 50 bis 100 mg. Grapefruitsamen (Pampelmusensamen) liefern übrigens die gleichen Arten nützlicher Flavonoide.

Grüner Tee

Im Jahre 1994 veröffentlichte das Fachblatt ›Journal of the National Cancer Institute‹ eine sorgfältig kontrollierte Studie an fast 2500 Chinesinnen und Chinesen, in deren Rahmen sich folgendes herausgestellt hatte: Frauen, die regelmäßig grünen Tee tranken, wiesen ein um 60 Prozent niedrigeres Risiko auf, an Speiseröhrenkrebs zu erkranken, als andere Frauen. Diese Ergebnisse blieben auch noch bestehen, nachdem man weitere Risikofaktoren wie Rauchen, Alkoholkonsum und bestimmte Ernährungsgewohnheiten herausgefiltert hatte. Bei Männern sahen die Zahlen ähnlich aus, lagen allerdings etwas niedriger. Allein in den USA sterben jährlich ca. 10000 Menschen an Ösophaguskrebs. (Wird grüner Tee kochendheiß getrunken, *erhöht* sich das Krebsrisiko allerdings. Lassen Sie grünen Tee daher immer ein wenig abkühlen.

Zwar sind durchaus nicht alle Studien zu so eindeutigen Ergebnissen gelangt, doch zeigen die meisten, daß grüner Tee unter Umständen vor Lungen-, Leber-, Bauchspeicheldrüsen- und Magenkrebs schützen helfen kann. In Laborexperimenten an Tieren erwies sich, daß grüner Tee auch Hautkrebs vorbeugen kann. Möglicherweise, so geht aus anderen Untersuchungen hervor, ist grüner Tee ein Hauptgrund dafür, weshalb in Japan wesentlich weniger Menschen, die rauchen, auch Lungenkrebs bekommen als in den USA. Dafür spricht auch eine Tierstudie, in der Mäuse Zigarettenrauch und grünem Tee ausgesetzt wurden – und erheblich weniger Lungentumore bekamen als die Kontrollgruppe.

In einigen Naturkost- und Gesundheitsläden sind bereits die ersten Kapseln mit Extrakten aus grünem Tee aufgetaucht. Manche Hersteller versetzen die Präparate aber auch mit Extradosen Koffein und preisen sie dann als »Energiespender« an. Ohne Koffeinzusätze beträgt der Koffeingehalt solcher Extrakte nur 5 bis 15 mg.

Wenn Sie grünen Tee lieber trinken, lassen Sie die Blätter oder Teebeutel nur zwei bis drei Minuten lang ziehen; so erhalten Sie ein feinaromatisches, wohlschmeckendes Getränk mit niedrigem Koffeingehalt (etwa 20 bis 30 mg pro Tasse).

Wie Sie grünen Tee anwenden können: Wenn Sie täglich drei bis fünf Tassen trinken, nehmen Sie etwa 50 bis 100 mg Polyphenole auf. Bei den Kapseln hängt es ganz davon ab, wieviel Polyphenole sie enthalten (zwischen 15 und 50 Prozent). Bei 15prozentigen Kapseln beträgt die Tagesdosis 300 bis 600 mg, bei 50prozentigen 100 bis 200 mg.

Medizinische Pilze zur Krebsvorbeugung

Medizinische Pilze enthalten sehr viele Polysaccharide, die das Immunsystem stärken (siehe Kapitel 3) und deshalb auch Krebserkrankungen vorbeugen helfen können. Shiitake gehört zu den bekanntesten dieser Pilze, aber auch die nachfolgend genannten haben ihre Meriten. Sie können Sie in Asienshops und manchen Gesundheitsläden aufstöbern, und zwar meist in getrockneter, pulverisierter Form; folgen Sie hier den Herstelleranweisungen auf den Packungen.

Reishi. Mehrere Ganoderma-Spezies werden in der traditionellen chinesischen Medizin dazu verwendet, Krebs der Speiseröhre und anderer Organe zu verhüten. Wissenschaftliche Studien ergaben, daß bestimmte steroidähnliche Substanzen in Reishi-Pilzen Leberkrebszellen abzutöten vermögen. Außerdem stärkt Reishi-Extrakt das Immunsystem von Krebskranken.

Enokitake. Nach Aussage des bekannten Alternativmediziners Dr. Andrew Weil ist das Polysaccharid Flammulin, das in Enokitake-Pilzen enthalten ist, möglicherweise ein hochwirksames Immunstärkungs- und Krebsvorbeugungsmittel: »Japanische Wissenschaftler haben seine Anti-Tumor-Aktivität an

Labortieren nachgewiesen und sind außerdem der Ansicht, der hohe Enokitake-Konsum, der in den pilzanbauenden Familien nahe dem Anbauzentrum Nagano in Zentraljapan üblich ist, sei wohl der Hauptgrund dafür, daß in dieser Region so wenig Krebserkrankungen auftreten. Ich empfehle daher Krebskranken oder Menschen mit erhöhtem Krebsrisiko oft, diesen Pilz regelmäßig auf den Speiseplan zu setzen.«

Shiitake

In Japan gilt der Shiitake-Pilz weithin als wirksames Mittel sowohl zur Krebsprävention als auch in der Krebstherapie. Studien haben erwiesen, daß das Polysaccharid Lentinan aus Shiitake-Pilzen hilfreich ist, wenn man es Brustkrebspatientinnen nach der Operation oder Menschen mit Krebs des Magen-Darm-Trakts zusätzlich zur Chemotherapie verabreicht. In Japan ist Lentinan inzwischen als Medikament zur adjuvanten (begleitenden) Krebstherapie zugelassen. Einige Wissenschaftler sind sogar der Ansicht, Shiitake-Extrakte könnten das Krebswachstum hemmen.

Der Krebsspezialist Michael Lerner verweist darauf, daß Studien zufolge selbst schon der gelegentliche Shiitake-Verzehr eine gewisse krebsvorbeugende Wirkung haben kann: »Einige seiner Inhaltsstoffe«, meint er, »wirken so ähnlich wie Interferon bzw. regen interferonähnliche Polysaccharide dazu an, Krebszellen anzugreifen und zu zerstören. Sie greifen auch in den anfänglichen Entartungsprozeß der Zellen ein.«

Wie Sie Shiitake anwenden können: Der Pilz wird frisch und getrocknet angeboten, so daß Sie ihn Suppen und Saucen zufügen können, oder aber als Kapseln, Tinkturen und Extrakte. Bei letzteren liegt die empfohlene Dosis zwei- bis dreimal täglich 500 mg.

Die individuelle Auswahl

Wenn Sie aufgrund Ihrer Ernährungsweise, Ihrer Lebensführung oder Ihres familiären Hintergrunds davon ausgehen müssen, mehr als andere für bestimmte Krebserkrankungen prädisponiert zu sein, dann sollten Sie die genannten Vorbeugungsmittel nicht wahllos einnehmen, sondern genau nach Ihren Bedürfnissen auswählen, zum Beispiel folgendermaßen:

- Darm: Ballaststoffe und nützliche lebende Bakterien,
- Brüste: Antioxidanzien (Nährstoffe und Pflanzen), Vitamin-B-Komplex, Vitamin D, Kalzium,
- Magen: Knoblauch sowie andere Antioxidanzien,
- Speiseröhre: Vitamin C und Zink,
- Lungen: antioxidative Nährstoffe (vor allem Beta-Carotin) und Pflanzen sowie grüner Tee.

Weitere Ergänzungsmittel zur Krebsvorbeugung

Sehr gesund und möglicherweise auch krebsverhütend ist eine Ernährungsweise, bei der häufig Miso, Tofu und andere Sojabohnenprodukte auf der Speisekarte stehen. Deutsche Forscher haben vor kurzem eine chemische Substanz namens Genistein aus Sojabohnen isoliert, die offenbar imstande ist, das Wachstum von Kapillaren (winzigen Blutgefäßen) zu verhindern, die zu Krebsgeschwülsten hinwachsen und sie mit Nährstoffen versorgen. Nach Ansicht dieser Wissenschaftler könnte die Tatsache, daß in den Westen ziehende Japaner bald ein deutlich erhöhtes Risiko für Prostatakrebs aufweisen, damit zusammenhängen, daß sie meist auch wesentlich weniger Sojaprodukte essen als in der Heimat.

Die folgenden Ergänzungsstoffe sind zwar als Krebsvorbeugungsmittel noch keineswegs offiziell anerkannt oder auch nur rundherum erforscht, können aber wenigstens einen weiteren kleinen Beitrag zur Gesundheit leisten. Mit Ausnahme des Arginins sind sie außerdem sämtlich ungiftig – zumindest in den nachstehend genannten Dosierungen.

Coenzym Q10. Diese vitaminähnliche Substanz kann, wie Studien ergaben, die Begleiterscheinungen von Chemotherapien reduzieren helfen. Sie wird in Kapseln zu je 10 bis 100 mg angeboten. Die optimale Tagesdosis beträgt 30 mg.

Arginin. Eine Reihe von Studien – leider alle an Labortieren, nicht an Menschen – weist darauf hin, daß diese immunstärkende Aminosäure (siehe Kapitel 3) auch zur Krebsvorbeugung geeignet ist oder sogar schon vorhandene Tumoren in ihrer Entwicklung hemmen kann. Arginin ist jedoch nicht für alle Menschen gut: Schwangere, Stillende, junge Menschen im Wachstum (bis 20 Jahre) sowie Nieren- oder Leberkranke müssen darauf verzichten. Außerdem kann Arginin unter Umständen Herpesausbrüche provozieren. Die Aminosäure ist in Kapsel- und Pulverform erhältlich; die optimale Dosis beträgt zwei- bis dreimal täglich 250 bis 500 mg zu den Mahlzeiten.

Essentielle Fettsäuren. In Tierstudien hat sich auch herausgestellt, daß ziemlich hohe Dosen Omega-3- und Omega-6-Fettsäuren aus Fischöl oder bestimmten Pflanzen das Risiko von Brustkrebs und anderen Krebserkrankungen senken können. Essentielle Fettsäuren werden normalerweise in flüssiger Form bzw. als ölgefüllte Kapseln angeboten (und müssen im Kühlschrank aufbewahrt werden). Die durchschnittliche Tagesdosis beträgt 500 bis 1000 mg.

Nützliche lebende Bakterien. Viele Ernährungswissenschaftlerinnen und -wissenschaftler empfehlen heute den Verzehr von Produkten, die Acidophilus-, Bifidus- und andere nützliche lebende Bakterien der Darmflora enthalten, zur Senkung des Darmkrebsrisikos (siehe auch Kapitel 2). Zwar sind zu diesem Punkt bislang nur wenige Studien durchgeführt worden – unter anderem eine 1982 im Fachblatt ›Infection‹ veröffentlichte, in der es um die Darmflora und ihre Rolle beim Darmkrebs ging, sowie eine kürzlich an der Tufts-Universität durchgeführte Studie –, doch ist diese Empfehlung schon vom biochemischen Standpunkt aus sehr sinnvoll: Sie geht davon aus, daß eine gesunde Darmflora schädliche Darmbakterien daran hindern kann, die Krebsentstehung zu fördern. Außerdem kann die Einnahme solcher Präparate sicherstellen, daß im Darm genügend Enzyme vorhanden sind, die Nitrosamine und andere krebserregende Substanzen zu neutralisieren vermögen. Nützliche lebende Bakterien sind in Bio-Joghurts enthalten, aber auch als einzelne Präparate erhältlich. Die tägliche Dosis sollte zwei bis drei Milliarden Bakterien betragen – das heißt, ein bis zwei Becher Joghurt oder einen halben bis einen Teelöffel des Präparats als Pulver oder in flüssiger Form.

Ballaststoffe

In den letzten 25 Jahren mehren sich die Beweise dafür, daß die typische ballaststoffarme, fettreiche westliche Ernährungsweise nicht nur das Darmkrebsrisiko, sondern wohl auch das Risiko für Brustkrebs und Prostatakrebs erhöht. Die Pionierstudien, durchgeführt von D. Burkitt und H. Trowell, legten bereits den Schluß nahe, daß eine ballaststoffreiche Nahrung hingegen vor Krebs schützen kann. Das wurde inzwischen in mehreren klinischen sowie Bevölkerungsstudien bestätigt. So stellte sich zum Beispiel in einer vier Jahre dauernden Untersuchung heraus, daß eine erhöhte Ballaststoffzufuhr das Auftreten präkanzeröser Wucherungen im Rektum (Enddarm) verhüten kann.

Zwar sind die Befunde insgesamt noch umstritten, doch hat

sich die wissenschaftliche Welt inzwischen weithin zu dem Konsens durchgerungen, wasserunlösliche Ballaststoffe (siehe Kapitel 8) als krebsvorbeugend zu akzeptieren. »Die Beweise dafür, daß Ballaststoffe in der Nahrung vor Darmkrebs schützen, sind überwältigend«, meinen dazu die bekannten amerikanischen Naturmediziner Joseph Pizzorno und Michael Murray. Auch das amerikanische Nationale Krebs-Institut sowie die Amerikanische Krebsgesellschaft, die Deutsche Gesellschaft für Ernährung und die Deutsche Krebsgesellschaft empfehlen grundsätzlich eine ballaststoffreiche, eher fettarme Ernährung, die zumindest einigen Formen von Krebs vorbeugen helfen kann.

Als Erklärung dafür stehen verschiedene Modelle zur Verfügung: Ballaststoffe halten den Darmtrakt gesund und tragen zum Ausleiten von Toxinen (schädlichen Stoffwechselprodukten und anderen Giften) bei, die krebserregend wirken können. Außerdem binden sie Kanzerogene im Darminhalt und schleusen sie rasch aus dem Körper hinaus. Eventuell sorgen sie auch dafür, das Auftreten freier Radikale im Körper zu verhindern, und erhöhen die Östrogenausscheidung über den Darm (was ihre positive Wirkung bei bestimmten Formen von hormonabhängigem Brustkrebs erklären könnte). Wasserunlösliche Ballaststoffe sind insgesamt wichtiger für die Gesundheit als wasserlösliche, die vor allem für die Gleitfähigkeit des Darminhalts sorgen.

Wie Sie Ballaststoffe anwenden können: Das Beste ist sicherlich, eine an frischem Obst und Gemüse, Hülsenfrüchten, Samen, Nüssen usw. reiche Nahrung zu bevorzugen; dann haben Sie keine Verdauungsprobleme und brauchen auch keine Ballaststoffpräparate schlucken. Solche Mittel gibt es als Flokken, Pulver, Kapseln, Tabletten, Flüssigkeiten usw. Die Durchschnittsdosis beträgt 4 bis 6 g – und Sie müssen reichlich Flüssigkeit dazu trinken.

Chlorophyll-Konzentrate

Die meisten Chlorophyll-Konzentrate werden aus Mikroalgen (etwa Spirulina, blaugrünen Algen oder Chlorella) oder aus jungen, grünen Getreidekeimen (vor allem Gerste, Weizen und Alfalfa) gewonnen. Sie sind besonders reich an Vitaminen, Mineralstoffen, Spurenelementen und Enzymen. Chlorophyll, der grüne Pflanzenfarbstoff, ist ein wirksames Antioxidans und kann daher sehr wahrscheinlich auch krebsvorbeugend und immunstärkend wirken. Bislang hat dieser Farbstoff noch keine große wissenschaftliche Aufmerksamkeit auf sich gezogen; einige Studien jedoch gibt es bereits, die für eine krebsvorbeugende Wirkung sprechen. Nach den Worten von Dr. med. Sheldon Saul Hendler, der eine medizinische Enzyklopädie der Vitamine und Mineralstoffe verfaßt hat, wurde Chlorophyll »als einer der Faktoren identifiziert, die den mutationsfördernden Effekt von Kanzerogenen, die eine Aktivierung über den Stoffwechsel benötigen, zu hemmen vermögen«.

Auch andere Phytochemikalien in grünen Pflanzen bzw. -extrakten können krebsvorbeugende Wirkungen zeitigen. So enthalten sie zum Beispiel nicht nur viel Beta-Carotin, sondern auch noch weitere Carotinoide. Eine japanische Biologin untersuchte den Effekt von Gerstenkeimextrakt auf Zellen, die durch ein Kanzerogen sowie Röntgenstrahlen geschädigt worden waren, und stellte fest: Eine Substanz dieses Extrakts – offenbar nicht das Chlorophyll – half, die Zellen vor Schäden zu bewahren.

Chlorophyll- und andere Grünpflanzenkonzentrate werden in vielerlei Darreichungsformen angeboten. Folgen Sie den Herstelleranweisungen auf den Packungen.

Für den Anfang

Zur möglichst umfassenden Krebsvorbeugung stehen Ihnen zahlreiche natürliche Substanzen und Produkte zur Verfügung. Eine solide Basis haben Sie mit folgenden:

- ein gutes Multivitamin-Multimineralstoff-Präparat oder ein Antioxidanzien-Präparat (es sollte Vitamin A bzw. Beta-Carotin, Vitamin C, Vitamin E und das Spurenelement Selen enthalten),
- Knoblauch bzw. Knoblauchpräparate, denn diese Pflanze wurde noch umfassender als z. B. Astralagus auf ihre krebsverhütenden Wirkungen hin untersucht,
- grüner Tee, der viele potentiell krebsverhütende Substanzen enthält, und
- Shiitake-Pilze mit ihren hochwirksamen (wenn auch teuren) krebsvorbeugenden Inhaltsstoffen.

Was Sie außerdem noch für sich tun können

Es ist natürlich sehr verführerisch, davon zu träumen, eines Tages gäbe es sozusagen eine magische »silberne Kugel« gegen Krebs – eine einzige Substanz, ob natürlichen Ursprungs oder nicht, die alle Arten von Krebserkrankungen heilen oder ihnen effektiv vorbeugen könnte. Doch Krebs ist ein viel zu komplexes Geschehen, als daß solche Träume jemals in Erfüllung gehen könnten. Sowohl in der Prävention als auch in der Therapie brauchen wir sehr vielfältige Ansätze gegen Krebs. Um Ihr Krebsrisiko so gering wie möglich zu halten, sollten Sie daher Ihr ganzes Leben lang, zusätzlich zur Einnahme gesundheitsfördernder Substanzen, bestimmte Dinge beachten:

- Ernähren Sie sich fettarm und ballaststoffreich. Das verringert, wie viele Bevölkerungsstudien zeigen, Ihr Risiko, an Brust- bzw. Prostatakrebs und Darmkrebs zu erkranken.
- Essen Sie jeden Tag mindestens sechs kleine Portionen Frischobst oder -gemüse; sie enthalten viele nachgewiesene und wahrscheinlich noch einige bislang nicht identifizierte Substanzen, die krebsvorbeugend wirken können. Das allein könnte Ihr Risiko, an bestimmten Krebsarten zu erkranken, schon um die Hälfte oder mehr senken.
- Meiden Sie regelmäßigen, größeren Konsum an geräucherten oder in Salz eingelegten Nahrungsmitteln, z. B. Räucherfisch, -speck, -wurst, Kassler, Salzheringe, stark gesalzene konservierte Gemüse etc. Sie können Ihr Risiko, an Magen- oder Speiseröhrenkrebs zu erkranken, erhöhen.
- Rauchen Sie nicht. Lungenkrebs wird vielfach direkt durch Zigarettenrauch hervorgerufen; auch Blasenkrebs ist oft auf Nikotinmißbrauch zurückzuführen.
- Trinken Sie Alkohol nur in kleinen Mengen, denn exzessives Trinken begünstigt Mund- und Speiseröhrenkrebs.
- Achten Sie auf Ihr Körpergewicht. Die Amerikanische Krebsgesellschaft weist darauf hin, daß stark Übergewichtige ein fast um die Hälfte höheres Risiko eingehen, an bestimmten Krebsformen zu erkranken, als Normalgewichtige.
- Bewegen Sie sich ausreichend, seien Sie körperlich aktiv. Frauen in Sitzberufen erkranken eher als andere an Brust-, Eierstock- und anderen Tumoren, und auch bei Männern wirkt sich körperliche Aktivität und Fitneß krebsvorbeugend aus.

10. Kapitel: Alterserscheinungen vorbeugen

Das Streben der Menschheit nach Lebensverlängerung – ja, nach Unsterblichkeit – hat Genies auf den Plan gerufen, Verrückte, Mystiker und Scharlatane. Um ihre eigene und die Lebensspanne anderer auszudehnen, haben sie versucht, Blei in Gold zu verwandeln, sind in den karibischen Sümpfen herumgewatet in der Hoffnung, einen Jungbrunnen zu finden, und haben Diäten propagiert, die aus wenig mehr bestanden als Luft und der eigenen Spucke.

Die Liste der Gauner, die als Unsterblichkeitsforscher auftraten, ist lang. Eins dieser unrühmlichen Beispiele war ein gewisser Edouard Brown-Sequard, der 1889, als zweiundsiebzigjähriger Professor, seine ebenfalls schon älteren Kollegen am College de France mit der Nachricht elektrisierte, er habe seine jugendliche Spannkraft wiedergefunden (und zwar so weit, daß er seiner jungen Frau »Besuche abstatten« könne), nachdem er sich den wäßrigen Auszug zerstoßener Hundehoden injiziert habe. Bald darauf verabreichten Tausende von Ärzten ihren Patienten – und sehr wahrscheinlich auch sich selbst – solche Spritzen. Nur leider wirkte das Wundermittel nicht. Medizinische Zeitschriften taten Brown-Sequards Experimente schließlich als »senilen Unfug« ab.

Das hinderte jedoch weder ernsthafte Forscher noch Scharlatane daran, später ähnliche Ansätze zu verfolgen. So etwa Sergej Veronow, ein russischer Arzt, der alten Männern Affenhoden einpflanzte; oder der Amerikaner John Romulus Brinkley, der es in den zwanziger Jahren mit Ziegenbockhoden versuchte; nicht zu vergessen Eli Metschnikow, ein nach

Frankreich emigrierter Russe, der meinte, dem Erfolgsrezept einer sehr langlebigen Bevölkerungsgruppe im Süden Rußlands auf die Spur gekommen zu sein. Im festen Vertrauen auf seine Entdeckung verdrückte er in den letzten 18 Jahren seines Lebens Unmengen von Sauermilch und Joghurt, bevor er 1916 im Alter von 71 Jahren starb.

Trotz der beträchtlichen Anstrengungen dieser und anderer Don Quichottes konnte die maximale menschliche Lebenserwartung von rund 120 Jahren doch niemals überschritten werden. Eines ist all den Unsterblichkeitsforschern immerhin gelungen: Die Vorstellung, die Lebenserwartung zu erhöhen bzw. das Altern hinauszuschieben, wurde intellektuell wie medizinisch diskutabel. Doch erst seit den vierziger Jahren, als sich Fächer wie Geriatrie und Gerontologie allmählich zu etablieren begannen, fingen Forscher damit an, den Prozeß des Alterns und die menschliche Lebensspanne systematischer zu ergründen. Was bislang über das Wie und Warum des Alterns zusammengetragen wurde, bildet heute doch wenigstens eine solidere Basis für Spekulationen, wie es wohl gelingen könnte, unsere Lebenserwartung hinaufzuschrauben. Und immer mehr Fachleute auf dem Gebiet der Altersforschung sowie der Ernährung sind heute der Meinung, die Enttäuschungen der Vergangenheit könnten durchaus überwunden werden, sobald die neuen Studien einmal Früchte trügen.

»Unsere Forschungen legen bislang keinerlei Grund dafür nahe, weshalb es uns nicht gelingen sollte, die Symptome hohen Alters hinauszuschieben, bis wir 90 oder 100 sind«, meint die Gerontologin Dr. Kathleen Hall. »Und dabei handelt es sich nicht nur um theoretische Möglichkeiten: Wissenschaftlich sind nämlich schon mehrere Substanzen dingfest gemacht worden, die es uns erlauben können, weit länger als bisher gesund und aktiv zu sein. Was zunächst nur im Labor machbar schien, läßt sich endlich auch in die Praxis umsetzen.«

Müssen wir wirklich altern?

Bei der Suche nach Möglichkeiten, den Alterungsprozeß hinauszuschieben, entwickelten Fachleute den Begriff der »Biomarker« – körperliche Faktoren, an denen sich das biologische Alter einer Person ablesen läßt. Dutzende solcher Biomarker wurden bislang identifiziert; zu den wichtigsten gehören das Atemvolumen (die Menge Luft, die man in einem Atemzug einatmen und wieder ausatmen kann), die Herzruheleistung (die Blutmenge, die das Herz ohne körperliche Anstrengung in den Körper zu pumpen vermag), die Nierenfunktionsrate, die Knochenabbaurate, die Hautalterung (gemessen an Zahl und Tiefe der Falten, Zahl der Altersflecken, Hautelastizität und Wundheilungs-Geschwindigkeit), die Menge und Funktionsfähigkeit von chemischen Substanzen im Gehirn, die Nervenimpulse übermitteln, der Ruhepuls (Zahl der Pulsschläge in Ruheposition) sowie der Funktionsgrad der Sinneswahrnehmungen.

Weshalb es genau diese sowie einige andere körperliche Funktionen sind, die sich mit zunehmendem Alter immer mehr verschlechtern, ist nach wie vor ein wissenschaftliches Rätsel, auch wenn dazu ein paar durchaus glaubwürdige Theorien aufgestellt worden sind. Bislang gibt es mindestens zweihundert verschiedene Modelle des Alterns – doch kein einziges, das alle Faktoren, die daran beteiligt sind, unter einen Hut bringen könnte. Drei der am weitesten verbreiteten und akzeptierten Theorien haben folgende Ansätze:

Kreuzbindung. In höherem Alter werden beim Stoffwechsel zelluläre Nebenprodukte freigesetzt, die man als Kreuzbindungssubstanzen bezeichnet. Diese chemischen Substanzen setzen sich an einzelnen Molekülen in Körpergeweben fest und binden sie – wie mit einem Kreuz- oder Hexenstich – sehr eng aneinander. Ein Beispiel dafür ist das kollagene Bindegewebe in der Haut, das beim Altern solche Kreuzbindungen erfährt, die dann zu Falten, Altersflecken usw. führen.

Fehler im Immunsystem. Normalerweise produziert der Organismus Antikörper, die fremde oder anomale Zellen erkennen und zerstören können. Nimmt die Funktionsfähigkeit des Immunsystems nun mit zunehmendem Alter ab, hat das zweierlei mögliche Schäden zur Folge: Abnorme bzw. fremde Zellen können sich im Körper ausbreiten, und gesunde Zellen werden von den Immunzellen irrtümlicherweise ebenfalls attackiert.

Freie Radikale. Das sind bestimmte Moleküle, die entweder im Körper selbst gebildet oder – z. B. mit Zigarettenrauch oder Nahrungsmitteln – in ihn eingeschleppt werden. Freie Radikale agieren, wie der Altersforscher Dr. Roy Walford es ausdrückte, »wie große weiße Haie im biochemischen Meer«. Sie besitzen nämlich eine Extraladung Elektrizität in Form eines freien Elektrons und sind deshalb höchst reaktiv: So oxidieren und schädigen sie zum Beispiel Blutgefäße, Zellmembranen der Haut und anderer Gewebe. Der Körper produziert zwar eigene »Radikalefänger«, die Antioxidanzien, die versuchen, mit diesen molekulären Schadstoffen fertigzuwerden, doch mit höherem Alter nimmt die Produktion dieser Antioxidanzien ab.

Das Gute an all diesen Theorien: Sie erlauben es uns zumindest, in den Prozeß des Alterns einzugreifen, wenn schon nicht, ihn vollständig umzukehren. Jeder einzelne Mensch kann eine ganze Reihe von Dingen tun, einschließlich vergleichsweise einfacher Umstellungen der Ernährung und zusätzlicher Aufnahme von Nahrungsergänzungsmitteln, um die Alterungsfaktoren positiv zu beeinflussen. Es ist zum Beispiel möglich, Kreuzbindungen zu verhüten (etwa in der Haut, siehe Kapitel 14), das Immunsystem zu stärken (siehe Kapitel 3) und die Effektivität der Antioxidanzien zu verbessern. Studien bestätigen, daß das dann auch dazu beitragen kann, die Lebenserwartung zu erhöhen.

Die schlechte Nachricht: Unsterblich werden wir deshalb trotzdem nicht. Aus einigen anderen Alterungstheorien ergibt sich nämlich, daß der Lebensverlängerung Grenzen gesetzt sind, die wir nicht selbst verändern können. Schon zu Beginn der sechziger Jahre entdeckte der Gerontologe Dr. Leonard Hayflick bei Laborversuchen, daß menschliche Hautzellen sich nur ungefähr fünfzigmal teilen, nicht öfter. Werden sie nach, sagen wir, zwanzig Teilungen tiefgefroren und später wieder aufgetaut, »erinnern« sie sich an ihr Leben zuvor und teilen sich anschließend nur noch rund dreißigmal. (Krebszellen bilden hier eine Ausnahme: Vorausgesetzt, sie finden die richtigen Lebensbedingungen vor, können sie sich unendlich oft teilen.) Hayflicks Entdeckung brachte ein bis dahin gut fundiert geglaubtes gerontologisches Theoriegebäude zum Einsturz: daß nämlich Zellen unter idealen Umweltbedingungen »unsterblich« seien. In jeder Zelle tickt vielmehr eine biologische Uhr, die irgendwann die Stunde schlägt, in der das Leben endet.

Eine weitere Alterungs-Theorie beschäftigt sich mit den natürlichen Grenzen der DNS-Fähigkeit, sich selbst zu reparieren. DNS-Moleküle, von denen die Zellgesundheit im wesentlichen abhängt, werden im Lauf der Zeit sowohl von innen her geschädigt (bei den Zellteilungen kann es zu fehlerhaften DNS-Kopien kommen) als auch von außen, etwa durch ultraviolettes Licht, Röntgenstrahlen und andere Faktoren. Beschädigte DNS-Moleküle können ihre zelluläre Umgebung nicht mehr richtig instruieren, was Fehlfunktionen bis hin zu Krebs zur Folge haben kann. Einige wissenschaftliche Studien legen den Schluß nahe, die Lebenserwartung einer Spezies hänge großenteils davon ab, wie groß ihre Fähigkeit ist, das eigene genetische Material zu reparieren. Wir Menschen werden beispielsweise etwa doppelt so alt wie Schimpansen – unsere DNS-Reparatur-Rate ist doppelt so hoch wie die ihre.

Auf die Unsterblichkeit müssen wir also noch warten. Was

die Verlängerung der Lebensspanne anbelangt, unternehmen jedoch viele Menschen heute Schritte, um die Wahrscheinlichkeit zu erhöhen, daß sie das zehnte oder gar elfte Lebensjahrzehnt erreichen. Die im folgenden genannten Nährstoffe und pflanzlichen Mittel können dabei eine wichtige Rolle spielen. Wenn Sie zudem noch ein vergleichsweise gesundes Leben führen, bestimmte Ernährungsregeln beachten und körperlich aktiv bleiben, erhöhen Sie die Chance, daß Ihre späten Jahre auch gesunde Jahre sind. Schließlich geht es nicht einfach darum, zwar die magischen Hundert zu erreichen, dabei aber die letzten zehn Jahre im Rollstuhl dahinzusiechen, sondern es gilt vielmehr, weit über das normale Maß hinaus gesund, engagiert und vital zu bleiben.

Nährstoffe für ein langes Leben

Da das Altern ein so komplexes Geschehen mit vielen Facetten ist, sollte bei jeglichem Programm zur Erhöhung der Lebenserwartung darauf geachtet werden, daß man die rund zwanzig unverzichtbaren Nähr- und Vitalstoffe stets in optimalen Mengen zu sich nimmt. Wenn Sie aber Prioritäten setzen wollen, sollten Sie zuerst an die Antioxidanzien denken. Viele Studien weisen heute darauf hin, daß sie die wichtigsten Nährstoffe für ein langes Leben sind.

In den letzten Jahren häuften sich die Beweise dafür, daß Antioxidanzien den Körper vor den schädlichen Auswirkungen freier Radikale schützen können; dazu gehören auch die wichtigsten Todesursachen in westlichen Industrieländern, nämlich koronare Herzkrankheiten, Krebs und Schlaganfall. Der nächste Schritt, daß nämlich die Einnahme zusätzlicher Antioxidanzien die Lebenserwartung erhöhen kann, ist sicher etwas schwerer zu belegen. Doch die ersten Resultate sind durchaus ermutigend. In Japan gelang es Forschern beispielsweise nachzuweisen, daß zwei Antioxidanzien-Präparate das Leben von Labormäusen und -ratten signifikant verlängerten. Sollten sich solche Ergebnisse auch auf anderen Gebieten einstellen, ist unschwer abzusehen: Antioxidative Nahrungsergänzungsmittel werden wohl die meistverkauften Zusatzpräparate bleiben.

Beta-Carotin

Der Vitamin-A-Vorläufer Beta-Carotin – wie auch eine Reihe weiterer carotinähnlicher Pflanzenpigmente – spielt für die Gesundheit mehrere bedeutsame Rollen, die nichts mit seiner Vitamin-A-Funktion zu tun haben. Beta-Carotin, Gamma-Carotin und andere Carotinoide, etwa Lycopen, werden neuerdings als Antioxidanzien wissenschaftlich hoch geschätzt. (Vitamin A hingegen hat nur schwache antioxidative Wirkung.) Studien haben bestätigt, daß all diese Carotinoide zu den wirksamsten Neutralisierern von Sauerstoff-Singlets gehören, Molekülen, die zellschädigende freie Radikale freisetzen können und unter anderem in verschmutzter Luft enthalten sind. Werden diese Moleküle vom Körper absorbiert und in Haut und Gehirn angereichert, können sie Krebserkrankungen, vorzeitiges Altern und viele andere Schäden bewirken. Im Gegensatz zu Vitamin E wird Beta-Carotin beim Neutralisieren dieser Sauerstoff-Singlets nicht zerstört, so daß es immer wieder von neuem gegen die schädlichen Moleküle vorgehen kann. Und es kann auch die freien Radikale direkt angreifen.

In einer Studie an Primaten, die 1984 in der amerikanischen Fachzeitschrift ›Proceedings of the National Academy of Sciences‹ veröffentlicht wurde, heißt es, daß »die Gewebespiegel von Beta-Carotin stärker mit der maximalen Lebenserwartung korrelieren als jeder andere bislang untersuchte Faktor«. Zahlreiche klinische wie auch Bevölkerungsstudien haben ergeben, daß Beta-Carotin das Immunsystem kräftigen und vor verschiedensten Alterskrankheiten schützen kann, einschließlich Krebs der Lungen und anderer Organe, Katarakt (Grauem Star), Magengeschwüren und möglicherweise koronaren Herzkrankheiten.

Beta-Carotin ist selbst in größeren Mengen ungiftig, da der Körper nur so viel davon zu Vitamin A umwandelt, wie er gerade braucht. Das überschüssige Beta-Carotin wird zwar in den Geweben gespeichert, verursacht aber allenfalls eine leichte Orangefärbung der Haut. Auf dem Markt sind sowohl reine Beta-Carotin-Präparate als auch solche erhältlich, die zudem noch Alpha-Carotin oder andere Carotinoide enthalten. In Grünpflanzenprodukten – etwa Spirulina- und Chlorella-Algen oder Gerste- bzw. Weizenkeimsprossen – sind natürlicherweise viele Carotinoide vorhanden, wenn auch in relativ kleinen Mengen.

Wie Sie Beta-Carotin anwenden können: Es wird in vielen verschiedenen Darreichungsformen angeboten. Die tägliche antioxidative Dosis Beta-Carotin (oder noch besser, Beta-Carotin plus weitere Carotinoide) sollte 25 000 bis 50 000 IE oder 15 bis 30 mg betragen.

Vitamin C

In einigen Studien kamen Wissenschaftler zu dem Schluß, Vitamin C sei das wirksamste Antioxidans, das in menschlichem Blut enthalten ist. Vitamin C ist wasserlöslich und kann daher die freien Radikale auch in den Zellzwischenräumen hervorragend angreifen. Es schützt daher Gehirn, bestimmte Blutzellen und andere Körperregionen auf eine Art und Weise, wie es den fettlöslichen Antioxidanzien (etwa Vitamin E) nicht möglich ist. Vitamin C neutralisiert freie Radikale, die andernfalls die DNS schädigen würden, unterbricht Kettenreaktionen, die von freien Radikalen in Gang gesetzt wurden, schützt Vitamin E vor diesen Molekülen und fördert den körpereigenen Einsatz von Selen, einem weiteren wichtigen Antioxidans.

Viele Studien konnten hohe Vitamin-C-Spiegel mit verringertem Erkrankungsrisiko von Krebs, koronaren Herzleiden, Grauem Star und anderen degenerativen Erkrankungen korrelieren. Aus manchen geht sogar hervor, daß eine optimale Vitamin-C-Zufuhr unter Umständen die Lebenserwartung erhöhen kann.

Wie Sie Vitamin C anwenden können: Es ist in vielerlei Darreichungsformen erhältlich. Die optimale Dosis liegt bei zwei- bis dreimal 250 bis 500 mg pro Tag (vorausgesetzt, Sie verspüren keine unliebsamen Nebenwirkungen wie Magenschmerzen oder Durchfall; dann müssen Sie die Dosis reduzieren).

Vitamin E

Vitamin E spielt eine wichtige Rolle als Antioxidans und kann bestimmte Körperregionen langzeitig vor den schädlichen Wirkungen freier Radikale schützen. Zum Beispiel ergab sich in einer kürzlich durchgeführten ophthalmologischen Studie der Johns-Hopkins-Universität, die mehr als 800 Freiwillige umfaßte, daß diejenigen, die hohe Vitamin-E-Spiegel im Blut aufwiesen, ein erheblich geringeres Risiko hatten als andere, an bestimmten Katarakt-Formen zu erkranken. Offenbar schützt Vitamin E das empfindliche Sehorgan vor den Schäden, die freie Radikale in Zigarettenrauch und veschmutzter Luft anrichten können.

Anderen Studien zufolge kann Vitamin E die Haut, die Lungen, das Gehirn und die Leber vor freien Radikalen schützen. Vitamin E ist in den Fettmembranen der Zellen enthalten, wo es sie davor bewahrt, oxydiert zu werden. Den gleichen Schutz gewährt es Hormonen, Vitamin A und anderen Substanzen.

»Vitamin E schützt außerdem die DNS vor den Angriffen freier Radikale, die – wenn sie nicht abgefangen werden – zu krebsauslösenden Mutationen, Zelltod oder fehlerhafter Zellvermehrung führen können, was wiederum die Zellfunktionen schwer beeinträchtigt«, bemerkt dazu die Antioxidanzien-Spezialistin Nancy Bruning.

In Tierstudien bestätigte sich, daß Vitamin E sogar die Lebenserwartung erhöhen kann. Selbst vergleichsweise geringe tägliche Zusatzmengen (50 bis 100 IE) verliehen den Tieren einen signifikanten Schutz gegenüber Erkrankungen wie Krebs und koronarer Herzkrankheit.

Dem antioxidativen Ernährungsprogramm wird oft der Nährstoff Coenzym Q10 hinzugefügt, da er die antioxidativen Fähigkeiten des Vitamins A verstärkt. Die durchschnittliche Tagesdosis dieses Coenzyms sollte 15 bis 30 mg betragen.

Wie Sie Vitamin E anwenden können: Es wird als Flüssigkeit sowie in Trockensubstanz- bzw. ölgefüllten Kapseln angeboten. Die empfohlene Durchschnittsdosis beträgt 400 bis 600 IE pro Tag.

Selen

Dieses Spurenelement ist für die Funktion eines Enzyms, das im Körper als Radikalefänger agiert, sehr wichtig: Ohne ausreichende Mengen Selen kann der Körper kein Glutathion produzieren, und ohne Glutathion ist er nicht imstande, das antioxidative Enzym Glutathion-Peroxidase herzustellen. Dieses Enzym neutralisiert eine ganze Reihe von freien Radikalen, unter anderem Wasserstoffperoxid, das bei der Oxidierung von Fetten anfällt.

In vielen Studien hat sich herausgestellt, daß Menschen in Gebieten mit relativ selenarmem Boden vergleichsweise häufiger an Krebs erkranken als solche, deren Nahrung auf selenreichem Boden wächst. In Tierstudien konnten Selenzusätze die Lebensspanne der Labortiere verlängern. Der Altersforscher Dr. Sheldon Saul Hendler meint dazu: »Selen ist insofern besonders interessant, als es offenbar auf *alle* hypothetischen Alterungsprozesse Einfluß zu nehmen vermag. Als sicher gilt, daß es viele der sogenannten Alterskrankheiten verhüten helfen kann. Wenn man so lange wie möglich gesund bleiben und die potentielle Lebensspanne bis zur Neige auskosten will, ist Selen einfach unverzichtbar. Bislang können wir die maximale Lebenserwartung zwar noch nicht über gewisse Grenzen hinaus ausdehnen; sollte das jedoch irgendwann einmal möglich sein, gehört das Spurenelement Selen ganz sicher zu den wichtigsten Vitalstoffen, die das Durchbrechen dieser Grenzen erlauben.«

Wie Sie Selen anwenden können: Selen ist weithin in Kapsel- und Tablettenform erhältlich, die je zwischen 0,05 und 0,2 mg des Spurenelements enthalten. Für einen optimalen antioxidativen Schutz werden täglich 0,1 bis 0,2 mg Selen empfohlen. Wenn Sie gleichzeitig Vitamin E einnehmen, erhöhen Sie die Schutzwirkung.

Lebensverlängernde Pflanzen

Viele Pflanzen enthalten Substanzen, die uns vor Alterserscheinungen schützen können. Astralagus, Reishi-Pilze und eine Reihe anderer tonisierender und adaptogener Pflanzen stehen in dem Ruf, auch lebensverlängernd zu wirken. Platz eins dieser Liste nimmt der Ginseng ein, der schon in den ältesten chinesischen Heilpflanzenbüchern als Mittel für ein langes Leben gepriesen wird, vorausgesetzt, man nimmt ihn regelmäßig zu sich. Auch heute wird Ginseng weithin angewendet, weil er so viele gute Wirkungen auf verschiedenste Körpersysteme hat.

Andere Pflanzen, nämlich solche, die reich sind an Polyphenolen und Flavonoiden, können ebenso wie bestimmte antioxidative Nährstoffe die schädlichen Auswirkungen freier Radikale im Körper begrenzen. »Die Fähigkeiten der Flavonoide, als Radikalefänger zu fungieren, sind sehr bemerkenswert«, schreiben dazu Dr. Joseph Pizzorno und Dr. Michael Murray, Autoren einer amerikanischen Enzyklopädie der Naturheilverfahren. »Allerdings haben die diversen Flavonoide jeweils eine Affinität zu unterschiedlichen Körpergeweben; das bedeutet, man muß die verschiedenen flavonoidreichen Pflanzen auch zu unterschiedlichen Zwecken einsetzen.« Die Autoren weisen außerdem darauf hin, daß pflanzliche Flavonoide »eine extreme antioxidative Wirkungsbreite« gegen zahlreiche freie Radikale aufweisen, vor allem im Vergleich zu antioxidativen Vitalstoffen. Beschäftigen wir uns also näher mit einigen dieser potentiell lebensverlängernden Pflanzen.

Ginseng

Seit Tausenden von Jahren schätzt man den Ginseng wegen seiner energiespendenden, kräftigenden Wirkungen. Im Fernen Osten wird er manchmal »die Wurzel der Unsterblichkeit« genannt und erfreut sich großer Beliebtheit als Tonikum. Auch in europäischen »Verjüngungskuren« ist häufig Ginseng mit enthalten. Studien haben ergeben, daß bestimmte Inhaltsstoffe des Ginseng – unter anderem verschiedene Flavonoide, Maltol sowie Vanillinsäure – antioxidative Fähigkeiten besitzen. Ginseng kräftigt das Immunsystem und mindert körperliche sowie geistige Erschöpfung. Außerdem kann es die Körperzellen vor den schädlichen Auswirkungen von Röntgen- und anderen radioaktiven Strahlen sowie toxischen Substanzen schützen.

Wie Sie Ginseng anwenden können: Er wird in zahllosen Darreichungsformen und Präparaten angeboten. Die durchschnittliche Tagesdosis eines Extrakts, der rund 5 bis 9 Prozent Ginsenosid enthält, beläuft sich auf 250 bis 500 mg. Ist die

Ginsenosidmenge größer, können 100 bis 200 mg pro Tag reichen.

Knoblauch

Die vielen potentiell lebensverlängernden Wirkungen des Knoblauchs – unter anderem seine Schutzwirkung gegen koronare Herzleiden und einige Krebserkrankungen – werden meist seinen einzigartigen Schwefelverbindungen zugeschrieben. Knoblauch (aber mehr noch seine Cousine, die Zwiebel) enthält Flavonoide, die antioxidativ wirken. Zu diesem Effekt tragen auch sein Gehalt an Vitamin C und sein relativ hoher Selengehalt bei.

Wie Sie Knoblauch anwenden können: Essen Sie jeden Tag mindestens eine halbe oder ganze frische Knoblauchzehe, oder nehmen Sie 1 g eines (geruchsfreien) Knoblauchextrakts ein. Bei Frischknoblauch-Äquivalenten beträgt die Durchschnittsdosis 1,8 bis 3 g pro Tag, bei Allicinpräparaten 1,8 bis 3,6 mg.

Ginkgo

Der Ruf des Ginkgobaumes als lebensverlängernde Pflanze hat wahrscheinlich zum Teil damit zu tun, wie erfolgreich der Baum sich selbst in der Evolution behaupten konnte: Ginkgo biloba, wie er botanisch heißt, ist die älteste bekannte Baumspezies und existiert seit mindestens 150 Millionen Jahren auf unserer Erde. Dieses »lebende Fossil« muß also wohl irgendwelche ganz besonderen Fähigkeiten haben, mit deren Hilfe es sich über Äonen hinweg an alle möglichen Klima- und andere Umweltveränderungen anpassen konnte. Wissenschaftlich erwiesen ist, daß Ginkgo-Extrakte verschiedene sehr potente Flavonoide (etwa das Rutin) enthalten, außerdem verschiedene andere einzigartige Substanzen. Seine wohlbekannte Wirkung als Radikalefänger und Schutzfaktor für Blutkapillaren prädestiniert den Ginkgo vor allem dazu, die Gesundheit der Schilddrüse, des Blutkreislaufs und des Gehirns aufrechtzuerhalten. Viele seiner auffallendsten medizinischen Wirkungen haben mit der Prävention von Alterungsprozessen zu tun, angefangen von Gedächtnisverlust bis hin zu altersbedingter Schwerhörigkeit.

Wie Sie Ginkgo anwenden können: Er wird als Extrakt, in Form von Tabletten, Kapseln, Tropfenkonzentraten und Tinkturen angeboten. Die durchschnittliche Dosis bei Präparaten, die mindestens 24 Prozent Ginkgo-Heteroside enthalten, beträgt dreimal täglich 40 mg.

Mariendistel

Die Flavonoide dieser Pflanze sind hochwirksame Radikalefänger, die vor allem in der Leber aktiv werden – in dem Organ also, das für unsere Verdauung, Schadstoffausscheidung, Infektionsprävention und viele andere Dinge so ungemein wichtig ist. Mariendistelextrakte können, Studien zufolge, die Regeneration der Leberzellen beschleunigen und die Fähigkeit der Leber fördern, das Blut zu filtern und Toxine zu verstoffwechseln. Nach Aussage von Christopher Hobbs, Autor eines amerikanischen Buches zur Wirkung der Mariendistel auf die Leber, kann ein Extrakt dieser Pflanze, der bestimmte Anteile des Flavonoids Silymarin enthält, »die Leberzellmembranen stabilisieren und Toxine daran hindern, die Leberfunktion zu beeinträchtigen. Die Leber ist anschließend in der Lage, die Gifte in wasserlösliche Substanzen umzubauen, die dann aus dem Körper ausgeschieden werden können.«

In Deutschland und anderen europäischen Ländern sind Mariendistelextrakte seit langem sehr beliebt. Man nimmt sie sowohl zur Krankheitsvorbeugung ein als auch dann, wenn man sich hohen Schadstoffkonzentrationen (etwa bei einer Lebensmittelvergiftung oder industrieller Verschmutzung) ausgesetzt oder eine hohe Strahlendosis abbekommen hat. Auch die Leberschäden, die von recht alltäglichen Schadstoffen – z. B. Alkohol und Medikamenten – ausgelöst werden, lassen sich mit Mariendistelextrakten minimieren. Zudem regt die Mariendistel das Immunsystem an.

Wie Sie Mariendistelextrakte anwenden können: Sie werden in vielen verschiedenen Darreichungsformen angeboten, sollten aber mindestens 70 Prozent Silymarin enthalten. Die durchschnittliche Tagesdosis beträgt 175 bis 200 mg.

Mittelmeerpinie und Grapefruitsamen

Extrakte der Mittelmeerpinie und des Grapefruitsamens sind reich an bestimmten Flavonoiden, den sogenannten Proanthocyanidinen, die sich als hochwirksame Antioxidanzien mit krankheitsvorbeugender und lebensverlängernder Wirkung herausgestellt haben. Japanische Studien haben ergeben, daß die Proanthocyanidine als Radikalefänger noch erheblich wirksamer sind als Vitamin C und Vitamin E.

Wie Sie die Mittelmeerpinie und den Grapefruitsamen anwenden können: Extrakte daraus werden meist in Kapseln zu 20 bis 50 mg angeboten; manchmal sind Vitamin C oder andere flavonoidhaltige Kräuterauszüge beigefügt. Die Durchschnittsdosis solcher Extrakte beträgt 50 bis 100 mg pro Tag.

Für den Anfang

Sie können viel für Ihre allgemeine Gesundheit und wohl auch einiges zur Lebensverlängerung tun, wenn Sie Ihre Nahrung durch die folgenden beiden Substanz-Kombinationen ergänzen:

- ein ACES-Multipräparat als Antioxidans (A bedeutet Vitamin A bzw. Beta-Carotin, C und E beziehen sich auf die gleichnamigen Vitamine, S steht für Selen), das von vielen Herstellern genau in dieser Kombination angeboten wird, sowie
- ein Knoblauchpräparat, alternativ eine frische Knoblauchzehe pro Tag, was vor allem Ihr Herzinfarktrisiko senkt.

Was Sie sonst noch für sich tun können

Jedes Bemühen, das Leben zu verlängern, darf nicht nur auf individueller Ebene – ob körperlich, geistig oder seelisch – ansetzen, sondern muß auch die Familie, die engere Umgebung und die Gesellschaft als Ganzes in Betracht ziehen. Zwar können Sie schon viel dafür tun, Ihre Lebensspanne maximal auszuschöpfen, wenn Sie sich die richtigen Nährstoffe zuführen; doch müssen Sie darüber hinaus auch Ihren Beziehungen zu anderen Menschen, der Luft, die Sie atmen, und zahlreichen anderen Faktoren Ihre Aufmerksamkeit schenken. Dr. Kenneth Pelletier, als Biologe auch Altersforscher, drückt das so aus: »Die gleichen Faktoren, die unsere Lebensqualität bestimmen, haben auch großen Einfluß auf die Lebensquantität.« Zum Glück können Sie viele davon selbst in die Hand nehmen.

- Achten Sie darauf, kein Übergewicht anzusetzen, und ernähren Sie sich so gesund wie möglich. Eine relative »Unterernährung«, die aber auf keinen Fall in Mangelernährung ausarten darf, ist nach Ansicht vieler Altersforscher der beste Weg zu einem langen Leben. Dabei geht es darum, schlank zu bleiben und trotzdem alle wichtigen Nähr- und Vitalstoffe in optimalen Mengen zuzuführen. Bevölkerungsstudien bestätigen, daß Schlanksein mit erhöhter Lebenserwartung einhergeht: So stellte sich beispielsweise in einer kürzlich an 21 000 Männern durchgeführten Studie heraus, daß diejenigen Männer, die ungefähr 20 Prozent weniger Gewicht auf die Waage brachten als der gleich große, gleichaltrige Durchschnittsamerikaner, besonders selten vorzeitig an einer Zivilisationskrankheit verstarben. Wer nun allerdings auf eine kalorienarme Abmagerungsdiät umzusteigen beschließt, sollte unbedingt dafür sorgen, jeden Tag genügend Vitamine, Mineralstoffe und Spurenelemente zu sich zu nehmen.

- Meiden Sie alle Gewohnheiten, die Ihr Leben zu verkürzen drohen – zum Beispiel Rauchen, übermäßigen Alkoholkonsum, eine sitzende Lebensweise, unangeschnallt Autofahren sowie ungeschützten Sex, bei dem Sie sich mit AIDS-auslösenden Viren und anderen sexuell übertragbaren Krankheiten anstecken könnten.
- Schauen Sie Hundertjährigen ihre Lebensführung ab. Menschen, die hundert Jahre oder älter geworden und dabei kräftig und aktiv geblieben sind, wurden schon in viele Untersuchungen einbezogen. Immer wieder kristallisierten sich dabei ähnliche Faktoren heraus: Hundertjährige führen meist ein geordnetes, stabiles Leben, betätigen sich bis ins hohe Alter hinein körperlich, haben eine eher unkomplizierte, pragmatische Lebenseinstellung und weigern sich, allzuviel Zeit mit Schuldgefühlen oder Bitterkeit zu vergeuden. Sie sorgen außerdem gut für ihre Gesundheit, brauchen selten medizinischen Rat und sind fest davon überzeugt, noch lange gesund und fit zu bleiben.

Kapitel 11: Nahrung fürs Gehirn

Kein Arzt, keine Ärztin würde einem völlig gesunden Menschen ein Medikament – ob rezeptfrei oder nicht – anzubieten wissen, das die Gedächtnisleistung fördern oder das Lernen noch weiter verbessern könnte. Solche Mittel gibt es nicht. Allerdings sind verschiedene Arzneien auf dem Markt, die bei *Störungen* und *Erkrankungen* – beispielsweise hyperaktiven, unkonzentrierten und deshalb lerngestörten Kindern bis hin zu altersbedingtem Nachlassen der geistigen Fähigkeiten sowie der Alzheimer-Krankheit – ärztlich verschrieben werden können. Solche Medikamente greifen auf ganz unterschiedliche Weise in Körperfunktionen ein; nicht alle Wirkweisen konnten bislang einleuchtend dargestellt werden. Zu den erklärbaren Arzneiwirkungen aufs Gehirn, die zu besseren Hirnleistungen führen können, gehören derzeit die folgenden:

Verbesserung der Hirndurchblutung. Alles, was den Blutzufluß zum Gehirn sowie die Blutzirkulation in diesem Organ hemmt, hat auch einen negativen Einfluß auf die Hirnleistungen. Dazu gehören so vergleichsweise geringfügige Störungen wie zeitweises Schwindelgefühl, aber auch Bewußtlosigkeit oder Koma. Eine schlechte Hirndurchblutung (medizinisch: zerebrovaskuläre Insuffizienz) kann bei Alterskrankheiten einschließlich Morbus Alzheimer, die Konzentrations- und Gedächtnisverlust mit sich bringen, eine große Rolle spielen. Umgekehrt hat natürlich alles, was die Hirndurchblutung verbessert (zum Beispiel durch Erweiterung der zerebralen Blutgefäße oder Verstärkung des Blutzustroms) und dem Gehirn mehr Nährstoffe und Sauerstoff zuführt, auch einen positiven Einfluß auf Wahrnehmung, Lernprozesse und Gedächtnis.

Nährstoff- und Antioxidanzien-Zufuhr. Genauso wie es Vitamine und Mineralstoffe gibt, die z. B. für Herz oder Augen unverzichtbar sind, braucht auch das Gehirn seine Energielieferanten (Glukose) sowie verschiedene Nährstoffe, um optimal funktionieren zu können. Bekommt es sie nicht, leiden die unterschiedlichsten Hirnfunktionen darunter: Man wird vergeßlich, verwirrt, kann sich nicht mehr konzentrieren. Antioxidanzien in der Nahrung sind nötig, um freie Radikale zu neutralisieren, bevor sie die Hirnzellen und damit ihre Funktionen schädigen können.

Erhöhung der Neurotransmitter-Spiegel im Gehirn. Studien haben ergeben, daß die Neurotransmitter Dopamin, Adrenalin und Noradrenalin sich auf die geistige Beweglichkeit, Konzentrationsfähigkeit und Stimmung auswirken können. Noch wichtiger ist wahrscheinlich der Neurotransmitter Acetylcholin: Ist er im Gehirn nur in geringen Mengen vorhanden, kann es Probleme mit dem Erinnerungsvermögen, dem Lernen und der Aufmerksamkeit geben. Mit zunehmendem Alter gehen die Neurotransmitter-Werte im Gehirn oft zurück. Nähr- und Vitalstoffe, Arzneien und andere Substanzen, die die Neurotransmitter-Produktion ankurbeln oder vorhandene Neurotransmitter vor vorzeitigem Abbau schützen, können sich auch auf die geistige Klarheit sehr positiv auswirken.

Bis vor kurzem gingen die wichtigsten Anstöße für Therapien in dieser Richtung von Ärzten aus, die sich mit Altersforschung beschäftigten. Heute jedoch ist es für breite Teile der Bevölkerung wichtig geworden, geistig möglichst fit zu sein. Manche zum Beispiel sind vom Kaffee als Hirnstimulans abgekommen und suchen jetzt nach besseren, vertrauenswürdigeren Methoden, ihre Gedächtnis-, Lern- und Konzentrationsleistungen zu verbessern. Ob es um bessere Noten im Studium geht, um größere Aufstiegschancen im Beruf oder ganz einfach darum, im Alltag die eigenen Interessen besser vertreten zu können – viele Menschen haben heutzutage das Bedürfnis, »Nahrung fürs Gehirn« zu essen, um in allen Lebenslagen besser gewappnet zu sein.

Diesem Bedürfnis wird in letzter Zeit immer mehr Rechnung getragen. Heute sind eine ganze Reihe von Substanzen auf dem Markt, die das Gehirn zur optimalen Funktion anregen – darunter sehr viele natürliche, von deren Einnahme (anders als bei synthetischen Aufputschmitteln) keine schädlichen Nebenwirkungen und erst recht keine Suchtgefahren zu erwarten sind.

Nährstoffe für das Denkvermögen

Wer an Nähr- und Vitalstoffen schweren Mangel leidet, hat meist auch Probleme mit dem Denk- und Erinnerungsvermögen. Ja, selbst leichtere Mangelzustände können die Hirnfunktionen sehr wahrscheinlich bereits beeinträchtigen. Im folgenden geht es um die Substanzen, die in solchen Fällen meist empfohlen werden.

Vitamin-B-Komplex. Damit Acetylcholin in ausreichender Menge produziert werden kann, müssen verschiedene Vitamine im Hirn vorhanden sein, zum Beispiel Thiamin, Pantothensäure und Vitamin B6. Der B-Komplex fördert außerdem die Funktion des Nervensystems und ist für den Kohlenhydrat- und Proteinstoffwechsel im Gehirn notwendig. Ein Mangel an Folsäure, Vitamin B12 und anderen B-Vitaminen wurde in Studien bereits mit Wahrnehmungsstörungen, Gedächtnisverlust, geistiger Verwirrung und Depressivität in Verbindung gebracht. Die optimale Dosis des Vitamin-B-Komplexes beträgt ein- bis zweimal täglich 25 bis 50 mg (nicht mehr!).

Vitamin C. Auch dieser Vitalstoff wird für die Produktion von Neurotransmittern – z. B. Acetylcholin und Noradrenalin – benötigt. Hohe Vitamin-C-Spiegel helfen außerdem, das

Gehirn vor den Einflüssen schädlicher freier Radikale zu schützen. Manche Studien haben eine Korrelation zwischen der Vitamin-C-Zufuhr und den Intelligenzleistungen ergeben; die Kausalkette von Ursache und Wirkung konnte jedoch nicht schlüssig bewiesen werden. Vitamin-C-Mangel führt jedoch eindeutig zu Gedächtnis- und Wahrnehmungsstörungen. Die Optimaldosis Vitamin C beträgt zwei- bis dreimal täglich 250 bis 500 mg (vorausgesetzt, Sie verspüren keine unliebsamen Nebenwirkungen wie Magenschmerzen oder Durchfall; dann müssen Sie die Dosis reduzieren).

Zink. Im Gehirn ist der Zinkspiegel vergleichsweise hoch, weil dieses Spurenelement dazu benötigt wird, Enzymen bei ihrer Tätigkeit als Radikalefänger zur Hand zu gehen. Optimale Zinkspiegel fördern die Impulsübertragung durch Neurotransmitter. In einer kürzlich durchgeführten Studie stellte sich heraus, daß Patienten mit Kopfverletzungen von zusätzlichen Zinkgaben über drei Jahre hinweg wesentlich profitieren konnten: Ihre Hirnleistungen verbesserten sich signifikant. Sie schnitten in bestimmten Wahrnehmungstests erheblich besser ab als vor der Zinktherapie und erholten sich rascher von ihren Verletzungen als Kontrollpatienten, die kein Zink erhalten hatten. Auch ansonsten gesunde Menschen, die über die Nahrung wenig Zink zu sich nehmen, schneiden in Tests zu Gedächtnisleistung und Konzentrationsfähigkeit schlechter ab als andere, deren Zinkspiegel relativ hoch ist. Ein deutliches Symptom für Zinkmangel ist geistige Lethargie. Die optimale Zinkdosis beträgt 17 bis 25 mg pro Tag.

Magnesium. Dieser Mineralstoff fördert die Funktion des Nervensystems und die Übertragung der Nervenimpulse zum und vom Gehirn. Magnesiummangel kann zu geistiger Verwirrung und Lernschwierigkeiten führen; hohe Magnesiumzufuhr hingegen bessert Depressivität und Gedächtnisschwäche bei älteren Menschen, selbst wenn sie an seniler Demenz oder Alzheimer leiden. Zudem spielt Magnesium bei der Versorgung des Gehirns mit Adenosintriphosphat (ATP), der wichtigsten energietransportierenden Substanz des Körpers, eine bedeutsame Rolle. Die optimale Magnesium-Tagesdosis beträgt 450 bis 650 mg, gewöhnlich mit der doppelten Menge Kalzium kombiniert.

Die kumulativen Effekte dieser vier Nährstoffe auf das Gehirn sind auf jeden Fall größer, als es jede einzelne Substanz für sich in Anspruch nehmen könnte. Zwei sehr ähnliche Studien, die 1988 in Kalifornien und in England durchgeführt wurden, bestätigen das. In beiden Studien ergab sich, daß Schulkinder, denen man entsprechende Vitamin- und Mineralstoffzusätze verabreicht hatte, bei schriftlichen Tests besser abschnitten als die jeweilige Kontrollgruppe (die mündlichen Testergebnisse wurden nicht beeinflußt). Bei einer der Studien stellte sich sogar heraus, daß Schulkinder, die ein Jahr lang solche Nahrungsergänzungspräparate erhalten hatten, einen um ein bis zwei Noten besseren Zeugnisdurchschnitt hatten als die Kontrollgruppe. Als man die Studie in Kalifornien 1991 mit insgesamt 615 Schulkindern über drei Monate hinweg wiederholte, kam man zu ähnlich signifikanten Ergebnissen.

Weitere Nährstoffe fürs Gehirn

Viele weitere vitaminähnliche Substanzen, Aminosäuren und andere natürliche Stoffe können die Hirnfunktionen ebenfalls positiv beeinflussen. Dazu gehören auch bekannte Heilpflanzen wie der Ginkgo und der Ginseng.

Cholin, Phosphatidylcholin und Lecithin

Cholin, sein »elterlicher Vorläufer« Phosphatidylcholin sowie Lecithin können die Menge des im Gehirn vorhandenen Neurotransmitters Acetylcholin ganz direkt beeinflussen. Cholin hat eine so enge Verbindung zu Acetylcholin, daß es manchmal sogar als »Gedächtnisnahrung« bezeichnet wird. Wer sich cholinreich ernährt – z.B. mit Sojaprodukten und Eigelb – bzw. Cholin-Ergänzungspräparate zu sich nimmt, stellt einen relativ hohen Cholinspiegel im Gehirn sicher und damit auch hohe Acetylcholinwerte. Außerdem hilft Cholin beim Aufbau gesunder Nervenbahnen.

Cholinpräparate können, wie Studien ergaben, Alzheimerkranken in manchen Fällen zu besseren Gedächtnisleistungen und klarerem Denken verhelfen. Früher einmal nahm man sogar an, die Alzheimer-Krankheit werde durch einen Cholinmangel ausgelöst, und war dann enttäuscht, daß die Cholinzufuhr kaum je zu wirklich dramatischen Besserungen führte. Heute weiß man, daß die Ursachen dieser Krankheit sehr viel komplexer sind. Immerhin sind viele Ernährungswissenschaftler nach wie vor davon überzeugt, daß rechtzeitige Cholingaben dazu beitragen könnten, die Alzheimer-Krankheit zumindest zu verhüten.

Bei Gesunden kann Cholin, wie aus Studien an Tier und Mensch hervorgeht, auf jeden Fall die Gedächtnisleistung verbessern. So waren Studentinnen und Studenten beispielsweise in der Lage, sich lange Listen oder Wortfolgen erheblich besser zu merken, wenn sie eine Zeitlang Cholinpräparate bekommen hatten. Auch Laborratten erinnerten sich besser an ihre Futterstellen, wenn man sie mit Cholin gefüttert hatte – selbst wenn das nur in ihrer Kindheit, später aber nicht mehr geschah. An der Internationalen Universität von Florida wurde kürzlich eine fünfwöchige Studie mit 41 gesunden Probanden durchgeführt, die täglich 500 mg Cholin bekamen; eine Kontrollgruppe erhielt lediglich ein Placebo. Die Studiengruppe schnitt bei Gedächtnistests doppelt so gut ab wie die Kontrollgruppe. Menschen, die Cholin als Nahrung fürs Gehirn einnehmen, berichten oft darüber, daß sie insgesamt klarer denken, sich an kurz zurückliegende Ereignisse besser erinnern und besser konzentrieren können.

In Kapitel 2 können Sie nachlesen, welche Unterschiede zwischen Cholin, Phosphatidylcholin und Lecithin bestehen und welche Tagesdosen auch für die Hirnleistung optimal sind. Am besten ist es, Cholin mit 25 bis 50 mg/Tag eines Vitamin-B-Komplexpräparats zu kombinieren; das dürfte die Wirkung noch verstärken.

Acetyl-L-Carnitin

Diese natürlich vorkommende Substanz ist mit Carnitin verwandt, dem vitaminähnlichen Wirkstoff, der zur Fettverbrennung, für Muskelleistung und Ausdauer und für die Herzfunktion so wertvoll ist. Acetyl-L-Carnitin (hier mit ALC abgekürzt) ist vor allem in Milch, Milchprodukten und anderen Nahrungsmitteln enthalten. Bei Alzheimer-Kranken, Menschen mit altersbedingter Gedächtnisschwäche und Hirnmangeldurchblutung wird es gelegentlich als Präparat eingesetzt, das die Hirnfunktionen verbessern und die Stimmung heben soll. Seit kurzem gibt es außerdem wissenschaftliche Hinweise darauf, daß ALC auch bei Gesunden das Gedächtnis sowie die verbalen und kognitiven Fähigkeiten verbessern kann. Zudem hat es eventuell lebensverlängernde (oder Alterssymptomen vorbeugende) Wirkungen. Wie ALC im Organismus wirkt, ist nicht sicher erwiesen; man nimmt jedoch an, daß es entweder Acetylcholin oder Dopamin beeinflußt.

In Durchschnittsdosen eingenommen, gilt ALC als relativ nebenwirkungsarm und ungiftig. Manche Leute nehmen sogar 1 bis 2 g täglich ein, ohne unliebsame Nebenwirkungen zu verspüren. Schwangere oder stillende Frauen sollten dennoch sicherheitshalber auf die Einnahme verzichten.

Im Augenblick ist ALC noch nicht überall erhältlich (fragen

Sie in der Apotheke danach). Carnitin hingegen findet man schon in diversen Gesundheitsläden und Reformhäusern – und auch diese Substanz ist für die Acetylcholin-Bildung nötig, kann also ähnliche Wirkungen haben wie Acetyl-L-Carnitin. Studien an Alzheimer-Patienten haben ergeben, daß Carnitin ihr Gedächtnis verbessert.

Wie Sie ACL anwenden können: Für den Beginn (und ansonsten gesunde Menschen) reichen täglich 250 bis 500 mg aus.

DL-Phenylalanin

Die L-Form dieser essentiellen Aminosäure (siehe dazu ab Seite 87) ist für seine stimulierende und das Denkvermögen verbessernde Wirkung gut bekannt. Es regt die Produktion der Neurotransmitter Dopamin, Adrenalin und Noradrenalin an. Die D-Form der Aminosäure wird normalerweise bei chronischen Schmerzzuständen eingesetzt; es gibt allerdings Hinweise darauf, daß D-Phenylalanin auch das Gedächtnis in Schwung bringt. Am besten ist es daher, die Mischform DL-Phenylalanin als Nahrung fürs Gehirn auszuprobieren. Übrigens ist in vielen »Aufputschgetränken«, die in Nachtbars und Discos angeboten werden, die Substanz Phenylalanin enthalten.

Schwangere und Stillende sollten darauf jedoch sicherheitshalber verzichten, ebenso Bluthochdruckkranke bzw. solche, die MAO-Hemmer als Antidepressiva einnehmen. Phenylalanin meiden müssen außerdem Menschen mit Phenylketonurie, einer angeborenen Störung des Phenylstoffwechsels. Wie bei anderen Aufputschmitteln auch kann es bei der Phenylalanin-Einnahme passieren, daß man überwach wird, nicht mehr schlafen kann oder Angstzustände bekommt. Auf keinen Fall sollten Sie irgendwelche einzelnen Aminosäure-Präparate länger als drei Wochen hintereinander einnehmen!

Wie Sie DL-Phenylalanin anwenden können: Es wird in Pulver- und Kapselform angeboten. Die durchschnittliche Tagesdosis zur Verbesserung der Hirnleistungen beträgt 500 bis 1000 mg.

Pflanzliche Nahrung fürs Gehirn

Wer schon einmal Kaffee, Tee, Guarana, Cola oder Mate-Tee getrunken hat, kann sicher bestätigen, daß diese koffeinhaltigen Getränke kurzzeitig aufmuntern und die Konzentration steigern. Aus diesem Grund wird ja auch den meisten Aufputschmitteln Koffein beigefügt. Nun stimuliert Koffein zwar das Zentralnervensystem, hat als Gehirnnahrung jedoch seine Nachteile. Zunächst einmal ist es ein starkes Alkaloid, das relativ rasch abhängig machen kann. Viele Kaffeetrinker sind, ohne das recht zu merken, schon geradezu süchtig danach und verspüren Entzugssymptome, wenn es keinen Kaffee gibt. Große Mengen Kaffee zu trinken, kann außerdem zu Schlaflosigkeit, Reizbarkeit und Angstzuständen führen. Doch was vielleicht in unserem Zusammenhang noch wichtiger ist: Koffein wirkt nicht nur positiv aufs Gehirn, sondern kann die Gedächtnisleistung sogar schmälern, wie sich in einigen kontrollierten Studien herausgestellt hat.

Sehen wir uns also lieber zwei Pflanzen an, die nicht nur gute Nahrung fürs Gehirn sind, sondern auch nicht so viele unliebsame Nebenwirkungen besitzen.

Ginkgo

Ginkgo kann, wie wissenschaftlich gut belegt ist, den Blutkreislauf verschiedener Körperregionen anregen, einschließlich den der Beine, des Innenohrs (siehe Kapitel 13) und der

Genitalorgane (siehe Kapitel 7). Am häufigsten wird diese traditionelle chinesische und japanische Heilpflanze jedoch zur Verbesserung der Hirndurchblutung eingenommen. Ginkgo wirkt sowohl therapeutisch (bei Hirnfunktionsstörungen) als auch allgemein wahrnehmungssteigernd. Viele altersbedingte Störungen, die mit Hirnmangeldurchblutung einhergehen, können mit Hilfe von Ginkgo-Extrakten gemildert werden – einschließlich Morbus Alzheimer, Schwerhörigkeit und Schwindelgefühlen. Eine kürzlich durchgeführte Doppelblindstudie ergab beispielsweise, daß ältere Probanden mit leichten bis mittelschweren Gedächtnisstörungen nach sechsmonatiger Einnahme eines Ginkgo-Extrakts »deutlich bessere Gedächtnisleistungen« aufwiesen, wie die Wissenschaftler schrieben. In anderen Studien zeigte sich ebenfalls, daß Ginkgo die altersbedingte Abnahme der Hirnfunktionen verlangsamen und das Erinnerungsvermögen verbessern konnte.

Darüber hinaus erwies sich, daß auch jüngere, gesunde Menschen geistig reger bleiben, wenn sie regelmäßig Ginkgo zu sich nehmen: Sie sind konzentrierter, können im Hirn gespeicherte Informationen rascher abrufen und bleiben länger aufmerksam. Die Autoren einer Studie, bei der sich zeigte, daß Ginkgo das Kurzzeitgedächtnis positiv beeinflußt, vermerken dazu: »Diese Ergebnisse lassen den Schluß zu, daß sich *Ginkgo-biloba*-Extrakt von anderen sedierenden oder stimulierenden Mitteln insofern unterscheidet, als Ginkgo offenbar einen spezifische Wirkung auf den Gedächtnisprozeß ausübt.«

Und anscheinend nicht nur, weil er die Hirndurchblutung fördert. Er ist darüber hinaus auch ein potentes Antioxidans, das Hirnzellen vor freien Radikalen schützt. Außerdem kann er den Hirnstoffwechsel, die Aktivität der Neurotransmitter und das elektrische Potential des Gehirns verstärken.

Die meisten Naturheilkundigen empfehlen, Ginkgo über längere Zeiträume hinweg täglich einzunehmen, weil das die Hirnleistungen am sichersten fördert.

Wie Sie Ginkgo anwenden können: Er ist in vielerlei Darreichungsformen erhältlich. Die durchschnittliche Dosis eines Präparats, das 24 Prozent Flavoglycoside enthält, beträgt dreimal täglich 40 mg.

Ginseng

Die Beliebtheit des Ginseng beruht vor allem darauf, daß er die körperliche Leistungsfähigkeit unter Streß fördern und allgemein als Energiespender gilt. Ginseng schärft darüber hinaus die Aufmerksamkeit, steigert die Stimmung und verbessert die Leistungsfähigkeit des Gehirns. Tierexperimente sowie Studien an Krankenschwestern, Studentinnen und Studenten, Soldaten, älteren Menschen, Radiotechnikern und anderen haben ergeben, daß Ginseng die Konzentration steigert, die Leistung bei mathematischen und anderen Tests verbessert und das Verständnis für abstrakte Konzepte erhöht. Sowohl Tiere als auch Menschen können besser und länger arbeiten, wenn sie Ginseng einnehmen, und machen dabei weniger Fehler. Die Wurzel beeinflußt dabei nicht nur das Zentralnervensystem, sondern fördert die Hirndurchblutung und den Hirnstoffwechsel und trägt darüber hinaus dazu bei, die Blutzuckerspiegel zu regulieren.

Achten Sie beim Kauf darauf, daß Sie wirklich qualitativ hochwertige Produkte erwerben, denn die Präparate sind in dieser Hinsicht sehr unterschiedlich.

Wie Sie Ginseng anwenden können: Auch diese Pflanze wird in vielen verschiedenen Darreichungsformen angeboten. Die durchschnittliche Dosis eines Präparats, das 5 bis 9 Prozent Ginsenoside enthält, beträgt 500 bis 1000 mg pro Tag; ist der Ginsenosidanteil höher, genügen unter Umständen auch 200 bis 400 mg täglich.

Geistig anregende Aromaöle

Aromaöle, die sich in der Luft verteilen und über die Nase rasch bis ins Gehirn gelangen, können sowohl die Stimmung als auch die Hirnleistungen beeinflussen. In einigen Firmen ist man inzwischen sogar dazu übergegangen, den Klimaanlagen in Büros bestimmte Düfte beizufügen, die die Produktivität und geistige Leistungsfähigkeit der Mitarbeiterinnen und Mitarbeiter verbessern sollen. Zwar gibt es viele, denen so etwas »stinkt«, weil es auch nach Überwachung durch »Big Brother« riecht – doch dagegen, sich persönlich ein paar geistig anregende Düfte auszuwählen, ist sicher nichts einzuwenden.

Es gibt Aromaöle für Duftlampen, als Luftzerstäuber, als Massageöle und Riechsalze. Zu den beliebtesten anregenden Ölen gehören sicherlich Rosmarin, Pfefferminze und Basilikum. Rosmarin gilt als bewußtseinserweiternd und soll die geistige Beweglichkeit fördern. Pfefferminze eignet sich nicht nur sehr gut dazu, den Kopf bei Erkältungen wieder frei zu bekommen, sondern hat auch mental anregende Wirkungen. Basilikum wiederum ist nicht nur ein ausgezeichnetes Küchenkraut, sondern wird in China, Indien und Teilen Afrikas seit langem als traditionelles Heilmittel verwendet. Das hellgelbe aromatische Öl dieser – ursprünglich aus Indien stammenden – Pflanze wird per Dampfdestillation aus den Blättern und blütentragenden Spitzen gewonnen. Es soll verdauungsfördernd, zyklusregulierend, als Aphrodisiakum und als Migränemittel einsetzbar sein. Auf die Haut aufgetragen oder inhaliert, scheint Basilikumöl darüber hinaus die Hirnleistungen anzuregen und die Stimmung zu heben. »Basilikum klärt den Kopf, vertreibt geistige Erschöpfung und verleiht dem Denken Kraft und Klarheit«, meint dazu die österreichische Aromatherapeutin Marguerite Maury, Autorin des Buches ›Die Geheimnisse der Aromatherapie‹.

In der Schwangerschaft sollten Frauen auf Basilikumöl verzichten. In Kapitel 2 finden Sie alle nötigen Informationen dazu, wie Sie Aromaöle richtig anwenden.

Für den Anfang

Die folgenden Ergänzungsmittel gehören zu den nebenwirkungsärmsten und beliebtesten Präparaten zur Steigerung der Hirnleistung. Sie sind kombiniert, aber auch als Einzelpräparate erhältlich.

- Cholin und/oder Phosphatidylcholin und/oder Lecithin (Dosierungen siehe vorhergehende Seiten),
- Ginkgo-Extrakt, der 24 Prozent Flavoglykoside enthält, dreimal täglich 40 mg.

Was Sie außerdem noch für sich tun können

Das Gehirn ist ein sehr bemerkenswertes Organ, Kontroll- und Steuerungszentrum für alle Organfunktionen, Regelsysteme und Sinneswahrnehmungen. Ob man nun der Auffassung ist, die graue Masse *enthalte* den Verstand oder sei vom Verstand *umgeben* – sicher ist, daß das Gehirn für die Gesundheit des Körpers das allerwichtigste Organ ist, in dem auch Entscheidungen gefällt werden, die für den Rest des Körpers (und das Gehirn selbst) gesundheitsfördernd oder gesundheitsschädlich ausfallen können. Hier ein paar Tips dazu, wie Sie Ihr Gehirn dazu bewegen können, gut auf sich – und damit Ihr gesamtes Selbst – zu achten.

- Bewegen Sie sich viel an der frischen Luft bzw. treiben Sie regelmäßig Sport. Das wirkt sich sehr positiv auf Ihren gesamten Blutkreislauf und auch die Blutversorgung Ihres Gehirns aus. Ihre Stimmung wird verbessert (ein wichtiger Faktor, was Ihre geistige Leistungsfähigkeit anbelangt) und Ihr Kurzzeitgedächtnis gefördert, wenn Ihr Gehirn gut mit Sauerstoff versorgt ist. In einer Studie an 30 Freiwilligen zeigte sich, daß diejenigen, die neun Wochen lang regelmäßig zum körperlichen Training gingen, in Gedächtnistests besser abschnitten als Kontrollpersonen, die keinerlei Training absolvierten.

- Eine fettreiche, ballaststoffarme Ernährung kann nicht nur die Herzkranzgefäße verstopfen und zum Herzinfarkt beitragen, sondern auch die Hirngefäße verengen und das Schlaganfallrisiko erhöhen. Ernähren Sie sich also vorwiegend vegetarisch, mit wenig Fett, vielen Ballaststoffen, Vitaminen, Mineralstoffen und Spurenelementen; dann wird Ihr Gehirn auch optimal mit Blut versorgt.
- Genügend Schlaf zu bekommen, ist für die Hirnfunktionen außerordentlich wichtig. Es sollte allerdings unbedingt ein natürlicher, von Traumphasen durchsetzter, und kein künstlich mit Schlafmitteln herbeigeführter Schlaf sein. »Wir brauchen nur richtig auszuruhen«, meint Jean Molière dazu. »Wenn wir der Natur ihren Lauf lassen, sorgt sie auch gut für uns.«
- Bewußte Entspannung oder Meditation, täglich mindestens 10 bis 15 Minuten lang, kann die Leistungsfähigkeit des Gehirns kräftig in Schwung bringen.
- Chronischer Genußmittelmißbrauch – ob Alkohol oder Zigaretten – schadet dem Gehirn und mindert die intellektuelle Leistungsfähigkeit. Rauchen vermindert den Blutzufluß zum Gehirn, und Alkoholismus ist bekanntlich mit schweren Gedächtnisstörungen (sowohl kurzzeitig – der berühmte »Filmriß« – als auch langzeitig) verbunden, dazu mit Lern-, Konzentrations- und anderen Problemen. Denken Sie außerdem daran, daß auch die Einnahme vieler Medikamente die Hirnleistungen und das Reaktionsvermögen herabsetzen kann.

12. Kapitel: Die Nerven beruhigen

Angesichts der Tatsache, wie viel Koffein und andere Stimulanzien täglich konsumiert werden, wie stressig heute die Arbeitswelt ist und wie schnellebig die Gesellschaft, nimmt es wirklich nicht wunder, daß es so vielen Menschen schwerfällt, tagsüber Ruhe zu bewahren, sich nach der Arbeit gut zu entspannen und abends friedlich einzuschlafen. Mit einem unentwegt übererregten Nervensystem zu leben, kann uns von den einfachen Freuden des Lebens entfernen, Unruhe in persönliche Beziehungen tragen, ja sogar Angstzustände auslösen. Und es kann dazu führen, daß sich schließlich Gesundheitsstörungen einstellen, die weit schwerer wiegen als gelegentliche Schlaflosigkeit, nämlich zum Beispiel Magengeschwüre und Herzinfarkt.

Wenn Sie sich besser entspannen wollen, versuchen Sie es zuallererst mit einer der vielfältigen Methoden, bei denen Sie gar nichts einnehmen müssen, weder ein Medikament noch ein Selbsthilfepräparat – etwa mit Meditation, Yoga, regelmäßigem körperlichem Training oder einer Veränderung Ihrer Arbeitsgewohnheiten. Die Gründe dafür, weshalb viele nervöse, ängstliche, ruhelose oder einfach überarbeitete Menschen schließlich doch zu irgendwelchen Beruhigungsmitteln greifen, sind sehr vielschichtig. Zweifellos gehören Beruhigungsmittel zu den beliebtesten psychoaktiven Substanzen der ganzen Welt, einschließlich Alkohol. Dieser soll zwar auch noch anderen Zwecken dienen – unter anderem ist Trinken in Gesellschaft eine Art soziales »Gleitmittel« –, hat jedoch mit herkömmlichen Beruhigungsmitteln eine ganze Reihe von Nachteilen gemeinsam: Toxizität, Suchtpotential, Verursachen von Unfällen, Kater am nächsten Morgen, dazu zahlreiche Nebenwirkungen, von Kopfschmerzen bis zum Gedächtnisverlust. Häufig bescheren alle diese Drogen irgendwann größere Probleme als die Nervosität oder die Schlafstörungen, deretwegen man sie eigentlich anfangs genommen hat. Zum Glück gibt es sehr viele natürliche Alternativen, von pflanzlichen Präparaten über Aminosäuren bis hin zu Nahrungsergänzungen, die herkömmliche Beruhigungsmittel sicher und wirksam ersetzen können.

Alles, was zur Beruhigung beiträgt bzw. den Energiepegel senkt – ob verschreibungspflichtige Medikamente, Kräuter oder Präparate zur Nahrungsergänzung –, kann bestimmten Wirkmechanismen zugeordnet werden. *Krampflösende* Mittel zum Beispiel wirken eher auf die Muskulatur als auf die Nerven, setzen die Muskelspannung und Krampfneigung herab und wirken so indirekt beruhigend auf Körper und Geist. Ein *Sedativum* beruhigt das Nervensystem und damit auch die Seele, befreit von Nervosität und Reizbarkeit und trägt, wenn auch in geringerem Ausmaß, zur Muskelentspannung bei. Ein *Hypnotikum* wirkt schlaffördernd. In der Praxis unterscheiden sich Sedativa und Hypnotika nur wenig voneinander. Viele Beruhigungsmittel wirken in niedrigen Dosierungen entspannend, in höheren Dosierungen schlafinduzierend. Der Ausdruck *Tranquilizer* könnte prinzipiell auf alle Mittel angewendet werden, die zu Tranquilität (= innere Ruhe) führen; im medizinischen Sprachgebrauch werden damit jedoch normalerweise nur ziemlich potente Sedativa bezeichnet, nämlich Angstlöser sowie Schlafmittel mit den chemischen Wirkstoffen Diazepam, Chlordiazepoxid oder auch der medikamentöse »Hammer« Chlorpromazin, der zusammen mit anderen, ähnlich stark wirksamen Medikamenten vor allem in der Behandlung von psychotischen und völlig außer sich geratenen Kranken eingesetzt wird.

Alkohol ist sozusagen der König unter den Drogen: Aller Wahrscheinlichkeit nach ist er die älteste und beliebteste psychoaktive Substanz, die von der Menschheit je entdeckt wurde. Biochemisch ist er als Sedativum zu werten, das beruhigend auf das Nervensystem einwirkt, Reflexe und Muskelreaktionen verlangsamt und den Schlaf einleitet. Studien haben inzwischen ergeben, daß Alkohol, in Maßen genossen, entspannend und streßabbauend wirkt und auf diese Weise dem Herzinfarkt vorbeugen hilft. Doch seinen beruhigenden Wirkungen sind auch Grenzen gesetzt. In niedrigen Dosen – ein oder zwei Drinks – ist Alkohol meist ein Stimulans. Vor allem in Gesellschaft trägt Alkoholtrinken dazu bei, daß man sich ausgeglichener, weniger unter Druck und sozial wohler fühlt. Ein paar Gläser später hat dann meist der Beruhigungseffekt die Oberhand gewonnen; man hat keine rechte Kontrolle mehr über die eigenen Bewegungen, riskiert Unfälle, und das Gehirn funktioniert schlechter. Wenn man nur sehr gelegentlich einmal Alkohol trinkt, kann er schlaffördernd wirken; trinkt man ihn aber regelmäßig, stört er den gesunden Schlaf und die Traumphasen. Alkohol hat darüber hinaus zwiespältige Auswirkungen auf die Libido, kann in Überdosen tödlich sein, und wenn man sich öfter damit einen Rausch antrinkt, kann er das Risiko koronarer Herzerkrankungen, einer Leberzirrhose und anderer degenerativer Störungen erheblich erhöhen.

Zu den wirksamsten medikamentösen Depressiva (= den Energiepegel senkenden Substanzen) gehören die Barbiturate. Das erste dieser Mittel, die Barbitursäure, wurde bereits 1864 entdeckt; doch erst in den zwanziger Jahren des 20. Jahrhunderts gewannen Barbiturate als Schlafmittel weithin an Beliebtheit. Heutzutage gibt es Hunderte von Barbituraten. Ihr Mißbrauch ist weit verbreitet, und auch in der Straßendrogenszene werden sie häufig verkauft. Viele Menschen erleben bei ihrer Einnahme zunächst eine Art Trunkenheit, statt sich zu entspannen oder gar einzuschlafen, und haben am nächsten

Tag einen starken Kater. Die Liste der Barbiturat-Nebenwirkungen, von Atemschwierigkeiten bis hin zu Depressionen, ist ziemlich lang. Sie machen nicht nur süchtig, sondern man kann sich auch damit umbringen, wenn man sie in größeren Mengen schluckt und/oder vor oder nach der Einnahme Alkohol trinkt.

In den sechziger Jahren kamen die Benzodiazepine auf den Markt, »kleine Tranquilizer«, die sich bald in allen Gesellschaftsschichten ausbreiteten. Ärzte verschrieben sie ohne Ansehen der Person sowohl Hausfrauen (die Rolling Stones nannten diese Pillen daher in einem Lied »mother's little helpers«, Mutters kleine Helferchen) als auch Studentinnen und Studenten, älteren Leuten, Berufstätigen, ja praktisch allen, die in ihrer Praxis über Nervosität oder Streßbelastung im Alltag klagten. Im Jahre 1990 war die amerikanische Ärzteschaft bereits bei schätzungsweise 60 bis 80 Millionen Tranquilizer-Rezepten pro Jahr angelangt.

»Die pharmazeutische Industrie«, schreibt Pharmakritiker Andrew Weil dazu, »hat sich außerordentlich bemüht, sowohl Ärzte als auch Patienten davon zu überzeugen, daß diese Chemikalien geradezu revolutionäre Medikamente seien, die spezifisch angstlösend, beruhigend und entspannend wirken würden. Doch genau betrachtet sind solche Tranquilizer bloß eine weitere Variante zum Thema Alkohol & Co.: Sie haben genau so viele unliebsame Nebenwirkungen und können ebenso süchtig machen.« Benzodiazepine können den gesunden Schlaf stören und Traumphasen unterbinden, und man wird relativ rasch von ihnen abhängig. Zu den häufigsten Nebenwirkungen gehören Kopfschmerzen, Übelkeit, Gedächtnisverlust und Depressionen.

Auch Antihistamine, die manchmal als rezeptfreie »Schlaf- und Beruhigungsmittel« angeboten werden, sind keine echten Hilfen. Im Prinzip macht man sich hier eine ihrer – sonst eher unerwünschten – Nebenwirkungen zunutze, nämlich die, Benommenheit herbeizuführen. Mögliche Begleiterscheinungen sind Mundtrockenheit, Kopfweh, verlangsamtes Denkvermögen und ein Kater am nächsten Morgen. In manchen Fällen wirken sie sogar eher stimulierend als beruhigend, ja können in hohen Dosen zum Delirium führen. Wer an Asthma oder Glaukom (erhöhtem Augeninnendruck) leidet, sollte unbedingt die Finger davon lassen.

Pflanzliche Beruhigungsmittel

Seit Tausenden von Jahren wenden Menschen bestimmte Pflanzen als Beruhigungsmittel an. Es gibt Dutzende von Heilpflanzen, die ohne schädliche Nebenwirkungen und dennoch sehr effektiv die Nerven beruhigen, Ängste mildern, Muskeln entspannen und den Schlaf fördern können. Manche dieser Pflanzen wirken direkt aufs Zentralnervensystem, andere vor allem auf die Muskulatur oder den Verdauungstrakt. Paul Bergner, Chefredakteur der amerikanischen Zeitschrift ›Medical Herbalism‹, schreibt dazu: »Auch wenn bislang noch keine klinischen Studien zu diesem Punkt vorliegen, haben Naturheilkundige doch schon oft beobachtet, daß es Patienten nach mehrwöchiger Einnahme dieser Mittel rundum besser geht. Dafür gibt es eine mögliche Erklärung: Die meisten pflanzlichen Nervenberuhigungsmittel enthalten Bitterstoffe; diese fördern die Funktion der Leber und des Magen-Darm-Trakts und sorgen so dafür, daß Nährstoffe besser aufgenommen werden können.«

Im Vergleich zu verschreibungspflichtigen Tranquilizern und Antidepressiva wirken pflanzliche Beruhigungsmittel meist sanfter auf Nerven und Gemüt. Eine Art exaltierter Trunkenheit, ein euphorisches Hochgefühl werden Sie damit nicht erleben. Allerdings auch nicht die starken Nebenwirkungen, die solchen Medikamenten so oft zu eigen sind. Pflanzliche Mittel sind in aller Regel nebenwirkungsarm und ungiftig. Dennoch sollten sie natürlich mit Respekt angewendet, von Kindern ferngehalten und auch nicht täglich eingenommen werden.

Pflanzliche Beruhigungsmittel gibt es in vielerlei Darreichungsformen. Beliebt sind Kapseln und Tabletten, Tropfenkonzentrate und Tinkturen. Sich eine halbe Stunde vor dem Schlafengehen eine Tasse Nerventee aufzubrühen und dann in kleinen Schlucken zu trinken, kann sehr beruhigend wirken. Allerdings sind in solchen Teezubereitungen meist nur vergleichsweise wenige Wirkstoffe enthalten. Pulverisierte Kräuter oder ein paar Tassen stark aufgebrühter Schlaftee können auch einem warmen Voll- oder Fußbad hinzugefügt werden; das hilft oft beim Einschlafen.

Beruhigende, schlaffördernde, entspannende Heilpflanzen werden von den Phytotherapeutika-Herstellern häufig miteinander kombiniert. Im folgenden finden Sie die Top Ten der in westlichen Ländern üblichen Pflanzen zur Nervenberuhigung. Die genannten Dosierungen beziehen sich auf ihre schlaffördernde Wirkung. Wenn Sie sich hingegen nur ein wenig besser entspannen wollen, sollten Sie es mit kleineren Dosierungen versuchen.

Denken Sie daran, daß auch pflanzliche Mittel das Reaktionsvermögen beeinträchtigen können (wie stark, ist individuell verschieden und hängt auch von der Dosis ab). Sie sollten sie also nicht einnehmen, wenn Sie anschließend mit dem Auto fahren oder komplizierte technische Geräte bedienen müssen.

Baldrian

Der Baldrian (Valeriana mexicana, V. officinalis) gehört zu den bekanntesten und beliebtesten pflanzlichen Beruhigungsmitteln überhaupt. Die Wurzel dieser Pflanze, die sowohl in Mexiko als auch in Europa und dem Nordosten der USA zuhause ist, wird von Naturheilkundigen schon seit mindestens tausend Jahren zur Nervenberuhigung und als Schlafmittel angewendet. In Deutschland sind mehr als hundert Präparate auf dem Markt, die Baldrian enthalten. Die Wirkstoffe des Baldrians entspannen sowohl das Nervensystem wie auch den Verdauungstrakt, wie zahlreiche placebokontrollierte Doppelblindstudien seit den siebziger Jahren immer wieder bestätigt haben. Auch als krampflösendes, muskelrelaxierendes Mittel, z. B. gegen Rückenschmerzen, wird er des öfteren eingesetzt. Zu seinen Anwendungsgebieten gehören Schlaflosigkeit, nervöse Reizbarkeit, Angstzustände, Bluthochdruck und Spannungskopfschmerzen. Er kann außerdem Magen- und Menstruationskrämpfe lindern sowie Verdauungsstörungen beheben, die auf nervöse Spannungen zurückgehen.

In manchen Studien stellte sich heraus, daß die Heilpflanze als Einschlafhilfe etwa ebenso wirksam ist wie bestimmte Barbiturate. Im Gegensatz zu diesen unterbindet Baldrian jedoch weder den natürlichen Schlaf noch die Traumphasen und verursacht auch keinen morgendlichen Kater.

Die ganze Pflanze ist zwar schon ausgiebig pharmakologisch und klinisch untersucht worden, doch liegen noch nicht alle Details über die einzelnen Inhaltsstoffe des Baldrians vor. Man weiß, daß er ein flüchtiges aromatisches Öl und eine Reihe weiterer Wirkstoffe (die sogenannten Valepotriate) enthält, denen man bis vor kurzem alle beruhigenden Effekte zuschrieb. 1988 fanden deutsche Forscher jedoch heraus, daß Extrakte der ganzen Pflanze, nicht aber das isolierte Aromaöl oder die einzelnen Valepotriate einen dämpfenden Einfluß aufs Zentralnervensystem ausüben. »Sehr wahrscheinlich sind für die Wirkungen des Baldrians viele verschiedene Komponenten gemeinsam verantwortlich, sowohl das flüchtige Öl, die Valepotriate und ihre Abkömmlinge als auch bislang nicht näher identifizierte, wasserlösliche Inhaltsstoffe«, meint dazu der

Phytotherapie-Spezialist Dr. Varro E. Tyler. Der Wirkmechanismus des Baldrians muß also erst noch näher erforscht werden. Aus diesem Grund verwenden die Hersteller von Baldrianpräparaten im allgemeinen noch die ganze Pflanze, um daraus Extrakte herzustellen. Sie sind meist auf kleine Mengen Aromaöl bzw. die chemisch verwandte Valerinsäure oder aber auf den Anteil an Valepotriaten standardisiert.

Auch wenn Baldrian nicht süchtig macht und in den empfohlenen Dosierungen keine schweren Nebenwirkungen hat, sollte man ihn doch nicht jeden Tag über längere Zeiträume oder gelegentlich hochdosiert einnehmen. Aus bislang unbekannten Gründen kann nämlich bei manchen Menschen ein sogenannter paradoxer Effekt eintreten: Das Mittel wirkt bei ihnen stimulierend statt beruhigend. Sollten Sie zu diesen Wenigen gehören, greifen Sie lieber zu einem der nachfolgend genannten pflanzlichen Mittel.

Wie Sie Baldrian anwenden können: Die Heilpflanze wird in zahlreichen Darreichungsformen angeboten, auch als Schlaf- und Nerventee oder in Kombinationen mit anderen beruhigenden Pflanzen. Die durchschnittliche Dosis beträgt ein bis zwei Teelöffel des Tropfenkonzentrats, 200 bis 300 mg der Trockenextrakte oder ein bis zwei Tassen Tee, am besten eine halbe Stunde vor dem Schlafengehen (nur bei Bedarf).

Passionsblume

Präparate der Passionsblume werden aus den Blättern, Blüten und orangefarbenen Früchten einer dem Kletterwein verwandten Pflanze (Passiflora incarnata) gewonnen, die im Südosten der USA sowie in Zentralamerika beheimatet ist, aber auch in wärmeren Gegenden Europas allenthalben wächst. In der Volksheilkunde wurde sie als Schmerzmittel und als Sedativum eingesetzt – mit Recht, wie Tierstudien bestätigen. Viele, die schon einmal Extrakte der Passionsblume eingenommen haben, berichten, daß sie eine kontemplative Stimmung, ja sogar leicht euphorische Gefühle hervorruft. In Europa wird sie sehr häufig verordnet; in Deutschland sind Passionsblumen-Präparate als wirksame Mittel bei »nervösen Angstzuständen« zugelassen. Auch als Verdauungshilfe und bei Menstruationsbeschwerden wird die Passionsblume gelegentlich empfohlen. Als Aphrodisiakum eignet sie sich jedoch nicht, auch wenn ihr Name den Verdacht nahelegen könnte. (Bei der hier gemeinten Passion handelt es sich nicht um die sexuelle Leidenschaft, sondern um die Passion Jesu, seinen Leidensweg zum Kreuz; die lanzenförmigen Blütenblätter und andere Merkmale der Pflanze, die an Dornenkreuz und Wunden erinnern, führten dazu, daß sie diesen Namen erhielt.)

Die Passionsblume darf, da sie sehr mild wirkt, auch von nervösen Kindern und schlaflosen alten Menschen angewendet werden.

Wie Sie die Passionsblume anwenden können: Sie wird in getrockneter Form, in Tropfenkonzentraten und als Extrakt angeboten. Die Durchschnittsdosis für Trockenextrakte beträgt 150 bis 300 mg, für Tropfen ein bis zwei Teelöffel (nur bei Bedarf).

Hopfen

Hopfen (Humulus lupulus) ist eine Kletterpflanze, deren konische Früchte zum Bierbrauen verwendet werden; sie verleihen dem Bier seinen charakteristischen, leicht bitteren Geschmack und wirken außerdem als natürliches Konservierungsmittel. Hopfen duftet sehr stark, und englische Hopfenanbauerinnen bemerkten, daß dieser Duft Säuglinge in den Schlaf lullen konnte, wenn die Pflanze in der Nähe der Kinderschlafzimmerfenster wuchs. Heute weiß man, daß Hopfen sowohl das

Nervensystem wie auch den Verdauungstrakt beruhigt. Oft wird er mit Echter Kamille kombiniert und bei Verdauungsstörungen (vor allem nervösen Magenschmerzen und streßbedingter Verstopfung bzw. Durchfall) sowie bei Examens- und anderen Ängsten eingesetzt. Hopfen gilt außerdem als mildes Sedativum, löst Angst- und Spannungszustände sowie innere Unruhe und hilft (oft in Kombination mit Baldrian oder anderen pflanzlichen Beruhigungsmitteln) gegen Ein- und Durchschlafstörungen. Nach Ansicht der meisten Naturheilkundigen wirkt er etwas leichter als Baldrian.

Wie Sie Hopfen anwenden können: Millionen Menschen greifen täglich zu Hopfen – und zwar in seiner fermentierten Form, dem Bier. Dessen beruhigende Wirkung stammt allerdings größtenteils vom Alkohol. Hopfenpräparate hingegen können Sie in Gesundheits- und Naturkostläden bekommen. Die durchschnittliche Dosis beträgt ein bis zwei Teelöffel (bei Bedarf).

Traditionell wird Hopfen außerdem in »Schlafkissen« verwendet – kleine Baumwoll- oder Leinenbeutelchen, die locker mit Hopfen-, Lavendel-, Kamillenblüten oder anderen getrockneten Kräutern gefüllt werden, von denen man weiß, daß sie schlaffördernde Aromaöle enthalten. Historiker berichten, daß der englische König Georg III. diese Form der Schlaftherapie sehr schätzte. Das Beutelchen wird unter oder dicht neben das Kopfkissen gelegt; wenn Sie sich dann nachts bewegen, bewirkt der Druck (und die Kissenwärme), daß die Aromastoffe freigesetzt werden und über die Nase bis zum Gehirn gelangen. Das olfaktorische System (= die Riechorgane) reagiert auf diese aromatischen Reize und sendet entsprechende Signale in andere Bereiche des Hirns, unter anderem zum Schlafzentrum. Ein solches »Schlafkissen« sollte etwa alle zwei Monate erneuert werden.

Zitronenmelisse

Aus den nach Zitronen duftenden Blättern einer mehrjährigen, in Europa beheimateten Pflanze der Minze-Familie, nämlich der Zitronenmelisse (Melissa officinalis), werden Tees und andere Präparate zubereitet, die traditionell die Nerven entspannen und ängstliche Gemüter beruhigen sollen. Kräuterheilkundige empfehlen die Melisse außerdem bei nervös bedingtem Kopfweh, Magenbeschwerden sowie Herpesbläschen im Gesicht oder im Genitalbereich. Studien haben bestätigt, daß Zitronenmelisse das Nervensystem entspannen und auf sanfte Weise beruhigend wirken kann. Seine sedierende Wirkung ist großenteils ätherischen Ölen wie etwa dem Citronellal zuzuschreiben. Zusammen mit Katzenminze und Kamille gehört die Melisse zu den besten, mild wirkenden pflanzlichen Beruhigungsmitteln.

Auf Melisse verzichten sollten lediglich Menschen mit Schilddrüsenproblemen: Zwei wissenschaftliche Studien haben ergeben, daß die Wirkstoffe der Melisse unter Umständen ein Hormon beeinflussen, das in der Schilddrüse produziert wird.

Wie Sie Melisse anwenden können: Sie wird in vielerlei Darreichungsformen angeboten; am bekanntesten ist sie als Einzel- oder Kombinationsmittel in Nerven- und Schlaftees. Die durchschnittliche Tagesdosis beträgt 2 bis 3 Tassen Tee (zehn Minuten zugedeckt ziehen lassen, dann schluckweise trinken) oder ein bis zwei Teelöffel eines Melissenextrakts.

Kava Kava

Kava Kava wird aus dem Wurzelstock eines großen Strauches (Piper methysticum) gewonnen, der mit dem Pfeffer verwandt ist und auf Samoa, den Fidschi-Inseln und anderen Gebieten des Südpazifik weithin angebaut wird. Kapitän James Cook, der diese Region für die britische Krone erkundete, gab Kava Kava einen botanischen Namen, der als »halluzinogener Pfeffer« übersetzbar ist und andeutet, wozu die Eingeborenen ihn unter anderem benutzten. Noch heute werden frische Kava-Kava-Wurzeln zu einem alkoholischen Getränk vergoren, das bei verschiedenen religiösen und kulturellen Ritualen getrunken wird. So zum Beispiel wird es gereicht, wenn es gilt, Auseinandersetzungen zu schlichten. Kava Kava wird auch bei Festen und auf Parties gern getrunken; man schreibt ihm eine mild euphorisierende, ja sogar leicht halluzinogene Wirkung zu. Darüber hinaus soll er Träume induzieren und die Lust auf Sex fördern.

Die wichtigsten Wirkstoffe im Kava Kava sind Pyrone und Kavalactone. Studien haben ergeben, daß diese chemischen Substanzen die Skelettmuskulatur und das Nervensystem entspannen und die motorischen Funktionen beeinflussen können. In Europa werden Einzelwirkstoffe des Kava Kava zur Herstellung halbsynthetischer Präparate verwendet.

Außerhalb des Südpazifik sind frische Kava-Kava-Wurzeln kaum erhältlich; auf das alkoholische Getränk müssen Sie also verzichten. Die getrocknete Wurzel (zu Kapseln oder Tee verarbeitet) ist nicht halluzinogen, sondern nur beruhigend. Manche bauen dabei lediglich Streß ab, anderen verhilft Kava Kava auch zu einer meditationsähnlichen Tiefenentspannung.

Wie Sie Kava Kava anwenden können: Er wird als Tee, in Kapseln oder Tabletten sowie als Flüssigextrakt angeboten. Die tägliche Durchschnittsdosis zur Entspannung beträgt ein bis zwei Tassen Tee bzw. ein bis zwei Teelöffel des Extrakts.

Echte Kamille

Seit langer Zeit ist die Kamille als pflanzliches Beruhigungsmittel beliebt und bekannt. Verwendet werden zwei europäische Arten dieses Korbblütlers, die Echte Kamille (Chamomilla recutita) und die Römische Kamille (Chamaemelum nobile). Kamillentee gilt seit jeher als entspannend und schlaffördernd. Außerdem kann er sowohl innerlich (bei Magenschmerzen und Verdauungsproblemen) als auch äußerlich (bei Hautreizungen, Schnitt- und Kratzwunden, schmerzenden Muskeln und leichten Verbrennungen) heilend wirken.

Auch Kinder können problemlos mit Kamille behandelt werden, weil sie sanft und praktisch nebenwirkungsfrei ihre Wirkung entfaltet. Zwar gehört die Kamille zu den Kompositen, die durchaus auch einmal allergische Reaktionen auslösen können, und sie enthält das Blauöl Azulen, das bei empfindlichen Menschen zu Allergiesymptomen führen kann; aus diesem Grund wird auch dazu geraten, Kamille keinesfalls in der Augengegend anzuwenden, damit die Bindehäute nicht etwa davon gereizt werden. Ansonsten aber ist es mit der allergieauslösenden Potenz der Kamille – allen gelegentlichen Unkenrufen zum Trotz – nicht weit her: Eine 1984 durchgeführte Sichtung der weltweit über Kamille vorliegenden medizinischen Literatur ergab, daß allergische Reaktionen auf Kamille nur äußerst selten vorkommen. Insgesamt fand man ganze fünf aktenkundige Allergiefälle (keiner davon schwer oder gar tödlich) als Reaktion auf die Echte Kamille, die auch am häufigsten angewendet wird. Der Kräuterheilkundler Michael Castelman meint dazu: »Die einzigen Menschen, die auf die Echte oder die Römische Kamille unbedingt verzichten sollten, sind diejenigen, die schon einmal eine Allergie auf einen Korbblütler – zum Beispiel auf den Sonnenhut, das Unkraut Ambrosia oder die Schafgarbe – verspürt haben.«

Wie Sie Kamille anwenden können: Im allgemeinen wird sie als getrocknetes Kraut zur Teezubereitung angeboten. Zehn Minuten zugedeckt ziehen lassen, dann kurz vor dem Schlafengehen in kleinen Schlucken trinken; höchstens 3 bis 4 Tassen täglich.

Katzenminze

Präparate aus Katzenminze werden aus den frischen Blättern und Blütenständen einer mehrjährigen Pflanze aus der Minze-Familie (Nepeta cataria) gewonnen. Katzen werden ganz aufgeregt, wenn sie an Katzenminze knabbern; auf Menschen hat die Pflanze jedoch den gegenteiligen Effekt. Katzenminze ist ein mildes Sedativum – und hat keinesfalls marihuanaähnliche Wirkungen, wie man in den sechziger Jahren munkelte. Sie hilft außerdem bei Menstruationskrämpfen, Verdauungsstörungen, Säuglingskoliken und Schmerzen beim Zahnen sowie bei Magenbeschwerden nach dem Essen.

Wie Sie Katzenminze anwenden können: Sie wird als getrocknetes Kraut zur Teezubereitung, in Kapseln, Tropfenkonzentraten und als Extrakt angeboten. Ein bis zwei Teelöffel Extrakt bei Bedarf genügen, alternativ 1 bis 2 Tassen Tee.

Helmkraut

Helmkraut-Präparate werden aus den blauen Blütenständen und/oder den Blättern einer aus Nordamerika stammenden, aber auch weithin in Europa beheimateten Pflanze (Scutellaria lateriflora) gewonnen, die ebenfalls zur Minze-Familie gehört. Der helmförmige Blütenstand gab dieser Pflanze ihren Namen. Sie steht im Ruf, ein nebenwirkungsfreies, mild wirkendes Beruhigungsmittel zu sein, das vor allem Nerven und Muskulatur beeinflußt. In manchen wissenschaftlichen Studien konnte dieser Effekt bestätigt werden, in anderen hingegen nicht; manche Kräuterkundler betrachten das Helmkraut daher als vergleichsweise wirkungslos. Von anderen hingegen wird es bei Schlafstörungen, Ängstlichkeit, innerer Unruhe, nervöser Anspannung und übermäßigem Streß empfohlen, eventuell auch als krampflösendes Mittel bei Menstruationsbeschwerden und Muskelkrämpfen. Oft kombiniert man das Helmkraut mit Baldrian, Kamille oder Hopfen.

Wie Sie das Helmkraut anwenden können: Die durchschnittliche Tagesdosis zur Nervenberuhigung liegt bei ein bis zwei Teelöffeln Helmkraut-Tinktur.

Das richtige Mittel auswählen

Die Wirkungen der meisten vorgenannten pflanzlichen Beruhigungsmittel überschneiden sich. Manchen Menschen brauchen eher etwas, das ihre Nerven beruhigt, andere suchen ein mildes Schlafmittel, wieder andere brauchen ein Muskelrelaxans oder einen Angstlöser. In der folgenden Tabelle sehen Sie auf einen Blick, welches Mittel vorwiegend welche Wirkungen hat.

Tabelle 6: Wirkungen pflanzlicher Beruhigungsmittel

Pflanze	schlaffördernd	muskel-entspannend	nerven-beruhigend
Baldrian	•	•	•
Passionsblume	•	•	•
Hopfen	•	–	•
Zitronenmelisse	–	•	•
Kava Kava	–	–	•
Kamille	–	–	•
Katzenminze	•	•	•
Helmkraut	–	–	•

Alle obengenannten Pflanzen können Sie sowohl einzeln als auch kombiniert anwenden. »Ein Nerventonikum, das die Wirkstoffe mehrerer Pflanzen enthält, ist oft sehr viel wirkungsvoller als ein Einzelpräparat«, meint dazu der Kräuterkundler Paul Bergner. Am besten geht das mit Tinkturen oder Tropfenkonzentraten (aber natürlich auch mit Teemischungen): Als leichtes Schlafmittel können Sie zum Beispiel je einen Teelöffel Baldrian-, Passionsblumen- und Hopfentinktur mischen.

Alles in allem ist Baldrian der König unter den pflanzlichen Nervenberuhigungsmitteln. Wenn Sie lieber ein Einzelpräparat verwenden wollen, sollten Sie es zuerst mit dieser Pflanze versuchen.

Aromaöle zur Entspannung

Gerade zum Streßabbau und zur Beruhigung empfehlen viele Naturheilkundige und Aromatherapeuten den Einsatz aromatischer Pflanzenöle. Ihre Wirkstoffe lassen sich mit Luftzerstäubern oder Duftlampen leicht in der Luft verteilen; sie werden dann eingeatmet und gelangen rasch ins Gehirn, wo sie auf Stimmung und Verhalten Einfluß nehmen können. Viele Aromaöl-Hersteller kombinieren heute mehrere Pflanzenöle – beispielsweise Lavendel, Ylang-Ylang oder Kamille – miteinander und bieten sie als Duftöle, Massageöle oder Badezusätze an.

Lavendelöl

Die Blätter und violetten Blüten des immergrünen, aus dem Mittelmeerraum stammenden Lavendelstrauchs (Lavandula officinalis) enthalten aromatische Öle in hohen Konzentrationen. Auch wenn die getrocknete Pflanze seit langem als Mittel gegen Erkältungen und Husten eingesetzt wird, ist Lavendel heute doch weitaus bekannter als Aromaöl, das sich zur Nervenberuhigung, in der Wundheilung und zur Immunstärkung einsetzen läßt. Atmet man seinen unverkennbaren Duft ein, kann man besser einschlafen, Streß abbauen, Depressivität und nervöse Anspannungen lösen. Dieses Aromaöl wirkt so mild, daß es auch für Kinder gut geeignet ist.

Noch gibt es nur wenige wissenschaftliche Studien über die Wirkung des inhalierten Lavendelöls. In einer japanischen Studie testete man das Öl kürzlich auf seine sedativen Möglichkeiten. Mäuse, die 15 Minuten lang in der Luft versprühtes Lavendelöl einatmeten, waren deutlich weniger nervös (gemessen an der Zahl ihrer Muskelkontraktionen) als andere Mäuse. Nach Ansicht der Forscher hat die beruhigende Wirkung des Lavendels möglicherweise damit zu tun, daß er auf sedierende Neurotransmitter im Gehirn einwirkt.

Die Kräuterkundlerin Rosemary Gladstar schreibt über den Lavendel: »Er ist eines meiner liebsten Mittel gegen Streß und Nervosität. Vor allem die weibliche Seele reagiert sehr positiv auf ihn.« Daher empfiehlt sie Lavendelöl besonders bei Menstruations- und Wechseljahrsbeschwerden.

Ylang-Ylang

So heißt ein Baum (Cananga odorata var. genuina), der in den asiatischen Tropen wächst. Aus seinen frischgepflückten Blüten wird ein blaßgelbes, süßlich duftendes Aromaöl gewonnen, das in Kosmetika und Parfums weithin verwendet wird. Als pflanzliches Therapeutikum wird Ylang-Ylang vor allem zur Nervenberuhigung eingesetzt. Es hilft den Blutdruck senken, reguliert den Herzschlag und die Atmung, senkt den Adrenalinspiegel und entspannt das Nervensystem. Daher ist es sehr nützlich bei Schlafstörungen, Angstzuständen und Streß.

Wie Sie Aromaöle verwenden können, ist ausführlich in Kapitel 2 nachzulesen. In aller Regel dürfen sie nicht geschluckt, sondern nur äußerlich oder zum Inhalieren verwendet werden.

Was Sie sonst noch für sich tun können

Wie bei allen anderen Gesundheitsstörungen auch sollten Heilpflanzen und andere Präparate nur so lange als Beruhigungs- oder Schlafmittel eingesetzt werden, wie Sie sie wirklich dringend brauchen. Sie können Ihnen beispielsweise schwere Zeiten überbrücken helfen, wenn Sie einen Todesfall in der Familie hatten, arbeitslos geworden sind, einen stressigen Umzug hinter sich haben oder an Jetlag leiden. Sollten Sie allerdings chronisch schlecht schlafen oder jeden Tag so viele Stimulanzien zu sich nehmen, daß Sie nachmittags einfach mit den Nerven fertig sind, dann müssen Sie der Ursache auf den Grund gehen, statt nur Ihre Beruhigungsmittel-Dosis zu erhöhen. Schlafstörungen können von einer Virusinfektion oder anderen, noch unerkannten Erkrankungen herrühren; oft jedoch sind sie Ausdruck von ungesunder Lebensführung, unzureichender Ernährung oder Bewegungsmangel. Sollten Sie also unter Dauerstreß stehen, ständig nervös sein oder schlecht schlafen, hier ein paar allgemeine Ratschläge, die Ihnen helfen können:

- Trinken Sie weniger koffeinhaltige Getränke wie Kaffee, schwarzen Tee oder Cola; essen Sie weniger Genuß- und Nahrungsmittel, die stimulierende Wirkstoffe enthalten, zum Beispiel Bitterschokolade; lassen Sie die Finger von ephedrinhaltigen Stimulanzien (auch pflanzlicher Herkunft); trinken Sie weniger Alkohol (er beruhigt vielleicht zunächst, sorgt aber in größeren Mengen für schlechten Schlaf), und versuchen Sie, ohne stimulanzienhaltige Medikamente auszukommen, etwa koffeinhaltige Schmerzmittel.

- Bewegen Sie sich mehr, machen Sie viel Gymnastik an frischer Luft, oder gehen Sie zum Aerobic – aber natürlich nicht kurz vor der Schlafenszeit.
- Lernen Sie eine Entspannungsmethode wie das Biofeedback, Meditieren oder Yoga, um besser mit Streß umgehen zu können und Ihren Nervositätspegel ganz allgemein zu senken.
- Nehmen Sie abends keine ausgiebigen Mahlzeiten mehr zu sich, und halten Sie am späten Nachmittag kein Nickerchen mehr.
- Sorgen Sie für eine gesunde, schlaffördernde Atmosphäre im Schlafzimmer sowie für ein gutes, rückenverträgliches Bett.
- Sprechen Sie mit einer guten Fachkraft für Homöopathie, die Ihnen ein speziell auf Sie zugeschnittenes homöopathisches Mittel verordnen kann. Homöopathika wirken stets auch auf die Psyche, haben aber keine unliebsamen Nebenwirkungen wie etwa synthetische Psychopharmaka.
- Unter Umständen können Ihnen eine psychologische Beratung, Traumdeutung oder auch Tagebuchführen dabei behilflich sein, den tieferen Ursachen für Ihre ständige Anspannung oder Ihre Schlafprobleme auf die Spur zu kommen.

13. Kapitel: Die Sinne schärfen

Was in der Welt draußen und in unserer nächsten Umgebung passiert, erfahren wir anhand unserer Sinneswahrnehmungen. Lichtwellen, Schallwellen und vieles andere, das beispielsweise Gegenständen ihren charakteristischen Geruch, Geschmack, ihre Form und Oberflächenbeschaffenheit verleiht, vermitteln uns die Informationen, die wir brauchen, um uns an die Lebensbedingungen anzupassen und sie nötigenfalls zu verändern. Wenn jemand schlecht hört und sieht, kann das die Lern-, Berufs- und Karrieremöglichkeiten erheblich einschränken. Ein Kind, das nicht recht hören kann, was die Lehrerin sagt, oder die Wörter an der Tafel nicht zu lesen vermag, wird auch schlechtere Noten bekommen. Das führt dann wieder zu mangelndem Selbstbewußtsein – und das kann schließlich das ganze Leben überschatten. Wer sich als Verkaufsassistent oder -assistentin geniert, ein Hörgerät zu tragen, bekommt bei Verhandlungen oft nur die Hälfte mit. Wer beruflich viel lesen und schreiben muß, kann die altersbedingt nachlassende Sehkraft zwar mit Brillen oder Kontaktlinsen korrigieren, wird aber immer häufiger und rascher ermüden. Schwere, altersbedingte Augenerkrankungen können sogar den vorzeitigen Ruhestand nötig machen.

Für Störungen der Sinneswahrnehmungen hat die Schulmedizin, über die rein mechanische Gehör- oder Sehkorrektur hinaus, meist wenig anzubieten. In den meisten Fällen handelt es sich dabei nur um Krücken, die man benutzt, um sich an das eigene Handicap zu gewöhnen – keineswegs aber um Heilmittel oder auch nur solche, die einen weiteren Verfall aufhalten können.

Mit solchen Problemen sind heute weitaus mehr Menschen als früher konfrontiert. Fast ein Drittel aller Schulkinder und jeder zweite Erwachsene trägt bereits eine Brille oder Kontaktlinsen; auch Schwerhörigkeit betrifft bei weitem nicht nur Ältere, sondern auch viele junge Menschen (zum Beispiel solche, die sich häufig in Discos mit überlauter Musik aufhalten). Störungen des Geruchs- oder Geschmackssinns sind dagegen vergleichsweise selten, gehören aber bei bestimmten, ebenfalls zunehmenden Erkrankungen – etwa dem Nierenversagen – oft zum Krankheitsbild.

Die im folgenden genannten natürlichen Substanzen sind zwar keine Allheilmittel, die uns erlauben, die Brille oder das Hörgerät nun von einem Tag auf den anderen beiseitezulegen. Doch sie können die Sinnesorgane immerhin so positiv beeinflussen, daß sie über längere Zeit hinweg so funktionieren, wie die Natur es vorgesehen hat.

Natürlich besser sehen

Schulmedizinisch orientierte Augenärzte und -ärztinnen geben sich oft mit der Auffassung zufrieden, der Gesichtssinn sei im Prinzip unveränderbar – ganz sicher jedenfalls nicht mit pflanzlichen Mitteln, Nahrungsergänzungen oder einer speziellen Augengymnastik zu beeinflussen. Dem stehen verschiedene neuere Theorien gegenüber, unter anderen die verhaltensorientierte Optometrie (sie propagiert u. a. verschiedene Übungen zur Verbesserung des gesamten Sehvorgangs), die davon ausgehen, daß Sehen nicht nur vom Funktionieren der Augen allein bestimmt wird und es viele Möglichkeiten gibt, den Gesichtssinn zu schärfen.

Pflanzen für besseres Sehen

Es gibt zwei Pflanzen, die zur Verbesserung der Sehkraft besonders gern angewendet werden: die Heidelbeere (Vaccinium myrtillus) und der Augentrost (Euphrasia officinalis). Augentrost ist in der Volksmedizin schon sehr lange bekannt; Heidelbeeren sind wissenschaftlich besser untersucht.

Augentrost ist eine in Europa beheimatete Pflanze, deren Blüten einem blutunterlaufenen Auge ähneln. Im Mittelalter trug die damals weit verbreitete »Signaturenlehre« – also die Vorstellung, das Aussehen einer Pflanze weise auf ihren Nutzwert hin – viel zu der Ansicht bei, der Augentrost sei wahrscheinlich nicht nur äußerlich bei Augenentzündungen sehr wirksam, sondern könne auch die Sehkraft verbessern. Heute weiß man, daß die Signaturenlehre nichts als Aberglaube ist. Der Augentrost wird jedoch immer noch als Heilpflanze bei Augenerkrankungen angewendet, manchmal auch in Kombinationspräparaten zur Verbesserung der Sehkraft. Als äußerliches Mittel für Waschungen und Packungen eignet sich Augentrost bei gereizten, geschwollenen, geröteten oder müden Augen; gelegentlich wird er mit Goldlack, Echinacea (dem Sonnenhut) oder Fenchelsamen kombiniert. Augentrost enthält tatsächlich ein Tannin, das leicht adstringierend und entzündungshemmend wirkt. Ob er darüber hinaus auch die Sehkraft verbessern kann, muß dahingestellt bleiben.

Heidelbeere

Im Zweiten Weltkrieg behaupteten britische Piloten der Royal Air Force, sie seien per Zufall auf ein überraschend wirksames taktisches Mittel gestoßen, und zwar die Heidelbeere: Zum Abendessen hatten sie häufig Heidelbeerkompott gegessen und waren dann Nachteinsätze geflogen. Ihren Angaben zufolge hatte sich ihre Sehkraft und -schärfe in der Dämmerung und bei Dunkelheit dadurch erstaunlich verbessert.

Von solchen Anekdoten neugierig gemacht, unternahmen europäische Wissenschaftler nach dem Krieg eine Reihe von Studien – vorwiegend an Tieren, aber auch an Menschen –, in denen sie die Wirkung der Heidelbeere auf das Sehvermögen überprüften. Die Resultate gaben den Piloten recht. Offenbar enthalten Heidelbeeren bestimmte Flavonoide, die Anthocyanide, die im Auge biochemische Reaktionen auslösen. (Frische Heidelbeeren enthalten weniger als ein Prozent Anthocyanide; die Studien wurden jedoch zumeist mit Extrakten durchgeführt, die 15 bis 25 Prozent dieser Substanzen enthielten.) Es stellte sich heraus, daß Anthocyanide die Funktion bestimmter Enzyme beeinflussen, die für den Sehvorgang ausschlaggebend sind: Sie verbessern vor allem die Sehkraft in der Dämmerung und die Anpassung der Augen an nächtliches Dunkel. Darüber hinaus können sie bei bestimmten Augenproblemen – etwa chronischer Augenermüdung, schwerer Kurzsichtigkeit und Schneeblindheit – zumindest kurzfristig Linderung bringen. Wer regelmäßig Heidelbeerextrakt zu sich nimmt (oder größere Mengen Heidelbeeren ißt), kann sogar dem Katarakt (dem Grauen Star) sowie dem Glaukom (erhöhtem Augeninnendruck) vorbeugen helfen.

Die kurzzeitigen Auswirkungen der Heidelbeere machen sich in den ersten vier Stunden nach der Einnahme besonders deutlich bemerkbar. Nicht nur nachts fliegende Pilotinnen und Piloten können also davon profitieren, sondern alle, die nachts mit dem Auto unterwegs sind, lernen müssen, viel am Computer sitzen oder deren Augen stark anstrengende Präzisionsarbeit leisten. Studien haben gezeigt, daß Heidelbeeren völlig ungiftig sind, selbst wenn man sie in rauhen Mengen ißt oder Heidelbeerextrakt in großen Dosen bzw. über längere Zeit hinweg zu sich nimmt.

Heidelbeer-Präparate werden heute von mehreren Herstellern angeboten, oft in Kombination mit anderen Substanzen, die gut fürs Auge sind, etwa Bioflavonoide, Vitamin A bzw. Beta-Carotin sowie Zink.

Wie Sie Heidelbeerextrakt anwenden können: Die tägliche Durchschnittsdosis zur Verbesserung der Sehkraft beträgt bei Tinkturen oder Extrakten, die mindestens 15 bis 25 Prozent Anthocyanide enthalten, zwei- bis dreimal täglich 80 bis 160 mg.

Vitamine und Mineralstoffe zur Erhöhung der Sehkraft

Hier geht es vor allem um Substanzen, die potente Antioxidanzien sind. Sie sind deshalb so besonders wichtig für die Augen, weil unsere Sehorgane sehr viele Nervenzellen, Blutkapillaren und andere gewebliche Feinstrukturen enthalten, die von freien Radikalen besonders leicht geschädigt werden können (siehe dazu Kapitel 10). Wird ihrem Treiben nicht Einhalt geboten, können sie unter anderem Linsentrübungen (Grauen Star) auslösen, den Augeninnendruck gefährlich erhöhen (Glaukom) oder eine Makuladegeneration zur Folge haben (eine Erkrankung der Netzhaut, am Ort des »schärfsten Sehens«). Nicht wenige Augenärztinnen und -ärzte haben bereits die Erfahrung gemacht, daß es vielen Augenleidenden eine Operation ersparen kann, wenn sie rechtzeitig genügend Antioxidanzien und andere, die Sehkraft stärkende natürliche Substanzen zu sich nehmen. Manchmal kann das Sehvermögen sogar um 50 Prozent oder mehr verbessert werden.

Zusätzlich zu den nachfolgend genannten, ausführlicher besprochenen Substanzen kann auch das Spurenelement Selen helfen, die optimale Sehkraft zu behalten. Die durchschnittliche Tagesdosis beträgt 0,1 bis 0,2 mg.

Vitamin A bzw. Beta-Carotin

Vitamin A und sein Vorläufer Beta-Carotin stärken nicht nur die Immunabwehr und helfen der Haut, rascher zu heilen, sondern sie fördern auch das Sehvermögen, vor allem in der Dämmerung sowie nachts. Beta-Carotin ist unter anderem deshalb so gut fürs Auge, weil es ein hochwirksames Antioxidans ist. Bei ophthalmologischen Forschungen hat man zwar keine größeren Mengen Beta-Carotin in der Retina – der Netzhaut oder hinteren Augenhaut, wo Lichtsignale in elektrische Impulse umgewandelt und dann ans Gehirn weitergeleitet werden – gefunden; immerhin entdeckte man jedoch Carotinoide wie etwa das Lutein, die ebenso wirksame Radikalefänger sind.

Auch Vitamin A reichert sich in der Netzhaut an. Wenn spezielle lichtempfindliche Netzhautzellen, die sogenannten Stäbchen, von Lichtphotonen getroffen werden, setzen sie Vitamin A frei – ein sehr wichtiger Schritt in der »Chemie des Sehens«. Vitamin A-Mangel (aber auch Überdosierung!) führt oft zu Sehstörungen sowie zur Unfähigkeit, das Auge abends an zunehmende Dunkelheit anzupassen. In einer Langzeit-Ernährungsstudie stellte sich kürzlich heraus, daß eine an Vitamin A bzw. Beta-Carotin reiche Nahrung sehr gut vor dem Grauen Star (Katarakt) schützen kann, von dem viele, vor allem ältere Menschen betroffen sind.

Doch Achtung: Wer hohe Dosen Vitamin A als Präparat zu sich nimmt (z. B. 100 000 IE pro Tag über Monate hinweg oder aber 500 000 bis eine Million IE täglich über zwei bis drei Wochen), muß damit rechnen, daß sich das Vitamin im Körper anreichert und gesundheitsschädlich wirkt. Vom Beta-Carotin hingegen wandelt der Körper nur so viel in Vitamin A um, wie er gerade braucht. Das überschüssige Beta-Carotin wird zwar gespeichert; einziges Zeichen dafür ist jedoch nur eine leichte Orangefärbung der Haut.

Wie Sie Vitamin A bzw. Beta-Carotin anwenden können: Beides wird in vielerlei Darreichungsformen angeboten, auch in Multivitaminpräparaten. Die optimale Tagesdosis für gutes Sehen beträgt 5000 bis 10 000 IE Vitamin A plus 25 000 bis 50 000 IE (oder 15 bis 30 mg) Beta-Carotin, am besten gemischt mit diversen Carotinoiden.

Vitamin-B-Komplex

Für den Sehvorgang werden mehr Nervenzellen als für alle anderen Sinneswahrnehmungen benötigt. Der Vitamin-B-Komplex wiederum ist für das Funktionieren der Nerven unentbehrlich, und er hilft dem Körper, mit Streß und Erschöpfung besser fertigzuwerden. So nimmt es nicht wunder, daß jeglicher B-Vitamin-Mangel meist auch zu Sehproblemen führen kann. Fehlt beispielsweise das Thiamin, haben Sie brennende oder sehr trockene Augen, sehen doppelt, und Ihre Augenmuskeln führen unwillkürliche Bewegungen aus. Menschen, die unter Thiaminmangel und erhöhtem Augeninnendruck (Glaukom) leiden, können oft davon profitieren, wenn sie mehr Thiamin zu sich nehmen. Ein Riboflavinmangel wiederum kann zu erhöhter Lichtempfindlichkeit, müden Augen, erhöhtem Katarakt-Risiko und Abnehmen der Sehschärfe führen. Studien haben ergeben, daß auch die anderen B-Vitamine – also Cholin, Inositol, Pantothensäure (B5) sowie B12 – vor verschiedenen Sehstörungen, einschließlich dem Grauen Star, schützen können.

Wie Sie den Vitamin-B-Komplex anwenden können: Er wird in Pulverform, als Tabletten (oft mit Depotwirkung) und Kapseln angeboten. Die Optimaldosis für das Sehvermögen beträgt ein- bis zweimal täglich 25 bis 50 mg.

Vitamin C

Vitamin C wird zwar vor allem zur Stärkung des Immunsystems und als Schutz gegen Erkältungen eingenommen, hat in der letzten Zeit aber auch Aufmerksamkeit erregt, weil es offenbar das Sehvermögen schützen kann. Zum einen kräftigt dieses Vitamin die Blutkapillaren, auch im Auge; zum anderen aber neutralisiert es die schädlichen freien Radikale, die den Augen sehr zusetzen können. Das Vitamin wird außerdem für die Bildung von Kollagen benötigt, aus denen die dichten Gewebe der Skleren bestehen – des »Weißen« im Auge –, die zusammen mit der Hornhaut das Auge nach außen hin schützen. Im Kammerwasser der Augen wurden Vitamin-C-Spiegel gemessen, die weit höher lagen als in irgendwelchen anderen Körperflüssigkeiten. Verschiedene Studien legten den Schluß nahe, Vitamin C könne nicht nur die Sehkraft erhalten, sondern auch die Augen vor diversen Erkrankungen schützen.

So haben zum Beispiel mehrere Forschungsgruppen in den USA und Kanada unabhängig voneinander herausgefunden, daß Probanden, die viel Vitamin C bekamen, seltener am Grauen Star erkrankten als die Kontrollgruppen. Einer Schätzung zufolge senkt die Einnahme von 300 bis 600 mg Vitamin C pro Tag das Katarakt-Risiko um mehr als zwei Drittel. Außerdem gibt es Hinweise darauf, daß Vitamin C bei Hornhautverätzungen hilfreich ist und Glaukomen sowohl vorbeugen wie auch in der Behandlung eingesetzt werden kann. Wer zu wenig Vitamin C zu sich nimmt, hat oft einen zu hohen Augeninnendruck; mit 2 bis 5 g Vitamin C täglich – falls Sie solche Mengen vertragen – kann man den Innendruck meist schon innerhalb einer einzigen Woche senken.

Vitamin C ist weitgehend nebenwirkungsfrei (von Magenschmerzen und Durchfall bei Überdosierungen abgesehen). Es wird in sehr vielen verschiedenen Darreichungsformen angeboten.

Wie Sie Vitamin C anwenden können: Die optimale Dosis für die Augengesundheit beträgt zwei- bis dreimal täglich 250 bis 500 mg.

Vitamin E

Wie Vitamin C ist auch Vitamin E ein wirksames Antioxidans. Am besten ist es für seine hautschützende und -heilende Wirkung sowie für seinen infarktvorbeugenden Effekt bekannt, doch es kann auch die Sehkraft schützen und stärken. Die Bindegewebe der Augen brauchen Vitamin E, um elastisch und reißfest zu bleiben. Der Augenspezialist Richard Leviton meint dazu, Vitamin E könne »die Sehschärfe verbessern, eine Makuladegeneration aufhalten, bei Altersweitsichtigkeit helfen und manchmal sogar dazu beitragen, daß sich die Kurzsichtigkeit bei Kindern nicht weiter verschlechtert«.

Doch Vorsicht: Wer mehr als 1200 IE Vitamin E pro Tag einnimmt, kann unter Umständen Schwindelgefühle, erhöhten Blutdruck und andere Nebenwirkungen verspüren; außerdem vermindert sich die Blutgerinnung.

Wie Sie Vitamin E anwenden können: Sicher und ungiftig, dazu optimal für die Augengesundheit, sind tägliche Dosen von 400 bis 600 IE.

Zink

Zink ist ein Spurenelement, das vor allem für die Wundheilung, die männliche Potenz und eine ganze Reihe weiterer körperlicher Funktionen einschließlich der Sinneswahrnehmungen unentbehrlich ist. Zinkmangel kann zu verschiedenen Sehstörungen führen, wohingegen zusätzliche Zinkzufuhr progressiven Sehverlust stoppen und manchmal auch die Sehschärfe verbessern kann. Zudem hat sich herausgestellt, daß Zink auch bei der Behandlung von schweren Augenleiden wie Grauem Star, Glaukom oder Makuladegeneration sehr nützlich sein kann. In einer Studie stellte sich beispielsweise heraus, daß Menschen mit Grauem Star auffallend niedrige Zinkspiegel aufwiesen.

Die Augenheilkunde kam zu dem Schluß, am Auge arbeite Zink mit dem Vitamin A sozusagen Hand in Hand. Niedrige Zinkspiegel verhindern, daß genügend Vitamin A aufgenommen bzw. verstoffwechselt wird. In einer Studie stellte sich sogar heraus, daß die Probanden erst dann an nächtlicher Sehschärfe hinzugewannen, als man ihnen nicht nur Vitamin A, sondern auch Zinkpräparate verabreichte.

Häufig wird Zink mit anderen Mineralstoffen und Spurenelementen kombiniert, denn wenn man Zink allein in höheren Dosen einnimmt, kann das negative Auswirkungen auf den Kupfer-, Selen- oder Eisenstoffwechsel haben. Die meisten Menschen verspüren bei der Einnahme von ca. 150 mg Zink – das entspricht dem Sechs- bis Neunfachen der Optimaldosis – noch keinerlei unliebsame Nebenwirkungen; andere klagen dann schon über Magenreizungen. Mehr als 2 g Zink sind auf jeden Fall giftig und führen zu Erbrechen.

Wie Sie Zink anwenden können: Die Durchschnittsdosis für Erwachsene sollte 17 bis 25 mg nicht überschreiten. Am besten nehmen Sie Zink in Kombinationspräparaten ein.

Chrom

Chrom ist ein Spurenelement, das den Energiepegel, den Blutzuckerspiegel und die Proteinsynthese regulieren hilft. Diese Schlüsselfunktionen des Chroms können, wie Studien ergaben, auch für das Sehvermögen sehr wichtig sein. Chrommangel verhindert zum Beispiel, daß die Ziliarmuskeln des Auges –

die ringförmigen Muskeln rund um den Augapfel, die dazu beitragen, ihn zu entspannen oder zu kontrahieren und so die Sicht scharf einzustellen – genügend Nährstoffe aus dem Blut aufnehmen. Eine ausreichende Chromzufuhr stellt daher sicher, daß das Auge stets gut versorgt wird und das Risiko von Augenleiden, bis hin zu Kurzsichtigkeit und Glaukom, sinkt.

Chrom gilt als vergleichsweise nebenwirkungsarm und kann auch über längere Zeiträume hinweg täglich eingenommen werden. Nur Zuckerkranke, die auf Insulingaben angewiesen sind, sollten ärztlichen Rat einholen, bevor sie Chrom als Zusatzpräparat einnehmen.

Chrom wird oft mit Zystein, Niacin und anderen Nährstoffen kombiniert, die für die Produktion des Glukose-Toleranz-Faktors wichtig sind. Außerdem ist das Spurenelement auch als Chrompicolinat erhältlich.

Wie Sie Chrom anwenden können: Die optimale Tagesdosis für das Sehvermögen beträgt 0,2 bis 0,4 mg.

Weitere Nährstoffe fürs Auge

Die folgenden beiden Substanzklassen sind bekannt dafür, daß sie nicht nur den Allgemeinzustand, sondern auch das Sehvermögen und die Gesundheit der Augen verbessern können.

Bioflavonoide

Eine ganze Reihe pflanzlicher Flavonoide (Bioflavonoide), die sich in verschiedenen Früchten, Gemüsen und Kräutern finden, sind für Heil- und Stärkungsprozesse der Blutkapillaren und der kollagenen Bindegewebe sehr wichtig. Gerade die Augen enthalten zahlreiche Kapillaren; Hornhaut, Sklera und andere Teile des Auges sind auf kräftige kollagene Fasern angewiesen. Flavonoide können daher für die Augengesundheit und Sehkraft eine Schlüsselrolle spielen. Außerdem fördern Flavonoide die Wirkungen von Vitamin C und sind darüber hinaus selbst sehr wirksame Antioxidanzien. In einigen wissenschaftlichen Studien konnte die augenheilende Wirkung von Bioflavonoiden bereits bestätigt werden. So stellte sich zum Beispiel vor kurzem heraus, daß viele Glaukompatientinnen und -patienten von Rutingaben profitieren, wenn sie mindestens einen Monat lang verabreicht werden.

Einige Bioflavonoide – vor allem Quercetin und Rutin – werden als Einzelpräparate angeboten, die meisten jedoch als Flavonoidkomplexe oder in Kombination mit anderen Nährstoffen, vor allem Vitamin C.

Polyphenole und Flavonoide finden sich außerdem in größeren Mengen in bestimmten Heilpflanzen und Kräutern, etwa dem Ginkgo (er scheint sich bei Makuladegeneration positiv auszuwirken), dem Weißdorn, der Mariendistel, dem grünen Tee, der Mittelmeerpinie, blauen Weintrauben (bzw. Rotwein), Grapefruitsamen und den bereits genannten Heidelbeeren. Näheres zu diesen an Flavonoiden reichen Pflanzen finden Sie in Kapitel 2.

Wie Sie Bioflavonoid-Präparate anwenden können: Sie werden meist als Kapseln oder Tabletten angeboten. Die Durchschnittsdosis eines Mischpräparats beträgt 500 mg pro Tag; bei den Einzelsubstanzen Quercetin oder Rutin werden 200 bis 500 mg täglich empfohlen.

Taurin

Taurin ist eine nicht-essentielle Aminosäure, die der Körper selbst produziert. Besonders hohe Konzentrationen finden sich im Gehirn, wo Taurin dazu beiträgt, die Nerven- und Muskelimpulse zu regulieren und die elektrische Aktivität des

Gehirns zu koordinieren. Auch in der Netzhaut ist relativ viel Taurin enthalten. Studien an Katzen haben ergeben, daß eine taurinarme Ernährung zu Netzhautdegeneration und Sehverlust führen kann. Taurin ist auch als Antioxidans aktiv und schützt das Auge, gemeinsam mit Zink, vor Grauem Star.

Taurin wird nicht über vegetarische Nahrung, sondern nur über Fleisch, Fisch und Eier aufgenommen. Exzessive Taurinzufuhr kann Gesundheitsstörungen verursachen, zum Beispiel Depressionen. In höheren Dosen von 1 bis 3 Gramm pro Tag wird es gegen Bluthochdruck, Epilepsie und andere Krankheiten eingesetzt; zum Schutz der Augen darf, ja sollte die Dosis jedoch erheblich kleiner sein.

Wie Sie Taurin anwenden können: Es wird in Pulverform, als Tabletten und Kapseln angeboten. Die Durchschnittsdosis für gesunde Augen beträgt zwei- bis dreimal pro Woche 50 bis 100 mg.

Für den Anfang

Wenn Sie grundsätzlich etwas für die Gesundheit Ihrer Augen tun wollen, fahren Sie mit der nachstehend genannten Kombination sicher am besten:

- Heidelbeerextrakt, zwei- bis dreimal täglich 80 bis 160 mg, eventuell ergänzt durch andere Pflanzen, die reich an Polyphenolen und Flavonoiden sind,
- Vitamin A (5000 bis 10 000 IE) und/oder Beta-Carotin (25 000 bis 50 000 IE bzw. 15 bis 30 mg), am besten als Multivitamin-Multimineralstoff-Präparat, das auch genügend Antioxidanzien, Zink und Chrom liefert.

Laut und deutlich hören

Allmählicher Gehörverlust sowie Tinnitus (ständige Geräusche im Ohr) betreffen immer mehr Menschen, zum einen, weil diese Symptome zu den typischen Alterserscheinungen zählen, zum anderen aber auch, weil der Lärmpegel des ganz normalen Alltags vielerorts gehörschädigende Ausmaße angenommen hat. Hörprobleme können natürlich auch infolge von Krankheiten oder Verletzungen auftreten – oder ganz einfach durch die Ansammlung von Ohrenschmalz. Die Ohren sind empfindliche Sinnesorgane, die gut ernährt werden müssen, damit sie ihrer Aufgabe gerecht werden können, Schallwellen in Nervenimpulse umzuwandeln und zum Gehirn zu senden.

Wissenschaftlichen Studien zufolge sind verschiedene Nährstoffe für gutes Hören ganz besonders wichtig:

Vitamin A bzw. Beta-Carotin. Die Schnecke im Innenohr (Cochlea), die Töne und Geräusche in Nervenimpulse umwandelt, braucht viel Vitamin A bzw. dessen Vorläufer Beta-Carotin. Ein Mangel daran kann, wie Studien zeigten, zu Hörproblemen führen. Die Durchschnittsdosis beträgt 5000 bis 10 000 IE Vitamin A plus 25 000 bis 50 000 IE (15 bis 30 mg) Beta-Carotin bzw. eines Carotinoidgemischs pro Tag.

Vitamin D und Kalzium. Diese Nährstoffe sind für die Innenohrflüssigkeit wichtig. Vitamin D bildet sich in der Haut, wenn Sie in die Sonne gehen; Sie können es aber auch als Präparat schlucken (400 bis 800 IE pro Tag). Die empfohlene Kalziumzufuhr beträgt 800 bis 1500 mg täglich.

Eisen und Jod. Tierstudien ergaben, daß eine an Eisen und Jod arme Ernährung zu Hörstörungen führen kann. Die meisten Naturheilkundigen empfehlen jedoch, diese beiden Vitalstoffe nur dann zuzuführen, wenn ärztlich ein echter Mangel daran festgestellt worden ist. Die Durchschnittsdosis beträgt dann 18 mg bzw. 0,15 mg täglich.

Zink. Tinnitus kann man vorbeugen helfen, wenn man 17 bis 25 mg Zink pro Tag einnimmt; das kann auch bei akutem Tinnitus nützen.

Vitamin B12

Vitamin B12 (Cobalamin) hat besondere Beachtung verdient. Es spielt nicht nur bei der Energieumwandlung aus Fetten und Kohlenhydraten sowie bei der Produktion von Aminosäuren eine wichtige Rolle, sondern ist auch für den Aufbau und die Versorgung der Nerven zuständig, einschließlich des Hörnervs. Ein Vitamin-B12-Mangel kann zu neurologischen Problemen, geistiger Verwirrung, Erschöpfung, Depressivität und Gedächtnisverlust führen, außerdem zu Tinnitus und Schwerhörigkeit. Vor allem dann, wenn Sie in einer lauten Umgebung arbeiten müssen, sollten Sie immer dafür sorgen, daß es Ihnen nicht an Vitamin B12 fehlt. In einer israelischen Studie wurden die B12-Spiegel von 113 Soldaten gemessen, von denen knapp die Hälfte an Tinnitus und Schwerhörigkeit litt. Von dieser Gruppe wies wiederum mehr als die Hälfte ziemlich niedrige Vitamin-B12-Werte im Blut auf, wohingegen das nur bei einem Fünftel der normalhörenden Soldaten der Fall war. Den ausgeprägtesten Tinnitus hatten diejenigen Soldaten mit den niedrigsten B12-Werten.

Ernährungswissenschaftlich wird die Aufnahme von 6 Mikrogramm Vitamin B12 pro Tag empfohlen. B12 ist in Tierprodukten wie Fleisch, Milch und Eiern enthalten. Zu den pflanzlichen – wenn auch nicht sehr zuverlässigen – Nahrungsquellen zählen vor allem Algen, Bierhefe und Pilze. Anders als die anderen, wasserlöslichen B-Vitamine wird B12 im Körper gespeichert, so daß auch Menschen, die sich vegetarisch ernähren, gewöhnlich daran keinen Mangel leiden (es sei denn, sie essen streng veganisch, also nicht einmal Milchprodukte oder

Eier). Vitamin B12 gibt es als Einzelpräparat oder mit anderen B-Vitaminen kombiniert.

Wie Sie Vitamin B12 anwenden können: Die empfohlene Tagesdosis des Vitamin-B-Komplexes beträgt 100 bis 200 mg. Bei alleiniger Vitamin-B12-Zufuhr richten Sie sich bitte nach den Herstellerangaben auf den Packungen. Übertreiben Sie jedoch nicht, denn auch eine überhöhte Vitamin-B-Zufuhr ist nicht gesund.

Ginkgo, die Heilpflanze für gutes Hören

Ginkgo wird bei zahlreichen Gesundheitsstörungen empfohlen (siehe auch Kapitel 11). Da inzwischen bekannt ist, daß Ginkgo-Extrakt auch den Blutzustrom zum Innenohr und zu den Hörnerven verbessern kann, wurden in den letzten Jahren mehrere Doppelblindstudien durchgeführt, die seine Wirksamkeit bei Innenohrschwerhörigkeit und Tinnitus prüften.

Die Resultate waren allesamt sehr ermutigend. In Frankreich fand man beispielsweise heraus, daß Ginkgo-Extrakt bei akuter Innenohrschwerhörigkeit (Hörsturz) – sowohl aus unbekannter Ursache wie auch durch plötzliche, laute Geräusche entstanden – sogar besser wirkt als schulmedizinische Mittel. Auch chronischer Tinnitus spricht gut auf Ginkgo an: In einer Studie konnten 36 Prozent der Tinnituspatienten völlig geheilt werden, 15 Prozent erfuhren immerhin eine Besserung. In einer weiteren französischen Studie nahmen 103 Personen mit chronischem Tinnitus ein Jahr lang Ginkgo-Extrakt ein. Bei allen hatte sich das Hörvermögen danach wesentlich gebessert, so daß die Forscher den Ginkgo als »definitiv wirksam« einstuften.

Die positiven Wirkungen des Ginkgo sind auch in den halbkreisförmigen Ohrkanälchen spürbar, die für den Gleichgewichtssinn und die Orientierung im Raum zuständig sind. Studien zeigten, daß sich Schwindelgefühle und chronische Gleichgewichtsstörungen durch Ginkgo besserten. Auch beim Ménière-Syndrom – einer Störung des Innenohrs, die durch Übelkeit, Schwindel und Hörverlust gekennzeichnet ist – kann die Einnahme von Ginkgo-Extrakt helfen.

Da diese Heilpflanze als sicher und ungiftig gilt, kann man sie täglich, auch über längere Zeiträume hinweg, einnehmen. Manche Menschen können schon innerhalb eines Monats besser hören, andere brauchen drei oder mehr Monate, bis sie feststellen, daß sich ihr Hörvermögen gebessert hat. Am besten und dauerhaftesten hilft Ginkgo anscheinend, wenn er langzeitig eingenommen wird.

Wie Sie Ginkgo anwenden können: Er wird in vielen Präparateformen angeboten. Die Durchschnittsdosis eines Extrakts, der auf 24 Prozent Flavoglykoside standardisiert ist, beträgt dreimal täglich 40 mg.

Tast- und Geschmackssinn verbessern

Wie der Geschmackssinn genau funktioniert, ist wissenschaftlich immer noch nicht eindeutig geklärt. Die westliche Schulmedizin geht davon aus, daß die Geschmacksknospen auf der Zunge, dem Gaumen und Teilen des Rachens uns erlauben, vier verschiedene Geschmacksrichtungen wahrzunehmen: süß, salzig, sauer und bitter. In der traditionellen chinesischen Medizin wird noch eine fünfte Geschmacksrichtung genannt, nämlich stechend/scharf; die indische Ayurveda-Medizin nennt sogar noch eine sechste, adstringierend/herb. Natürlich gibt es zu all diesen Geschmacksrichtungen vielfältige Variationen, vom einzigartig süßen Geschmack der Lakritze bis hin zur Bitterkeit frischgerösteter Kaffeebohnen. Ohne unseren Geruchssinn jedoch könnten wir kaum zwischen den vielen spezifischen Geschmacksrichtungen der einzelnen Nahrungsmittel, Getränke, Heilpflanzen usw. unterscheiden. Schätzungsweise 80 Prozent unseres Geschmackssinns, heißt es, gründen sich auf den Geruchssinn.

Anders als bei Augen und Ohren gibt es nur wenige Heilpflanzen bzw. Nährstoffe, die diese beiden Sinne direkt beeinflussen. Man erhöht diese Wahrnehmungen am besten durch langjährige Übung und Aufmerksamkeit (wie Ihnen alle, die einen besonders feinen Sinn für Weine, Kaffee, Tee, Gewürze etc. entwickelt haben, nur bestätigen können). Auch Aromatherapeutinnen und -therapeuten, die mit zahlreichen der mehr als 700 verfügbaren Aromaöle experimentiert haben, verfeinern ihren Geruchssinn im Lauf der Zeit. Blinde Menschen gar entwickeln oft eine ganz besondere Fähigkeit, zwischen unterschiedlichen Geräuschen, aber auch Düften und Geschmackseindrücken zu unterscheiden.

Einen Nährstoff hat man jedoch ausgemacht, der sich in vielen wissenschaftlichen Studien an Tier und Mensch als hochwirksam für Geruchs- und Geschmackssinn herausgestellt hat.

Zink

Dieses Spurenelement ist nicht nur für gutes Hören und Sehen, sondern auch für feines Riechen und Schmecken unentbehrlich. Ohne ihn könnten sich die Geschmacksknospen, die etwa alle zehn bis zwölf Tage neu nachwachsen, nicht ausbilden. Bei älteren Leuten kann chronischer Zinkmangel dazu führen, daß bis zu 80 Prozent der Geschmacksknospen verlorengehen. Wer an Zinkmangel leidet, hat oft einen schlechten Geschmack im Mund und kann nicht mehr richtig zwischen diversen Geschmacksrichtungen und Gerüchen unterscheiden. Zur Feststellung, ob jemand wirklich an Zinkmangel leidet, wird oft ein spezieller klinischer Test mit einer Zinklösung verwendet. Kann man den typischen Geschmack dieser Lösung nicht wahrnehmen, ist das ein sicheres Anzeichen für Zinkmangel, auch ohne offenkundige klinische Symptome. Studien an Dialysepatientinnen und -patienten und anderen, deren Geschmacks- und Geruchssinn Schaden genommen hat, haben ergeben, daß sich diese beiden Sinne wieder sehr verbessern, wenn man Zinkpräparate einnimmt. Das gilt auch bei wenig ausgeprägtem Zinkmangel, wenn auch in geringerem Maße. So fand eine Forscherin beispielsweise heraus, daß Kinder, die beim Essen heikel sind, mehr Geschmack an vielen Speisen fanden, nachdem sie ein paar Wochen lang Zinkpräparate erhalten hatten.

Wie Sie Zink anwenden können: Es wird meist zusammen mit Kupfer und Selen und/oder in Kombination mit anderen Vitaminen und Mineralstoffen angeboten. Als Einzelpräparat ist es in Form von Kautabletten, Tabletten und Kapseln erhältlich. Die optimale Tagesdosis für Erwachsene beträgt 17 bis 25 mg.

Was Sie sonst noch für sich tun können

Wenn Sie sich jeden Tag gut mit Nähr- und Vitalstoffen und den genannten Heilpflanzen versorgen, tun Sie bereits viel dafür, Ihre Sinnesorgane funktionsfähig zu halten. Es gibt jedoch kein einziges Mittel, das Ihnen immerfort gutes Sehen, Hören, Schmecken und Riechen garantieren könnte. Alles, was Ihrem ganzen Organismus guttut – also gesunde Ernährung, viel Bewegung, ausreichende Ruhephasen und Entspannung –, nützt auch den Augen, Ohren, Nerven, dem Gehirn und allen anderen Bereichen der Sinneswahrnehmung. So regt zum Beispiel regelmäßige Gymnastik den Blutkreislauf an und verbessert auch die Durchblutung des Innenohrs. Andererseits kann eine fett- und cholesterinreiche Ernährung nicht nur die Herzkranzgefäße, sondern auch die zarten Blutkapillaren der Sinnesorgane verstopfen. Wissenschaftliche Studien haben gezeigt, daß erhöhte Blutfettwerte zur Verengung der Blutgefäße im Ohr führen, das dadurch weniger Sauerstoff erhält. Es wird also nicht ausreichend ernährt, und man kann schlechter hören. Menschen mit Innenohr-Schwerhörigkeit können daher von einer Umstellung auf eine fettarme Ernährung profitieren. Studien bestätigen das: Wer niedrige Fett- und hohe HDL-Werte im Blut aufweist, hört auch meistens besser als andere.

Ganz besonders die sehr aktiven Augen brauchen viel Ruhe und Entspannung. Versuchen Sie es einmal mit dem »Palmieren«, einer Augenübung, bei der Sie die Handflächen so vor die Augen legen, daß kein Licht mehr durchdringt (ohne Druck auf die Augengegend). Nach einigen Minuten sind Ihre Augen viel entspannter. Solche und andere Augenübungen, die Sie in guten Büchern zur »alternativen Augentherapie nach Bates« finden, können Ihnen dabei helfen, Ihre Sehschärfe, das Fokussieren, die Tiefenschärfe und die Koordination des linken und rechten Auges zu verbessern.

Natürlich sollten Sie auch von ein paar schlechten Gewohnheiten lassen, die Ihren Sinnesorganen nicht guttun, beispielsweise:

- Ihren Ohren allzu laute Musik und anderen Lärm zuzumuten,
- bei zu schwacher Beleuchtung zu lesen oder zu arbeiten,
- lange Zeit in den Fernseher zu starren,
- ohne Pause am Computer zu arbeiten,
- ohne Augenschutz mit Chemikalien usw. umzugehen, die die Augen verletzen könnten,
- Tabak zu kauen, was die empfindlichen Geschmacksknospen noch mehr schädigt als das Rauchen und zudem Mundkrebs verursachen kann.

Außerdem sollten Sie daran denken, daß Ihre Augen zwar Ihre wichtigsten Organe für den Gesichtssinn, Ihre Ohren die wichtigsten Gehörorgane sind, beide jedoch keineswegs isoliert arbeiten. Richard Leviton, ein alternativer Augentherapeut, meint dazu: »Um die Sehfunktion wirklich zu verstehen, muß man sich vergegenwärtigen, daß dazu nicht nur die Augen notwendig sind, sondern auch das Gehirn, das Nervensystem, die hormonellen Regelkreise, die Leber, die genetische Ausstattung, die Ernährung, das Verhalten, die Arbeits-und Freizeitgewohnheiten, der Gemütszustand und vieles andere eine Rolle dabei spielen. Den Sehvorgang nur isoliert zu betrachten, widerspricht der ganzheitsmedizinischen Sichtweise, die alle körperlich-seelischen Vorgänge umfaßt.«

14. Kapitel: Die Haut glatt und gesund erhalten

Die Haut, die den Körper umschließt, ist unser größtes Organ und gleichzeitig unser bester Schutz vor Verletzungen und Erkrankungen, weil sie die meisten schädlichen Invasoren schon von außen abfängt. Darüber hinaus zeigt der Hautzustand an, wie es um unsere Gesundheit bestellt ist. Ob Ihre Leber gut funktioniert, können Sie möglicherweise erst feststellen, nachdem Sie ein halbes Dutzend Bluttests haben machen lassen; doch ein Blick in den Spiegel genügt, und Sie merken, daß irgend etwas mit Ihrer Haut nicht stimmt. Sehr oft spiegelt die Haut auch wider, wenn eines Ihrer inneren Organe gestört ist. Krankheiten, Mangelernährung, allergische Reaktionen und zahlreiche andere Gesundheitsprobleme manifestieren sich häufig als erstes an der Haut, die rot oder bleich erscheint, sich entzündet oder Bläschen bildet.

Die Haut ist mit vielen anderen Organen und Körpersystemen aufs engste verbunden. Ihre innigen Beziehungen zum Nervensystem und damit zum Gemüt sind leicht an den augenblicklichen und oft dramatischen Auswirkungen festzustellen, die Emotionen wie Angst, Scham oder Panik auf den Hautzustand haben. Darüber hinaus ist die Haut unser Tastorgan und macht einen Großteil unserer äußeren Erscheinung aus (wie jeder aknegeplagte Teenager sofort bestätigen wird). Kein Wunder also, daß die Haut auch für das Sexualleben eine ausschlaggebende Rolle spielt. Da die Haut ein Drittel der im Körper zirkulierenden Blutmenge aufnimmt, hat sie beträchtlichen Einfluß sowohl auf den Kreislauf als auch auf die Regulierung der Körpertemperatur. Die Zusammenhänge zwischen Haut,

Seele und Immunsystem sind besonders erstaunlich. In einer kürzlich durchgeführten Studie stellte sich sogar heraus, daß Probanden, deren Haut man mit grünen Blättern abrieb und ihnen dabei weismachte, es handele sich um giftige Efeublätter, augenblicklich einen allergischen Hautausschlag bekamen (es waren aber lediglich Grünteeblätter gewesen). Andere hingegen, deren Haut man tatsächlich mit giftigem Efeu abrieb, erzählte man, es handele sich um ganz harmlose Teeblätter. Bei diesen Menschen blieb der für Giftefeu typische Bläschenausschlag aus.

Hautgesundheit, äußeres Erscheinungsbild und Selbstwertgefühl hängen sehr eng zusammen. Schöne, gesunde Haut ist eine Freude für die Person, die sie besitzt, und wird auch von anderen gern gestreichelt. Gesunde Haut ist elastisch und dennoch fest, weich und dennoch nicht labbrig, dehnbar, aber dennoch nicht schlaff. Sie ist zart, glatt und fast überall gleichmäßig gefärbt. Von Menschen, deren Haut wunderbar gesund ist, sagt man oft, sie leuchteten von innen heraus, als strahlte eine besondere Energie aus ihrem Wesenskern heraus. Oder man sagt, jemand strotze vor Gesundheit, nur weil seine oder ihre Haut so gesund und schön ist.

Gesundheit, die unter die Haut geht

Die Haut ist also ein komplexes Organ, das für viele körperliche Funktionen unentbehrlich ist; sie gesund zu erhalten, nützt daher dem gesamten Organismus. Die rund zwei Quadratmeter Haut, die uns – je nach Körpergröße und Gewicht – umgeben, haben unter anderem folgende Aufgaben:

- Sie schützen das Körperinnere vor Schadstoffen,
- sie scheiden Stoffwechselprodukte aus,
- sie regulieren die Körpertemperatur,

- sie binden das Wasser im Körper,
- sie bewahren die inneren Organe vor Verletzungen und Infektionen,
- sie ermöglichen den Tastsinn sowie die Wahrnehmung von Hitze und Kälte, Schmerz und Lust,
- und sie produzieren das lebenswichtige Vitamin D.

Wie schafft es ein Organ, das nur rund drei Millimeter dick ist, alle diese so unterschiedlichen Aufgaben zu erfüllen? Sehen wir uns seine beiden wesentlichen Schichten, die Epidermis und die Dermis, einmal etwas genauer an.

Epidermis heißt die Hautschicht, die den Körper nach außen abgrenzt. Ihre oberste Schicht wird von toten und absterbenden Hautzellen gebildet, die ständig nach außen abgegeben werden, während sich in den unteren Hautschichten neue Zellen bilden und nach oben schieben. Die Epidermis ist nur von sehr wenigen Blutgefäßen durchzogen, besitzt aber zahllose Nervenendigungen, die dem Gehirn übermitteln, was in der äußeren Umgebung gerade los ist. Durch die Epidermis hindurch werden außerdem Kohlendioxyd und andere Stoffwechselprodukte ausgeschieden.

Ernährt wird die Epidermis vorwiegend von der darunter liegenden, dickeren Schicht, der Dermis, und den Unterhautfettgeweben. Die Blutgefäße und Kapillaren der Dermis können sich zusammenziehen, um die Körperwärme zu konservieren, oder ausdehnen, um Hitze auszuleiten. Darüber hinaus enthält die Dermis ein enges Netzwerk von Nerven, die Empfindungen wie Hitze, Kälte, Druck, Schmerz und Lust ans Gehirn weiterleiten, daneben Schweißdrüsen, die den Körper kühl halten, sowie Talgdrüsen, die eine leicht ölige Substanz (das Sebum) ausscheiden, die die Haut geschmeidig und elastisch erhält. In die tiefsten Schichten der Dermis sind die Haarfollikel eingebettet. Ganze Bündel von Proteinfasern in der Dermis (Kollagen und Elastin) sind für die Struktur und das Aussehen der Haut von großer Bedeutung. Sonneneinwirkung, der natürliche Alterungsprozeß sowie die schädlichen Effekte freier Radikale bewirken, daß diese Proteine abgebaut werden, die Fasern sich verhärten und feste Kreuzbindungen zwischen ihnen entstehen. Das führt nach einiger Zeit dazu, daß die Haut rauh, faltig und ledrig wird.

Da die Haut so eng mit dem Nerven-, Immun- und Kreislaufsystem verbunden ist, ist es nicht weiter verwunderlich, daß sie häufig Störungssymptome aufweist. Zu den häufigsten Hautleiden gehören die Akne (dabei sammelt sich Talg an der Hautoberfläche, verstopft die Poren und Haarfollikel und bietet Bakterien einen idealen Nährboden, so daß sich nach einiger Zeit entzündete Pickel bilden), die Scherpilzflechte (Kopfgrind), der sogenannte Athletenfuß (Pilzinfektionen, durch Turnschuhe begünstigt, wobei die Haut sich schuppt, austrocknet und juckt), Ekzeme (eine oftmals juckende, bläschenwerfende Hautentzündung), allergische Hautausschläge oder Kontaktekzeme, zum Beispiel durch Giftefeu oder Giftsumach und ähnliche Pflanzen, sowie Psoriasis (Schuppenflechte), bei der die Haut rote, entzündliche Flecken bekommt, weil sich in der Dermis zu rasch neue Zellen bilden, die abgestorbenen jedoch nicht schnell genug abgeschuppt werden.

Nicht immer weiß man ganz genau, was die unmittelbare Ursache solcher Hauterscheinungen ist; das gilt vor allem für Neurodermitis und Psoriasis. Viele Hautprobleme beruhen jedoch eindeutig auf Störungen des Hormonhaushalts, Ernährungsfehlern (vor allem zu hoher Aufnahme tierischer Fette), allergischen Reaktionen sowie Störungen des Immunsystems – und nicht zuletzt auf mangelhafter persönlicher Hygiene. Darüber hinaus haben Menschen sich so einiges einfallen lassen, was ihrer Haut schadet und ihre natürlichen Funktionen behindert:

Kosmetika. Mehrere Lagen Make-up, Deodorants und andere kosmetische Produkte haben mindestens zwei Nachteile.

Zum einen hemmen sie die natürliche Talgproduktion und andere natürliche Hautfunktionen. Zum zweiten enthalten viele dieser Produkte zahlreiche Chemikalien auf Erdöl- oder Teerbasis und andere toxische Substanzen, die der Haut Schaden zufügen können.

Seifen und Waschmittel. Die natürliche Sebumproduktion der Haut hilft ihr, stets ausreichend geschmeidig, feucht und bakterienfrei zu sein. Bei häufigem Waschen geht der Talgschutz der Haut verloren; auch ihr pH-Wert (das Säure-Basen-Gleichgewicht) kann sich verändern. Chemikalien in Seifen und Waschmitteln können überdies die Haut direkt reizen oder austrocknen.

Sonnenbrand. Das Schlimmste, was Sie Ihrer Haut antun können, sind Sonnenbrände. Sie schaden der Haut nicht nur ganz akut, sondern erhöhen auch das Hautkrebsrisiko wesentlich. In den letzten Jahren hat dieses Problem immer mehr an Aktualität gewonnen, seit die Ozonlöcher in unserer Atmosphäre immer größer werden. Dadurch hat sich die Intensität der Sonnenstrahlung für alle Lebewesen (natürlich auch Menschen) erheblich erhöht – und mit ihr das Risiko für die Haut.

Heizung und Feuchträume. Viele Heizungssysteme, vor allem aber Klimaanlagen, können die Haut extrem austrocknen. Andererseits ist sehr hohe Feuchtigkeit, wie sie in den Tropen, aber auch in überdachten Swimmingpools oder Gewächshäusern herrschen kann, ebenfalls schlecht für die Haut: Sie wird so feucht und quillt derart auf, daß Bakterien und Pilze darauf bestens gedeihen.

»Was Ihre Haut braucht, hängt davon ab, wie Ihre Haut arbeitet«, konstatiert die Hautspezialistin Aubrey Hampton. Da viele natürliche Substanzen die Hautfunktionen unterstützen, statt sie zu hemmen, tragen sie auch viel zur Gesundheit und Schönheit der Haut bei.

Ein Wort zu Hautpflegeprodukten

In allen Supermärkten, Drogerien und anderen Läden quellen die Regale vor Hautpflegemitteln nur so über: Baby-Cremes, Seifen, Gesichtslotionen, Schönheitsmasken, Lippenbalsam, Feuchtigkeitscremes, Rasierschaum, Sonnenmilch ... Wenn Sie sich einmal die Zeit nehmen, die Liste der Inhaltsstoffe durchzulesen, werden Sie feststellen, daß die Hersteller dabei Hunderte, ja Tausende synthetischer Substanzen verwenden. Je nach Produkt erfüllen diese Inhaltsstoffe zahlreiche Aufgaben, die sich zum Teil überschneiden. Es gibt Bindemittel, Farbstoffe, Emulgatoren (sie verhindern, daß Flüssigkeiten sich entmischen), Aromastoffe, Fixiermittel (damit die Duftstoffe nicht entweichen), Konservierungsstoffe, Verdickungsmittel und oberflächenwirksame Substanzen, die dazu beitragen, daß sich das Produkt auf der Haut ausbreiten und etwas tiefer in sie eindringen kann.

Dicke Bücher sind schon darüber geschrieben worden, wie diese Produkte hergestellt werden, was sie enthalten, wie sie funktionieren (sollen) und welche Nebenwirkungen sie haben können. Auch nur die wichtigsten der in Kosmetika eingesetzten chemischen Substanzen zu erläutern, würde den Rahmen dieses Buches bei weitem sprengen. Wer gesundheitsbewußt lebt, wird sich vor allem darum kümmern, welche Mittel für die Haut eher schädlich und welche gesund sind. Bestimmte Substanzen finden sich zwar sowohl in natürlichen wie auch in synthetischen Hautpflegeprodukten und Kosmetika; letzteren werden jedoch wesentlich häufiger Chemikalien auf Erdölbasis, Formaldehyd, künstliche Farb- und Konservierungsstoffe sowie eine Vielzahl weiterer Substanzen beigemischt, mit denen man normalerweise möglichst wenig in Kontakt kommen möchte. Denken Sie immer daran: Die Haut nimmt bis zu 50 Prozent der Stoffe auf, die in solchen Produkten enthalten sind. Es gibt jedoch viele gute Alternativen, die ebenso wirksam wie synthetische Produkte die Haut zart und feucht erhalten – und darüber hinaus das Zellwachstum anregen, die Schäden durch freie Radikale in Grenzen halten und die Blutzirkulation der Haut fördern.

Naturmittel zur Heilung der Haut

Zu den natürlichen Substanzen, die Hautpflegeprodukten oft beigemengt sind, weil sie die Haut heilen, ihre Feuchtigkeit erhalten oder sie tonisieren helfen, gehören Vitamin D, Vitamin E, der Wirkstoff Allantoin und die Heilpflanzen Aloe sowie Kamille. Aloe nimmt dabei eine Sonderstellung ein, weil sie auch als Einzelpräparat (Gel oder Lotion) zur Wundheilung erhältlich ist.

Vitamin D. Dieses »Hautvitamin« kann der Körper mit Hilfe von Sonnenlicht in der Haut herstellen. Viele Menschen haben heute schon so viel Angst vor Sonnenstrahlen, daß sie niemals in die Sonne gehen; das ist aber unsinnig, denn Sonne ist auch gut für die Gesundheit, und Studien haben bestätigt, daß eine erhöhte Vitamin-D-Produktion mit vor Krebs – auch Hautkrebs – schützen kann.

Es gibt zwar Vitamin-D-haltige (meist rezeptpflichtige) Cremes, doch sind sie normalerweise zur Therapie von Hautleiden wie Psoriasis gedacht. An Schuppenflechte Erkrankte haben außerdem festgestellt, daß eine sogenannte Sonnenschwiele – eine gewisse Hautpigmentierung, die die Haut auch vor Schäden durch Sonnenstrahlen schützt – ihnen oft guttut; dabei wird viel Vitamin D gebildet.

Oral einzunehmende Vitamin-D-Präparate sollten Sie nur mit Vorsicht schlucken. Vitamin D ist fettlöslich und kann daher im Körper gespeichert werden – unter Umständen in toxischen Mengen. Wer in einem kalten Klima lebt oder nur sehr wenig an die Sonne kommt, kann von täglichen Gaben Vitamin D (400 bis 800 IE) jedoch profitieren. In manchen Hautpflegeprodukten ist ebenfalls etwas Vitamin D enthalten; diese können ohne Furcht vor Schäden angewendet werden.

Vitamin E. Zusammen mit anderen antioxidativ wirkenden Nährstoffen (vor allem den Vitaminen A und C sowie dem Spurenelement Selen) wird Vitamin E verschiedenen Hautcremes beigefügt – hauptsächlich, weil es ein gutes Antioxidans ist. Freie Radikale, die durch Sonnenlicht und umweltverschmutzende Schadstoffe in der Haut gebildet werden, können ihr großen Schaden zufügen, ja möglicherweise sogar Krebs auslösen. Ob oberflächlich aufgetragene Antioxidanzien die Haut wirksam schützen können, ist allerdings umstritten, wenn es auch Anzeichen dafür gibt, daß sie dem Hautkrebs mit vorbeugen helfen. Immerhin schützen sie wohl in gewissem Ausmaß vor Akne und verbessern die Durchblutung.

Vitamin-E-haltiges Öl, das auf die Haut aufgetragen wird, hilft bei vielerlei Wunden, Abschürfungen und Verätzungen und verhütet exzessive Narbenbildung. Zwar gibt es zum Vitamin E noch nicht viele aussagekräftige Studien, doch haben einige Naturheilkundige auch bei leichteren Verbrennungen schon Erfolg damit gehabt. Vitamin-E-haltiges Öl kann außerdem stillenden Frauen helfen, deren Mamillen wund und aufgescheuert sind.

Größere Hautpartien mit einem solchen Öl einzureiben, ist nicht ratsam, weil es ziemlich dickflüssig (und außerdem recht teuer) ist. Als Hautpflegeprodukte werden Vitamin-E-haltige Öle meist mit pflanzlichen Ölen – etwa Sonnenblumen-, Mandel- oder Weizenkeimöl – kombiniert. Sie sind ausschließlich für den äußerlichen Gebrauch bestimmt.

Allantoin. Allantoin ist eine kristalline Substanz, die sowohl aus Tier- als auch aus Pflanzenprodukten gewonnen werden kann. Hauptquelle ist der Beinwell (Symphytum officinale), eine widerstandsfähige, mehrjährige Pflanze mit kleinen, purpurfarbenen Blüten. Da der Beinwell auch andere

Wirkstoffe enthält – u. a. giftige Alkaloide, die potentiell lebertoxisch sind –, sollte die Pflanze selbst besser nicht direkt auf die Haut aufgebracht werden. Das herausgefilterte Allantoin ist jedoch ungiftig. Sie finden es in Hautlotionen und Cremes, Lippenbalsam, Sonnenschutzmitteln sowie Shampoos, wo es wegen seiner hautheilenden und feuchtigkeitspendenden Wirkung geschätzt wird. Allantoin wirkt sowohl zellregenerierend als auch entzündungshemmend.

Kamille. Diese Pflanze – entweder die Echte oder die Römische Kamille – wird seit Urzeiten bei Schlaflosigkeit (siehe Kapitel 12), Verdauungsstörungen und Fieber eingesetzt. Außerdem wendet man sie bei Schnitt- und Kratzwunden, Hautausschlägen und Verbrennungen als heilungsförderndes Phytotherapeutikum an. Auch die Kosmetikindustrie setzt Kamillenauszüge vielen Hautcremes, Gesichtsmasken und Body-Lotionen bei.

Noch sind nicht alle Wirkstoffe der Kamille ausgiebig erforscht. Fest steht, daß einer davon das Azulen (Blauöl) ist, das vor allem aus den Blüten gewonnen wird. Azulen ist auch in der Schafgarbe enthalten. Das Blauöl wirkt entzündungshemmend, schmerzlindernd, zellregenerierend und stimuliert die Aktivität der weißen Blutkörperchen, also des Immunsystems. Manche Menschen sind gegen Blauöl allergisch, sollten also mit Kamille vorsichtig sein und sie niemals in der Augenpartie anwenden.

Im allgemeinen hat Kamille jedoch kaum je Nebenwirkungen und kann auch von Kindern unbedenklich auf die Haut aufgetragen werden. Die Kosmetikindustrie stellt viele auf Kamille basierende Produkte zur Verfügung. Sie können aber Kamillenblüten auch selbst aufbrühen und einen solchen starken Auszug für heilsame Waschungen und Packungen verwenden.

Aloe

Aloe-Präparate werden aus dem gelähnlichen Saft einer Pflanze gewonnen, die viel Ähnlichkeit mit Kakteen hat, jedoch aus der Lilien-Familie stammt. Es gibt um die 300 Aloe-Spezies, unter ihnen die beliebte Aloe vera. Schon im alten Ägypten und antiken Griechenland wendete man sie als Hautheilmittel an, indem man das durchsichtige Gel aus den inneren Blättern auf Brand- und andere Wunden sowie Hautausschläge strich. Weltweit haben viele Kulturen die Aloe vera in ihren Heilpflanzenschatz aufgenommen. Heutzutage wird sie zu diesem Zweck auch angebaut, vor allem in heißen, trockenen Gegenden des Mittelmeerraums, Afrikas und Südamerikas.

Das halbflüssige, transparente Gel aus den innersten Schichten der fleischigen Aloeblätter enthält zahlreiche Wirkstoffe, unter anderem Glykoside (Zuckerderivate), Polysaccharide (komplexe Kohlenhydratmoleküle), Harze und Aromaöle. Hautwirksam sind außerdem die Vitamine C und E sowie der Mineralstoff Zink. In wissenschaftlichen Studien konnte der antibakterielle, Brandwunden beruhigende und wundheilende Effekt der Aloe (meist: Aloe vera) bestätigt werden. In vielen Hautcremes zur Ersten Hilfe sowie natürlichen Hautpflegeprodukten ist Aloe-Gel enthalten. (Aus dem Saft oder Latex der Pflanze werden oft auch innerlich einzunehmende Präparate hergestellt. Sie wirken stark abführend, müssen jedoch mit großer Vorsicht angewendet werden, weil sie auch heftige Nebenwirkungen haben können. Die meisten Naturheilkundigen empfehlen deshalb lieber andere mild wirkende, pflanzliche Abführmittel.)

Hochwertige Aloe-Hautprodukte enthalten meist um 96 Prozent des reinen Gels. Werden dem Produkt jedoch Stabilisatoren (Emulgatoren) und Konservierungsstoffe beigefügt, kann die Aloe-Konzentration sehr viel niedriger sein. Achten

Sie außerdem darauf, daß kein Alkohol beigefügt ist, weil der die hautheilenden Aloe-Eigenschaften nämlich neutralisiert. Auch Substanzen auf Erdölbasis, Vaseline oder Paraffin, sowie künstliche Farbstoffe sollten darin nicht enthalten sein.

Aromaöle zur Hautverbesserung

»Hautprobleme sind oft die äußerlichen Anzeichen für eine tiefergehende Störung, zum Beispiel eine hohe Schadstoffkonzentration im Blut, ein hormonelles Ungleichgewicht oder nervliche bzw. seelische Schwierigkeiten«, konstatiert die Aromatherapeutin Julia Lawless. »Auf diesem Gebiet sind Aromaöle besonders wirksam, weil sie das Problem auf vielen Ebenen zugleich angehen können. Da sie sowohl in Ölen als auch in Alkohol oder Wasser löslich sind, sind sie geradezu ideale Inhaltsstoffe für Hautpflege-, Hautschutz-und Hautheilungsmittel.«

Die meisten Hautpflegemittel enthalten aromatische Öle, zum Beispiel Menthol, Eugenol (ein farbloses Aromaöl, das vor allem aus Klee gewonnen wird) oder Kampfer (aus den holzigen Teilen eines asiatischen Immergrüns gewonnen). Aromaöle werden Hautcremes als Konservierungsstoffe, Hauterfrischungsmittel und als antibakterielle Wirksubstanzen beigefügt. Zwei der beliebtesten sind Teebaumöl sowie Kamillenöl.

Teebaumöl wird aus den Blättern eines australischen Baums (Melaleuca alternifolia) gewonnen, der zur Myrten-Familie gehört. Das Öl ist inzwischen als ausgezeichnetes Mittel zur Ersten Hilfe bekannt, und zwar bei der Behandlung von Verätzungen, Schnitt- und Kratzwunden, Insektenbissen und -stichen sowie bei verschiedenen Arten von Hautausschlägen. Auch Kamille hat viele hautfreundliche Wirkungen.

Lavendelöl

Am beliebtesten, auch in der Behandlung von Hautproblemen, ist sicherlich das Lavendelöl. Zu diesen Zwecken wird das Öl, gewonnen aus den Blüten und Blättern des lilablühenden Mittelmeerstrauchs, schon seit Urzeiten eingesetzt. Auch heute enthalten viele Hautpflegeprodukte, Lotionen, Parfums, Seifen und Kosmetika das kostbare und exquisit duftende Lavendelöl. Oberflächlich angewendet, wirkt es wundheilend, zellregenerierend und immunstimulierend. Lavendelöl lindert Hautentzündungen und läßt sich auch bei Pilzinfektionen der Haut einsetzen. Es hat darüber hinaus eine gewisse antibakterielle Wirkung. Da es ungiftig ist, kann man es ziemlich großzügig anwenden, auch bei Ekzemen, Insektenbissen und -stichen, Dermatitis und Schuppenflechte. Lavendelöl ist auch in Massageölen und als Badezusatz erhältlich. In Kapitel 2 finden Sie detailliertere Informationen dazu, wie Sie Aromaöle anwenden können.

Das Gesicht wahren

Vier der meistverkauften Arten von Hautpflegeprodukten sind Feuchtigkeitscremes und -lotionen, Peelingcremes oder -masken, Reinigungslotionen sowie Hauterfrischungs- und Tonisierungsmittel. Schauen wir uns einmal näher an, was diese Produkte tatsächlich bewirken, welche synthetischen Substanzen dabei häufig zum Einsatz kommen und welche natürlichen Alternativen Sie haben.

Feuchtigkeitsspender (Moisturizer)

Sie halten die Haut feucht, indem sie den Wassergehalt der obersten Hautschichten erhöhen. Dabei wird die Haut weicher, auch etwas praller, und zarte Fältchen verschwinden. Am besten wirken Feuchtigkeitscremes und -lotionen, wenn die Hautoberfläche etwas feucht ist.

Zu den Hauptinhaltsstoffen solcher Feuchtigkeitsspender gehören Wasser, Glyzerin (ein süßer, farbloser, ungiftiger Sirup, der entweder auf Erdölbasis oder aus pflanzlichen Ölen und Fetten hergestellt wird) sowie Öle. Glyzerin fängt die Feuchtigkeit der Haut und der sie umgebenden Luftschicht ein. Einige Moisturizer enthalten auch Substanzen, die verhindern sollen, daß die Haut Feuchtigkeit abgibt; sie verstopfen allerdings meist auch die Poren. Solche Mittel enthalten farbloses Mineralöl, Lanolin (eine ölige Substanz aus den Drüsen von Schafen) sowie Petrolatum (Vaseline, aus Erdöl hergestellt), dazu synthetische Farb-, Aroma-, Bindemittel und andere künstliche Substanzen.

In Naturprodukten hingegen sind Glyzerin aus Pflanzen sowie pflanzliche feuchtigkeitsspendende Öle enthalten, etwa aus Mandeln, Weizenkeimen, Jojoba (einer Wüstenpflanze), Avocados, Sonnenblumen, Erdnüssen oder Oliven, dazu Vitamin-E-Öl. Zu den weiteren Inhaltsstoffen gehören oft Aloe vera, Kakaobutter, Allantoin und Honig, außerdem Heilpflanzen wie Ringelblume, Rosmarin, Kamille, Lavendel, Salbei und Schafgarbe.

Ein eher ungewöhnlicher Feuchtigkeitsspender ist Hafermehl, das mit Wasser vermischt zu Haferschleim wird und dem Badewasser zugesetzt werden kann. Der Haferschleim bildet dann eine dünne Gelschicht um den Körper, die Feuchtigkeit bindet und Juckreiz lindert (sie darf natürlich nicht abgewaschen oder abgerubbelt werden). Gekauftes Hafermehl ist meist zu grob; Sie sollten Hafer also entweder mit der eigenen Körnermühle zu einem feinen Mehl mahlen oder ein Fertigprodukt zur Körperpflege kaufen. Normaldosis: ein bis zwei Tassen Hafermehl ins Badewasser.

Peelings (Abrasiva und Exfolianzien)

Solche Cremes und Masken dienen der gründlichen Hautreinigung. Abrasiva sind in gröberen Seifen und Waschcremes enthalten, mit denen sich Schmutz und Fett rückstandsfrei entfernen lassen. Exfolianzien helfen, die abgestorbenen Hautzellen zu entfernen. Beide Produkte müssen wirksam sein, dürfen aber die Haut nicht aufrauhen.

In den üblichen Peelings sind oft Bimssteinpulver (aus vulkanischem Gestein) oder das Mineral Feldspat als Abrasiva enthalten. Sie finden sich auch in Naturprodukten, daneben jedoch auch diverse pulverisierte Pflanzen, Weizen- oder Mandelkleie (aus gebleichten, pulverisierten Mandeln, denen das Öl entzogen wurde), Lehm oder gemahlene Gerstenkörner.

Zu den beliebtesten natürlichen Rubbel-Substanzen gehören Aprikosenkerne, Zitrusfrüchte, Papaya-Extrakte bzw. -Konzentrate (ihrer enzymatischen Wirkung wegen). Zwei der in letzter Zeit meistverkauften Inhaltsstoffe von Hautcremes, nämlich Vitamin A und die Alpha-Hydroxidsäuren, sind im wesentlichen Exfolianzien.

Vitamin-A-Derivate. Es gibt verschiedene Vitamin-A-Abkömmlinge (Retinoide). Zu den bekanntesten zählt das Tretinoin, auch Retin-A genannt. Es kann abgestorbene Hautschüppchen ablösen und die kollagenen Bindegewebe der Haut festigen. In den späten achtziger Jahren wurde dieser Wirkstoff als rezeptpflichtiges Mittel bei schwerer Akne populär, das außerdem Falten glätten und von der Sonne angegriffener Haut wieder ein jugendlicheres Aussehen verleihen sollte. Nach anfänglichem Enthusiasmus und einigem Medienrummel merkte man jedoch, daß die Substanz kein Wundermittel und außerdem keineswegs für alle nur nützlich ist. Im Gegenteil, längerer Gebrauch geht mit unangenehmen Nebenwirkungen einher, denn Tretinoin trocknet die Haut aus, reizt sie stark oder verursacht sogar Verätzungen. Ein Peeling mit dieser Substanz kann die Haut auch sehr sonnenlichtempfindlich machen.

Alpha-Hydroxidsäuren. Diese Substanzen sind auch als Fruchtsäuren oder Glykolsäuren bekannt. Es handelt sich dabei um natürliche Stoffe, die aus verschiedenen Früchten gewonnen werden, beispielsweise aus Trauben, Äpfeln und Zitrusfrüchten, aus Milch (Milchsäure) sowie aus Rohrzucker (Glykolsäure). Solche Produkte sind schon seit rund zwanzig Jahren auf dem Markt. In hohen Konzentrationen (mehr als 30 Prozent) können sie interessante therapeutische Wirkungen haben, zum Beispiel bei der Behandlung stark pickeliger Haut oder bei überschießendem Narbengewebe.

In niedrigeren Konzentrationen (4 bis 10 Prozent) sind sie heute in zahlreichen Hautpflegeprodukten, auch natürlichen, enthalten. Sie wirken mild exfoliativ sowie feuchtigkeitsspendend und verleihen ein jugendlicheres Aussehen. Viele, die sie anwenden, haben die Beobachtung gemacht, daß Frucht- oder Glykolsäure-Präparate Altersflecken und Fältchen ausgleichen und die Haut besser tonisieren, also einen hübscheren Teint verleihen. In Studien erwies sich, daß sie trockener Haut mehr Feuchtigkeit spenden und Akne lindern helfen.

Leider jedoch haben auch diese Säuren – obwohl sie ohne jedes ärztliche Rezept frei im Handel erhältlich sind – Nebenwirkungen, die sich mit denen der Vitamin-A-Derivate messen lassen können (das gilt allerdings nur für Säurekonzentrationen über 6 Prozent). Auch sie können Hautirritationen oder sogar Verätzungen auslösen, vor allem, wenn man sie länger als die üblichen 15 bis 20 Minuten auf der Haut läßt. (Inzwischen sind auch Produkte mit sehr niedrigen Konzentrationen auf dem Markt, die für sehr empfindliche Hautregionen gedacht sind, zum Beispiel die Augenpartie. Nur mit äußerster Vorsicht anwenden, damit sie die Bindehaut der Augen nicht verätzen!) Normalerweise muß man diese Produkte mehrmals im Lauf von sechs bis acht Wochen anwenden, um deutliche Effekte zu erzielen.

Hautreiniger

Seifenstücke werden meist aus einer Mischung von Mineralsalzen (meist Natrium oder Pottasche) und Fettsäuren hergestellt. Oft enthalten sie außerdem Schaf- oder Rinderfett bzw. -talg und/oder Kokosnuß- oder Palmkernfett. Konventionellen Seifen werden außerdem meist Ammoniakkomponenten wie etwa Detergenzien beigefügt, dazu synthetische Konservierungsstoffe, künstliche Farbstoffe wie Titandioxid sowie schaumbildende Stoffe wie Dioctylnatriumsulfosuccinat. Deodorierende Seifen enthalten oft stark antibakteriell wirkende Substanzen wie Triclosan. Die meisten konventionellen Seifen werden außerdem mit stark duftenden künstlichen Aromastoffen angereichert und enthalten oft Fixiermittel.

Naturprodukte hingegen enthalten keine Tier-, sondern Pflanzenfette, etwa Kakaobutter oder Mandel- bzw. Olivenöl. Als Emulgator und Feuchtigkeitsspender wird oft pflanzliches Glyzerin verwendet. Heilpflanzen wie Lavendel, Ringelblume, Aloe vera, Rosmarin und Rose sollen auf die Haut beruhigend, adstringierend wirken sowie die Seife gut duften lassen; Hafermehl wird manchmal als hautglättender und mild rubbelnder Aktivstoff beigefügt. Zu weiteren natürlichen Inhaltsstoffen zählen die Zitronensäure (als Konservierungsmittel) sowie Aromaöle wie Zitrone oder Zimt, die nicht nur fein duften, sondern auch antibakteriell wirken.

Hauterfrischungs- und Tonisierungsmittel

Zu den Hauterfrischungsmitteln zählen Lotionen, die adstringierend wirken, die Haut also leicht zusammenziehen, wohingegen Tonisierer (meist mit einem Wattebausch auf die Haut getupft) auch noch abgestorbene Hautpartikel entfernen. Beide Mittel schließen die Poren der Haut, entfetten allzu fettige Haut und entfernen etwaige Rückstände von Hautreinigern. Nach der Anwendung fühlt sich die Haut kühl und frisch an.

In konventionellen Produkten verwendet man meist Alkohol wegen seines kühlenden Effekts; er trocknet die Haut allerdings auch aus. In manchen Präparaten ist auch Azeton enthalten (ein synthetisch hergestelltes, flüchtiges Lösungsmittel, das in der Kosmetikindustrie sehr beliebt ist), Borsäure (eine kristalline Komponente des alkalischen Salzes Borax) oder auch Alum (eine Schwefelverbindung aus Ammonium-, Natrium-, Kaliumsalzen oder Aluminium).

Milder wirkend und dabei weitaus weniger toxisch sind Naturprodukte, die zum Beispiel Menthol, Heilpflanzen wie Hamamelis, Kamille, Lavendel, Schafgarbe oder Ringelblume, Rosenwasser, Mandelkleie oder Essig enthalten.

Natürliche Tonisierungs-Lotionen enthalten beispielsweise Konzentrate aus grünen Papayas, Aprikosenkernen oder Zitrusölextrakten als Abrasiva und Exfolianzien; Feuchtigkeit spenden Glyzerin, Sonnenblumenöl oder Honig; Vitamin E wirkt als Antioxidans; Jojoba-, Aprikosen- oder Mandelöl werden sowohl als Feuchtigkeitsmittel wie auch als Duftstoffe eingesetzt, und zu den hautheilenden sowie adstringierenden Komponenten gehören Allantoin, Seealgen, Aloe vera, Beinwell, Ringelblume, Hamamelis oder Brennessel.

Auch kosmetisch verwendbarer Lehm (Heilerde) ist als adstringierendes, reinigendes und überschüssiges Fett entfernendes Hautpflegemittel sehr beliebt. Als Lehm oder Heilerde kann im Prinzip jede feingemahlene, aus Erde oder Vulkangestein gewonnene Substanz bezeichnet werden, die man sowohl äußerlich (bei Insektenstichen und -bissen, Hautausschlag, Kontaktekzemen und anderen Hautirritationen) als auch innerlich (z.B. bei Verdauungsproblemen) anwenden kann. Grüne Heilerde ist schon seit Tausenden von Jahren als Schönheitsmaske im Gebrauch. Wird die Erde mit Wasser vermischt, kann man eine dicke Paste daraus gewinnen, die sich sehr gut für Bäder oder auch für Packungen verwenden läßt. Sie wird dann auf die Haut gestrichen und erst wieder abgenommen, wenn sie ganz angetrocknet ist. Für Schönheitsmasken wird häufig Kaolin benutzt, ein feiner weißer Puder, der auch in der Porzellanherstellung Verwendung findet.

Nahrungs-Ergänzungsstoffe für schöne Haut

Ernährungsbedingte Mangelzustände machen sich oft zuerst an der Haut bemerkbar, ob als Akne, Ekzeme oder glanzlose, schuppige Haut. Die therapeutischen Wirkungen vieler Nahrungs-Ergänzungsstoffe auf die Haut konnten wissenschaftlich bestätigt werden. Auch Kosmetika-Hersteller bieten viele Produkte an, die die Gesundheit der Haut – und/oder der Haare und Nägel, also der Hautanhanggebilde – verbessern sollen. Meist sind darin die im folgenden genannten Vitamine, Mineralstoffe und essentiellen Fettsäuren enthalten.

Selen. Dieses Spurenelement ist ein wirksames Antioxidans und kann die Haut gegen Krebserkrankungen schützen helfen. Ob es auch bei Hautstörungen anderer Art hilft, ist bislang noch wenig erforscht; es gibt jedoch Hinweise darauf, daß therapeutische Dosen (0,4 mg pro Tag) bei Akne und ähnlichen Hautleiden helfen und daß Durchschnittsdosen (0,1 bis 0,2 mg) die Haut insgesamt schöner und gesünder erhalten. Selen wird auch Shampoos gegen Schuppen beigefügt.

Kalzium. Dieser Mineralstoff kann die Wirkung eines Enzyms in der Haut verstärken, das die Faltenbildung verzögert und die Haut glatt und zart erscheinen läßt. Die Optimaldosis Kalzium beträgt 800 bis 1500 mg pro Tag (am besten zusammen mit der halben Dosis Magnesium).

Zink und Kupfer. Zink wirkt zellregenerierend und wundheilend. Zinksalben bewirken, daß die Talgdrüsen weniger stark arbeiten, und können so zum Abheilen von Akne beitragen. Kupfer spielt bei der Kollagen- und Elastin-Produktion eine Rolle, außerdem bei der Synthese des Hautpigments Melanin. Durchschnittsdosen für die Hautgesundheit: 17 bis 25 mg Zink und 2 bis 4 mg Kupfer pro Tag.

Vitamin A bzw. Beta-Carotin

Eines der Mittel, das man auch einzeln zur Verbesserung der Hautbeschaffenheit einnehmen kann, ist Vitamin A bzw. Beta-Carotin: Beides läßt die Zellen rascher regenerieren, hilft bei der Wundheilung und bietet größeren Schutz vor Infektionen und Hautkrebs. Wer an Vitamin-A-Mangel leidet, hat meist eine rauhe, trockene und von Fältchen durchzogene Haut. Optimale Tagesdosen schützen die Haut hingegen vor dem schädlichen Einfluß freier Radikale und helfen, sie zart und elastisch zu halten.

Wie schon erwähnt, werden Vitamin A und seine Abkömmlinge auch zur Behandlung von schwerer Akne (Schälkur), Psoriasis und anderen Hauterkrankungen eingesetzt. Die dafür benötigten Dosen sind jedoch sehr hoch und Nebenwirkungen nicht ausgeschlossen; die Behandlung muß ärztlich überwacht werden. Beta-Carotin hingegen ist selbst in höheren Dosen nicht giftig; es kann lediglich eine leichte Orangefärbung der Haut verursachen.

Wie Sie Vitamin A bzw. Beta-Carotin anwenden können: Zur Erhaltung der Hautgesundheit sind 5000 bis 10000 IE

Vitamin A täglich und zusätzlich 25 000 bis 50 000 IE (15 bis 30 mg) Beta-Carotin bzw. ein Carotinoid-Gemisch empfehlenswert.

Vitamin-B-Komplex

Fast alle B-Vitamine sind für die Hautgesundheit wichtig, und wer daran Mangel leidet, spürt das bald an seiner Haut. Aufgesprungene Lippen sind beispielsweise ein Zeichen für Riboflavinmangel; trockene Haut ist oft ein Zeichen für fehlendes Vitamin B6. Bei Akne kann es helfen, Vitamin B6 oral einzunehmen, und Salben mit diesem Vitamin können sogar bei Hautkrebs (Melanom) therapeutische Wirkungen zeigen. Niacinmangel wiederum führt zu Pellagra, ein Begriff, der die italienischen Wörter »pelle« (Haut) und »agra« (sauer) widerspiegelt. Dazu kommen die »kleineren B-Vitamine« Biotin und Para-Aminobenzoesäure (PABA): Zeichen für Biotinmangel sind u. a. trockene, schuppige Haut sowie Haarausfall. PABA ist als Sunblocker wohlbekannt; möglicherweise schützt sie die Haut auch, wenn man sie oral einnimmt.

Einzelne B-Vitaminpräparate einzunehmen, kann das Gleichgewicht des Vitamin-B-Komplexes durcheinanderbringen; am besten ist es daher, ein Komplexpräparat zu wählen.

Wie Sie den Vitamin-B-Komplex anwenden können: Er wird in vielerlei Darreichungsformen angeboten; für gesunde und schöne Haut reichen im Schnitt 25 bis 50 mg ein- bis zweimal täglich aus.

Vitamin C

Die Wirkungen dieses Vitamins in der Wundheilung sind wissenschaftlich gut belegt. Einzunehmende Vitamin-C-Präparate, eventuell auch Vitamin-C-haltige Salben regen die Kollagenproduktion an, schützen die zarten Blutkapillaren in der Haut und machen die Haut insgesamt zarter und elastischer. Außerdem kann Vitamin C Akne und allergischen Hauterscheinungen vorbeugen helfen.

Nehmen Sie nur so viel Vitamin C pro Tag ein, wie Sie von Magen und Darm her gut vertragen. Überdosierung kann zu Magenbeschwerden und Durchfall führen.

Wie Sie Vitamin C anwenden können: Die optimale Dosis für schöne, gesunde Haut beträgt zwei- bis dreimal täglich 250 bis 500 mg.

Essentielle Fettsäuren

Die Omega-3-Fettsäuren (vor allem aus Meeresfisch) sowie die Omega-6-Fettsäuren (vorwiegend aus dem Öl bestimmter Pflanzensamen) haben offenbar einen beruhigenden, nährenden und heilenden Einfluß auf die Haut. Hohe Dosen einzunehmen, hat sich in wissenschaftlichen Studien als günstig bei Hauterkrankungen wie Ekzemen und Schuppenflechte herausgestellt. Sie wirken entzündungshemmend, juckreizlindernd, verlangsamen den Alterungsprozeß der Haut, erhalten ihre Feuchtigkeit und schützen vor schädlichen UV-Strahlen. Es dauert allerdings oft zwei Monate oder länger, bevor ihre Effekte deutlich sichtbar werden.

Wie Sie essentielle Fettsäuren anwenden können: Meist werden sie in flüssiger Form oder als ölgefüllte Kapseln angeboten (die im Kühlschrank gelagert werden müssen). Die durchschnittliche Dosis für die Hautgesundheit beträgt 500 bis 1000 mg pro Tag.

Bierhefe

Bierhefe gehört zu den beliebtesten Mitteln für gesunde und schöne Haut. Sie enthält viele Hautnährstoffe in konzentrierter Form, unter anderem Vitamin B6, Biotin und Selen. In Laboranalysen fand man auch noch weitere hautfreundliche Inhaltsstoffe in der Bierhefe, unter anderem das Polysaccharid Glukan und eine – chemisch bislang nicht entschlüsselte – Substanz, die »Hautatmungsfaktor« genannt wird. Diese Substanzen fördern die Kollagen- und Kapillarenbildung in der Haut und wirken wundheilend. In Studien an Tier und Mensch stellte sich heraus, daß der »Hautatmungsfaktor« die Heilung von Brand- und anderen Wunden beschleunigen kann.

Wie Sie Bierhefe anwenden können: Sie wird als Flocken, Pulver, Tabletten und Kapseln angeboten. Die Durchschnittsdosis beträgt zwei- bis dreimal täglich einen halben bis einen Teelöffel voll, was ein bis zwei Tabletten bzw. Kapseln entspricht.

Für den Anfang

Wenn Sie etwas für die Gesundheit und das gute Aussehen Ihrer Haut tun wollen, können Sie es mit folgendem Nährstoff-Programm versuchen:

- ein Multivitamin-Multimineralstoffpräparat, das Ihnen optimale Dosen Vitamin A bzw. Beta-Carotin, Vitamin-B-Komplex, Vitamin C, Selen, Kalzium, Magnesium, Zink, Kupfer und Chrom garantiert, sowie
- täglich 500 bis 1000 mg essentielle Fettsäuren.

Was Sie sonst noch für sich tun können

Einer der wichtigsten Nährstoffe für die Haut ist gleichzeitig etwas sehr Einfaches: Wasser. Gerade die Haut, die so große Blut-, Wasser- und Lymphreserven enthält, leidet als erstes Organ, wenn dem Körper Wasser fehlt. Wer die Haut schön und gesund erhalten will, muß daher jeden Tag größere Mengen Wasser trinken – je nach Körpergröße und -gewicht, Wetterbedingungen und körperlicher Aktivität etwa zwei Liter pro Tag (auch als Flüssigkeiten wie Kräutertee oder Obstsäfte). Auch Früchte und Gemüse mit hohem Wassergehalt sind sehr gut für die Haut.

Darüber hinaus sollten Sie folgendes bedenken, wenn Ihre Haut immer gesund und schön bleiben soll:

- Rauchen Sie nicht (es schadet der Haut), trinken Sie Alkohol nur in kleinen Mengen, nehmen Sie möglichst selten Breitband-Antibiotika und andere stark wirkende schulmedizinische Medikamente ein, »braten« Sie nie in der Sonne, und meiden Sie fettreiche, stark zuckerhaltige Kost. Bedenken Sie aber auch: Unterernährung ist schlecht für die Haut; bei großer Magerkeit geht das Unterhautfettgewebe verloren, und es bilden sich viel früher viel mehr Falten.
- Achten Sie auf die Gesundheit Ihrer Haut. Falls jemand in Ihrer engeren Umgebung an einer Virus- oder Pilzinfektion der Haut leidet, berühren Sie diese Stellen nicht bzw. waschen Sie sich danach gründlich die Hände. Teilen Sie Gegenstände der persönlichen Hygiene – Handtücher, Waschlappen, Zahnbürste, Kamm, Bürste etc. – mit niemandem, auch Ihr Eßbesteck nicht. Herpesviren beispielsweise sind sehr ansteckend und können durch vielerlei Hautkontakte, u. a. Küssen, übertragen werden, vor allem im Gesicht und an den Genitalien.

- Gelegentliche Saunagänge regen den Kreislauf an und leiten Schadstoffe aus. Ihre Haut sieht danach frisch und rosig aus.
- Achten Sie darauf, niemals einen Sonnenbrand zu bekommen.
- Lassen Sie sich ab und zu am ganzen Körper massieren. Das wirkt sich sehr positiv auf den Kreislauf und die Tonisierung der Haut aus und baut geistig-seelischen Streß ab, der Sie vorzeitig älter aussehen läßt, als Sie wirklich sind.
- Bei chronischen, immer wieder aufflammenden oder therapieresistenten Hautleiden sollten Sie eine gute homöopathische Fachkraft aufsuchen – und zwar möglichst, bevor Sie riesige Mengen an Cortisoncremes, Antibiotika, Antimykotika (Pilzmittel) und andere schulmedizinische Medikamente mit teils starken Nebenwirkungen angewendet haben. Homöopathika stärken die Selbstheilungskräfte, haben keine unliebsamen Nebenwirkungen und können gerade bei chronischen Leiden oft sehr gut helfen, wie inzwischen in vielen, dem wissenschaftlichen Standard entsprechenden Studien festgestellt wurde.

15. Kapitel: Den Verdauungstrakt revitalisieren

Der knapp zehn Meter lange menschliche Verdauungstrakt ist ein Naturwunder, das mit seinen vielfältigen Windungen und Furchen, Regelsystemen und komplexen, wohlkoordinierten Funktionsabläufen nur selten gebührend gewürdigt wird. Der gesamte Prozeß der Nahrungsaufspaltung, dessentwegen der Körper die zugeführte Nahrung überhaupt verdauen und verwerten kann, geht darin ohne bewußte ermüdende Muskelarbeit oder größeren Energieverlust vonstatten. Das Verdauungssystem weiß Nähr- von Abfallstoffen mit der Genauigkeit eines Computers und der Treffsicherheit eines Genies der Chemie zu unterscheiden; manches wird hier, anderes dort absorbiert, einiges gleich und anderes später. Eine Wissenschaftlerin meinte einmal dazu, daß man Nahrungsmittel schon in starken Säuren stundenlang kochen müsse, um sie so aufzuspalten, wie das Verdauungssystem es bei einer ganz normalen Körpertemperatur von 36,7°C schafft. Geben Sie dem Verdauungstrakt einen Apfel oder einen Keks, und er verwandelt ihn auf wunderbare Weise in unser Lebensblut.

Zwar wird dem Magen als Teil des Verdauungssystems mit am meisten Aufmerksamkeit gewidmet; er ist aber nur ein Wunder unter vielen. Damit die Verdauung gut klappt, muß mindestens ein halbes Dutzend Organe Hand in Hand arbeiten; daran beteiligt sind außerdem verschiedene Gänge und »Tore« zwischen den einzelnen Bereichen sowie zahlreiche Hormone, Enzyme und Säuren. Äonenlang hat die Evolution an einem System gefeilt, das mechanische, chemische und informative Elemente vereint und in der Lage ist, sozusagen automatisch zu entscheiden, was es mit Nahrungsmitteln, Flüssigkeiten, Medikamenten usw. anfangen soll – ganz gleich, welcher Art sie sein mögen. Ob ein Grönländer nun zum ersten Mal eine südamerikanische Margherita trinkt oder eine Amazonasindianerin ihr erstes Erdbeereis ißt – der Verdauungstrakt weiß damit umzugehen.

Die Verdauung beginnt schon im Mund, wo Zähne die Nahrung zerlegen und Speichel sie befeuchtet. Das darin enthaltene Enzym Amylase macht sich im Mundraum an die Kohlenhydrataufspaltung. Dann helfen die Schluckbewegungen der Speiseröhrenmuskulatur, die Nahrung durch das »Tor« eines speziellen Schließmuskels – des Magensphinkters – in den Magen zu befördern (was ohne Hilfe der Schwerkraft vonstatten geht – zum Glück für Astronauten).

Im Magen wird die Nahrung mechanisch durchgewalkt. Außerdem enthält dieses Organ beeindruckend starke Säuren und Enzyme, die sie weiter aufspalten. Das Enzym Pepsin beginnt mit der Proteinverdauung, und Magensäfte – einschließlich der Salzsäure – lösen alles auf, was ihnen in die Quere kommt. Auch wenn der Magen für die Verdauung insgesamt sehr wichtig ist, spielt er doch bei der Aufspaltung von Kohlenhydraten und Fetten eine eher untergeordnete Rolle; er fungiert mehr als Zwischenlager. Der größte Teil der Verdauung findet im nächsten Trakt statt, und zwar dem Dünn- und Dickdarm.

Aus dem Magen gelangt der Nahrungsbrei ins Duodenum (den Zwölffingerdarm), einen kurzen, eben nur »zwölf Finger breiten« Abschnitt des Dünndarms, wo die stärksten aller Verdauungsenzyme ans Werk gehen. In diesem Bereich wird jegliche bis hierher gelangte Säure aus dem Magen neutralisiert und der Nahrungsbrei enzymatisch weiter aufgespalten. Im Dünndarm werden, mit Hilfe von Sekreten aus Gallenblase, Leber und Bauchspeicheldrüse, die Fette, Öle, Proteine und Kohlenhydrate verdaut. Nährstoffe werden dabei von Abfallprodukten getrennt und durch die Dünndarmwände hindurch ins Blut absorbiert. Was dann noch den Dickdarm erreicht, sind vorwiegend Abfallstoffe und Unverdauliches (Ballaststoffe), etwa die Zellulose pflanzlicher Nahrung. Sie werden dann als Kot (Stuhl) aus Rektum und After ausgeschieden.

Die meisten Leute verschwenden kaum einen Gedanken an ihr Verdauungssystem – bis es sich eines Tages für ständigen Mißbrauch rächt (beispielsweise Hunderte von scharf gewürzten Pizzen, die mit schwarzem Kaffee heruntergespült wurden) und nicht mehr so funktioniert, wie es sollte. Zwar verfügt unser Verdauungstrakt über bemerkenswerte Selbstheilungskräfte; doch tut es ihm sehr gut, wenn wir ihm regelmäßig unsere Aufmerksamkeit schenken und ihn ordentlich behandeln. Ein Minimum an guter Pflege würde genügen, und die allermeisten Menschen hätten einen Verdauungstrakt, der immer hervorragend arbeitet, widerstandsfähig und gescheit ist.

Wenn es nicht so klappt, wie es soll

Zahlreiche Faktoren können in dieses komplexe Netzwerk von Nährstoffen, Enzymen, Säuren und Abfallstoffen eingreifen und zu den wohlbekannten Verdauungsstörungen führen.

Sodbrennen. Dieses »saure Aufstoßen« und brennende Gefühl am Magensphinkter kann einmal von einem Zwerchfellbruch herrühren, zum anderen aber auch von Eßgewohnheiten wie allzu schnellem Herunterschlingen, ungenügendem Kauen und zu reichlichem Essen. Dabei wird der Magen über seine Kapazität hinaus gefüllt; Magensäure gelangt über den Sphinkter in den unteren Speiseröhrenbereich. Da die Speiseröhre nicht, wie der Magen, über eine schützende Schleimhaut verfügt, die sie vor der Selbstverdauung schützt, brennt die Magensäure dort heftig – ein Schmerz, der sich bis in den Brustraum hoch fortpflanzen kann. Hinzu kommt, daß die

Nahrung dann nur teilweise verdaut wird, was Gasbildung und Blähungen im Darmbereich zur Folge hat. Vor allem fettige Speisen führen oft zu Sodbrennen, weil zu ihrer Verdauung mehr Zeit und Magensäure notwendig sind als beispielsweise für die Aufspaltung pflanzlicher Speisen.

Weltwelt sind heute Antazida und andere magensäurebindende bzw. -neutralisierende Mittel ein Milliardengeschäft. Sie können das Sodbrennen zwar lindern, sollten aber keinesfalls regelmäßig eingenommen werden. Antazida neutralisieren nämlich einen Teil der zur Verdauung nötigen Magensäure und Enzyme, so daß vor allem die Eiweißverdauung nicht mehr richtig klappt. Hinzu kommt, daß manche von ihnen Aluminium enthalten, ein potentielles Nervengift, das schon mit der Alzheimer-Krankheit und anderen degenerativen Erkrankungen in Verbindung gebracht wurde. Auf Kalzium bzw. Kalziumcitrat basierende Medikamente dürften in dieser Hinsicht weniger Risiken bergen. Zu den Nebenwirkungen starker, rezeptpflichtiger Antazida gehören Durchfall oder Verstopfung, Übelkeit und sogar geistige Verwirrung.

Verstopfung. In den sogenannten Entwicklungsländern, wo die Menschen sich noch auf herkömmliche Weise ernähren, sind Verstopfung und Probleme beim Stuhlgang praktisch unbekannt. Der wichtigste Grund dafür ist nämlich Ballaststoffmangel. Ballast- oder Faserstoffe absorbieren das Wasser im Darm, lassen den Darminhalt aufquellen und befeuchten ihn, so daß er leichter rutscht und ohne Mühe ausgeschieden werden kann. Verstopfung kann auch infolge von Dickdarmerkrankungen, Schwangerschaft, Medikamenteneinnahme, Dehydrierung (Wasserentzug) oder Bewegungsmangel auftreten. Wird die Verstopfung chronisch, kann sie Hämorrhoiden, Erschöpfung, einen gereizten, entzündlichen Darm und andere Störungen zur Folge haben.

Viele Leute nehmen darmanregende Laxanzien (Abführmittel) gegen Verstopfung ein. Diese Mittel – auch pflanzlicher

Herkunft, zum Beispiel Sennesblätter oder Faulbaumrinde – verursachen Kontraktionen der Darmmuskulatur, indem sie die Darmwände reizen. Dabei kommt es oft zu unangenehmen Darmkrämpfen, die nützliche Darmflora und die Darmschleimhäute werden geschädigt (sie verfärben sich schwarz); zudem hält der abführende Effekt nur kurzfristig an. Ob synthetisches oder Naturprodukt: Auf längere Sicht verführen alle Laxanzien den Darm dazu, träge zu werden, so daß er immer mehr anregende Mittel braucht, um überhaupt noch zu arbeiten. Ballaststoffpräparate – etwa solche, die Psyllium enthalten – regen den Darm hingegen zu natürlichen Kontraktionen an und schaden ihm praktisch gar nicht.

Langzeitig lassen sich Verstopfungsprobleme nur lösen, indem man sich möglichst viel bewegt (vor allem viel spazierengeht), ballaststoffreich ernährt, die Mahlzeiten jeden Tag ungefähr zu gleichen Zeit einnimmt, viel Flüssigkeit trinkt und versucht, Streß abzubauen.

Flatulenzen (Winde). Flatulenzen entstehen durch Gas, das sich im Magen und Darm bildet und dann durch den Anus abgelassen werden muß. So etwas kommt vor, wenn man beim Essen oder Trinken viel Luft schluckt (zum Beispiel, weil man zu hastig ißt oder dabei redet), nur ungenügend kaut oder sich beim Essen nicht entspannen kann. Meist jedoch haben sie mit der Nahrung selbst zu tun. Wird sie im Darm nicht richtig verdaut, kommen fermentbildende Bakterien zum Zug, und es entstehen Methan- und andere Gase. Manchen Menschen fehlen auch von Geburt an bestimmte Verdauungsenzyme, so daß sie beispielsweise Milch und Milchprodukte nicht vertragen. In bestimmten Nahrungsmitteln, etwa Hülsenfrüchten, sind wiederum Stoffe wie die Raffinose enthalten, die fast allen Leuten Blähungen bescheren. (Hülsenfrüchte sollte man daher über Nacht in Wasser einweichen, dann sind sie bekömmlicher.) Auch Kohl und Gurken verursachen oft Flatulenzen. Als normal gilt, zwei Dutzend Winde am Tag lassen zu müssen;

was darüber hinausgeht, ist krankhaft – und kann u. U. durch allzu große Ballaststoffzufuhr oder die Einnahme hoher Dosen Vitamin C ausgelöst werden.

Viele natürliche Mittel eignen sich dazu, solche unangenehmen Gasbildungen zu reduzieren; allerdings sollten Sie auf lange Sicht auch Ihre Eß- bzw. Ernährungsgewohnheiten entsprechend umstellen.

Durchfall (Diarrhö). Je nach Ursache kann ein Durchfall akut oder aber chronisch sein. Oft wird er durch Streß ausgelöst, nicht selten auch durch Abführmittelmißbrauch, Medikamenteneinnahme (vor allem Breitband-Antibiotika), schlechte Ernährung, Darmparasiten wie etwa Lamblien (auch Giardiae genannt), virus- oder verkühlungsbedingte Magen-Darm-Grippe sowie Lebensmittelvergiftungen. Bei Säuglingen und Kleinkindern ist Durchfall oft ein Zeichen für eine Nahrungsmittelallergie bzw. -unverträglichkeit. Zu den Warnzeichen, daß etwas Ernsthaftes dahinterstecken könnte, gehören Fieber, schwere Krämpfe sowie Blut im Stuhl.

Chronische Diarrhö kann sehr gefährlich sein, weil dabei viele Vitalstoffe und Körperflüssigkeiten verloren gehen und der gesamte Wasser- und Elektrolythaushalt völlig durcheinanderkommt.

Spärlich fließender, dunkel gefärbter Urin ist meist ein Zeichen für drohende Dehydrierung. Vor allem Säuglinge und Kleinkinder sind dann in großer Gefahr. Sollte der Durchfall Ihres Kindes länger als einen Tag anhalten, müssen Sie es also unbedingt in die ärztliche Praxis bringen! Akute Diarrhö bei Erwachsenen, die einige Tage anhält, ist oft Zeichen einer Darminfektion (z. B. Reisediarrhö) oder einer Lebensmittelvergiftung.

Manchmal entsteht Durchfall auch dadurch, daß man zu große Mengen bestimmter Nahrungsmittel gegessen hat – etwa unreifes Obst, Trockenfrüchte oder stark gewürzte Speisen –, gegen Lebensmittel allergisch ist (dazu gehört auch die

Laktose-Intoleranz), viel zu viel Kaffee trinkt oder zu viel künstliche Süßstoffe auf Alkoholzuckerbasis (etwa Sorbitol oder Mannitol) einnimmt. Zu den Nebenwirkungen von Anti-Diarrhö-Mitteln, die die Darmkontraktionen hemmen und den Flüssigkeitsverlust in Grenzen halten, können Verstopfung, Übelkeit und Benommenheit gehören. Solche Medikamente werden außerdem viel öfter und länger als nötig eingenommen: Durchfall hört in aller Regel von selbst auf. Manchmal sind die Medikamente sogar schuld daran, wenn er länger dauert als er müßte, weil sie die Bemühungen des Körpers, einen Giftstoff oder Krankheitskeime nach außen zu befördern, unterbinden. Ballaststoffreiche Durchfallmittel oder auch einfach medizinische Kohletabletten, wie sie in Apotheken freiverkäuflich zu haben sind, sind in aller Regel besser und haben weniger potentielle Nebenwirkungen.

Magengeschwüre. Mit diesem Sammelnamen werden Erosionen der Innenwände von Organen des Verdauungstrakts bezeichnet, meist des unteren Magens oder des Zwölffingerdarms. Solche Geschwüre entstehen, wenn zu viel Magensäure produziert wird, die auch die Schleimhaut angreift. Sehr häufig stecken psychosomatische Ursachen dahinter; wissenschaftlichen Studien zufolge sind beispielsweise Menschen in Sitzberufen, die häufig unter Termindruck stehen und unregelmäßige Mahlzeiten einnehmen, besonders gefährdet. Auch Acetylsalicylsäure, Alkohol, Nikotin und Koffein können dabei eine Rolle spielen. Früher empfahl man Milch zur Neutralisierung der Magensäure. Heute ist das obsolet, weil man erkannt hat, daß Milch die Säure nur kurzzeitig neutralisiert, dann aber ihre Produktion um so stärker anregt – und die Geschwüre womöglich noch verschlimmert.

Bis vor etwa fünfzehn Jahren wurden allgemein Antazida gegen Magen- und Zwölffingerdarmgeschwüre verordnet. Inzwischen sind mehrere starke, meist auf Rezept erhältliche Mittel auf den Markt gekommen, die Milliardengewinne abwerfen. Sie reduzieren die Salzsäureproduktion und lindern so den Schmerz. Etwa ein Drittel der Betroffenen muß sie über längere Zeiträume hinweg einnehmen, so daß sich ihr Nebenwirkungsrisiko beträchtlich erhöht. Zwar können die Geschwüre besser ausheilen, so lange weniger Magensäure produziert wird; doch wenn dem nicht auch Umstellungen der Ernährungs- und Eßgewohnheiten folgen, kehren sie in aller Regel innerhalb eines Jahres wieder.

Für alle diese Verdauungsstörungen gibt es viele gute Naturheilmittel, die nicht nur im akuten Fall helfen, sondern auch den gesamten Verdauungstrakt stärken und revitalisieren. So kann er wieder gut funktionieren, ohne auf medikamentöse Regulierung angewiesen zu sein.

Heilpflanzen fürs Verdauungssystem

Heilpflanzen beeinflussen den Verdauungstrakt auf vielfältige Weise positiv. Manche stimulieren die Produktion bzw. Sekretion von Verdauungsenzymen, entspannen die Magen-Darm-Muskulatur und beruhigen oder schützen die Schleimhäute der Magen- und Darmwände. Karminative Kräuter, die oft gegen Blähungen eingesetzt werden, beruhigen den Magen und lassen die Gase entweichen. Süßholzwurzel (Glycyrrhiza glabra), aus der auch Lakritze hergestellt wird, ist in der Volksmedizin schon seit langem als Mittel gegen Magengeschwüre bekannt; wissenschaftliche Studien bestätigten ihre Wirksamkeit. Auch das Bioflavonoid Quercetin sowie grüner Tee sind geschwürheilend.

Daneben gibt es viele pflanzliche Abführmittel, von denen einige erheblich milder sind als die schulmedizinisch empfohlenen. Manche können allerdings auch Darmkrämpfe auslösen und die Darmflora schädigen (speziell Sennesblätter, Aloe und Faulbaumrinde). Zudem sollte man auch pflanzliche Laxanzien nicht regelmäßig einnehmen, weil sie den Darm träge und medikamentenabhängig machen können. Die mildesten und dennoch gut wirksamen Pflanzen zur Regulierung der Verdauung werden nachstehend besprochen.

Ingwer. Die getrocknete Wurzel dieser in Asien beheimateten Pflanze wird seit langem als verdauungsregulierendes Mittel benutzt. Ingwer kann die Gasbildung im Darm verhindern, Übelkeit lindern bzw. verhüten und die glatte Darmmuskulatur beruhigen. Falls Sie an Blähungen oder Übelkeit leiden, nehmen Sie 0,5 bis 1 g der pulverisierten Ingwerwurzel oder 1 bis 2 Teelöffel Ingwertinktur bis zu dreimal täglich ein.

Pfefferminze. Die Blätter dieser Pflanze enthalten viel Menthol, einen kristallinen Alkohol, der die glatte Muskulatur des Verdauungstraktes beruhigt, wie Studien bestätigten. Außerdem kann Pfefferminze den Gallenfluß anregen, was die Fettverdauung fördert. Um Magenkrämpfe oder Blähungen zu lindern, trinken Sie eine Tasse Pfefferminztee oder nehmen einen Teelöffel Minzkonzentrat ein.

Knoblauch. Diese vielfältig einsetzbare Heilpflanze wirkt stark antibakteriell, kann also schädliche Keime im Darm abtöten helfen und den Darm zu erhöhter Aktivität anregen. Knoblauch wird oft bei Durchfall, Blähungen (Winden) und Verstopfung angewendet. Manche Menschen allerdings vertragen ihn nicht gut, weil er den Darm reizt; in hohen Dosen – fünf Knoblauchzehen pro Tag, oft auch weniger – kann er sogar Blähungen herbeiführen. Essen Sie am besten täglich ein bis zwei rohe Knoblauchzehen, oder nehmen Sie im Bedarfsfall rohen Knoblauch bzw. 600 bis 1000 mg Knoblauchkonzentrat oder 1,8 bis 3 g Frischknoblauch-Äquivalent oder 1,8 bis 3,6 mg Allicin ein.

Baldrian. Aus der stark duftenden Wurzel des mexikanischen und europäischen Baldrians wird das beliebteste pflanzliche Beruhigungsmittel hergestellt. Baldrian ist aber auch gut fürs Verdauungssystem, vor allem bei nervös bedingtem

Durchfall oder krampfbedingter Verstopfung. In solchen Fällen werden 1 bis 2 Baldriankapseln bzw. Teelöffel Baldriantinktur empfohlen.

Kamille. Ein weiteres, milder wirkendes Heilkraut, das sich auch sehr gut bei Verdauungsstörungen eignet, ist die Echte Kamille. Sie enthält magenberuhigende, entzündungshemmende Inhaltsstoffe und hilft auch gegen Blähungen. Bei Magen- und Zwölffingerdarmgeschwüren kann eine sogenannte Rollkur mit starkem, lauwarmem Kamillentee sehr wirksam sein: drei- bis viermal täglich eine Tasse Tee im Liegen in kleinen Schlucken trinken, dabei je 5 Minuten auf dem Rücken, dann auf der rechten Seite, auf dem Bauch und schließlich auf der linken Seite liegenbleiben, so daß der Tee die Magenwände gut umspülen kann. Mindestens 10 bis 14 Tage lang täglich wiederholen.

Nordamerikanische Ulme. Aus der zerstoßenen inneren Rinde dieses Baumes (Ulmus fulva oder U. rubra), der in den USA vor einigen Jahren große Schäden durch die »Holländische Ulmenkrankheit« erlitt, werden heute Präparate zum Einnehmen bei Verdauungsstörungen hergestellt (früher kaute man dazu die Wurzel). Sogar die amerikanischen Gesundheitsbehörden bezeichnen sie als »hervorragendes Demulgens«, also Linderungsmittel. Falls Sie an gereizten Magen- oder Darmschleimhäuten leiden oder Durchfall haben, essen Sie die Ulmenrinde (falls Sie sie hierzulande bekommen) als Mehlsuppe: einen Eßlöffel Pulver mit einem Eßlöffel Zucker oder etwas Honig und einer Tasse kochendem Wasser verrühren.

Goldlack und Berberitze. Diese beiden Heilpflanzen (Hydrastis canadensis und Berberis vulgaris) enthalten starke Alkaloide wie etwa das Berberin, die Studien zufolge hochwirksam gegen Bakterien und Pilze sind. Beide werden häufig bei Durchfall infolge von Lebensmittelvergiftung oder Parasitenbefall eingesetzt sowie bei Verstopfung, die auf träge Darmmuskulatur zurückzuführen ist. Die durchschnittliche Dosis im Bedarfsfall beträgt 1 Teelöffel Goldlack- oder Berberitzentinktur, maximal dreimal täglich. Manche Naturheilkundige, die besonders auf die Wirkungen dieser beiden Pflanzen schwören, nehmen sie sogar eine Woche vor, während und eine Woche lang nach jeder Fernreise ein, um gegen Reisediarrhö besser gewappnet zu sein. Die dazu nötige Dosis beträgt ein- bis zweimal täglich 1 Teelöffel des Pflanzenkonzentrats. Kinder unter drei Jahren und schwangere bzw. stillende Frauen sollten weder Goldlack noch Berberitze einnehmen.

Alltägliche Verdauungsstörungen behandeln

- Bei chronischer Verstopfung sind Ingwer, Berberitze und Löwenzahn besser als z. B. der starkwirkende Kreuzdorn oder Sennesblätter. Auch Baldrian hilft oft bei Verstopfung, die auf nervösen Darmkrämpfen beruht.
- Bei Blähungen sollten Sie es mit Ingwer, Pfefferminze oder Fenchel (als Tee) versuchen.
- Die Nordamerikanische Ulme, Goldlack und Berberitze sowie medizinische Kohle helfen oft bei Durchfall.
- Nach einer Lebensmittelvergiftung können Sie dem Verdauungstrakt mit Knoblauch, Goldlack oder Berberitze helfen, wieder gesund zu werden.

Pflanzliche Bitterstoffe

Pflanzliche Bitterpräparate werden aus einzelnen Kräutern oder mehreren Heilpflanzen zusammen hergestellt, deren bitterer, fast stechender Geschmack den Appetit anregt und die Verdauung erleichtert. Man kann sie regelmäßig einnehmen, um den Verdauungstrakt zu stärken und den Darm gesund zu halten. Solche Magenbitter wurden schon vor Tausenden von Jahren angewandt. »Im Frühling ernten traditionell lebende Völker die jungen Triebe von grünen Bitterpflanzen, um ihren Verdauungstrakt nach dem Winter, in dem sie viel nahrhafte, fettreiche Speisen gegessen haben, wieder in Schwung zu bringen«, bemerkt dazu die Kräuterkundlerin Brigitte Mars. »Selbst im Tierreich rupfen viele Spezies instinktiv bittere Pflanzentriebe ab, um Verdauungsstörungen zu heilen.«

Zu den bekanntesten Bitterpflanzen gehören Angelika, Löwenzahn, Enzian, Raute, Rhabarber, Sauerampfer, Berberitze und Goldlack. Man macht daraus Magenbitter, indem man sie in Alkohol oder Essig einlegt. Eine ganze Reihe klinischer Studien haben bereits belegt, daß solche Bitter tatsächlich bei Blähungen und Sodbrennen sehr hilfreich sein können. Wie das genau zugeht, ist noch nicht völlig geklärt. Eine gemeinhin akzeptierte Erklärung besagt, daß Bitterstoffe die für bitteren Geschmack zuständigen Geschmacksknospen im hinteren Teil der Zunge aktivieren. Das führt wiederum dazu, daß sich die Speichel- und Enzymproduktion erhöht und sämtliche Verdauungssäfte angeregt werden, so daß Magen, Dünndarm und Galle besser funktionieren. Pflanzliche Magenbitter sollen auch eine gute Kur für die Leber, den Darm und andere Verdauungsorgane sein – vorausgesetzt, ihr Alkoholanteil ist vergleichsweise niedrig, und sie enthalten nur sehr wenig Industriezucker! Aus diesem Grund sind geläufige »Digestivi«, denen nur wenige pflanzliche Bitterstoffe, dafür aber um so mehr Zucker, künstliche Aromen usw. zugesetzt sind, auch längst nicht so empfehlenswert wie echte Kräuterbitter, die mit süßeren Kräutern abgeschmeckt wurden.

Bei Leber- und Alkoholproblemen sollten Magenbitter auf Alkoholbasis gemieden werden. Bittersalate wie Löwenzahn oder Rucola tun ebenfalls gute Wirkung, wenn sie zum Schluß der Mahlzeit gegessen werden. Kindern sollte man keine Magenbitter geben.

Wie Sie Magenbitter anwenden können: Am effektivsten sind sie oft, wenn man sie 15 bis 30 Minuten vor der Mahlzeit einnimmt (ausprobieren). Als Kur für den Verdauungstrakt nehmen Sie dreimal täglich 1 Teelöffel, entweder unverdünnt oder in einem Gläschen mit warmem Wasser, Kräutertee oder stillem Tafelwasser. Magenbitter nicht mit süßen Säften mischen, das kann den Effekt zunichte machen!

Angelika (Engelwurz)

Präparate aus Angelika, auch Engelwurz genannt, werden aus den Blättern, Wurzeln und Samen einer relativ hochwachsenden, dem Stangensellerie ähnlichen Pflanze aus der Petersilien-Familie hergestellt. Engelwurz wird traditionell eingenommen bei Atemwegbeschwerden, Erkältungen, Grippe und Verdauungsstörungen. Studien haben bestätigt, daß der Engelwurz Wirkstoffe enthält, die sowohl die Luftröhren- und Bronchial- wie auch die Darmmuskulatur beruhigen und sich daher zum Einsatz bei Bronchitis, Asthma, Darmkrämpfen, Blähungen und Sodbrennen eignen.

Engelwurz ist relativ ungiftig; manche Menschen bekommen während der Einnahme eine sehr sonnenlichtempfindliche Haut.

Wie Sie Angelika (Engelwurz) anwenden können: Die frische Wurzel ist giftig; sie wird daher nur getrocknet verkauft. Engelwurz-Präparate gibt es außerdem in Kapseln, Tropfenkonzentraten und Tinkturen. Bei Verdauungsstörungen nehmen Sie zwei- bis dreimal täglich 1 Teelöffel der Lösung in einer halben Tasse Kräutertee oder Wasser. Zur Verdauungsanregung nehmen Sie täglich 1 Teelöffel voll vor dem Essen.

Löwenzahn

Löwenzahn ist ein bitteres, nahrhaftes Kraut, das sich überall ansiedelt und schon so manchen Gartenbesitzer zur Verzweiflung getrieben hat. Kräuterkundige wenden den Löwenzahn seit langem an, um Entzündungen der Gallenblase und der Leber sowie Gelbsucht damit zu behandeln. Er ist außerdem ein berühmter »Blutreiniger«, regt den Harnfluß an und hilft beim Abnehmen. Löwenzahn kann außerdem die Serumcholesterinspiegel sowie den Blutdruck senken und so vor Herzleiden schützen.

In der chinesischen Volksmedizin wird der Löwenzahn seit jeher als mildes Abführmittel und Tonikum für den Verdauungstrakt verwendet. Studien haben gezeigt, daß die Heilpflanze den Gallenzustrom zum Dünndarm erhöht und so die Fettaufspaltung fördert. Frische Löwenzahnblätter enthalten viele Nährstoffe, einschließlich Beta-Carotin, Vitamin C und Kalium, außerdem Ballaststoffe sowie Inulin, ein komplexes Kohlenhydrat, das die Verdauung fördert.

Löwenzahn kann sowohl frisch als auch in Präparaten unbegrenzt häufig eingenommen werden. Trinken Sie jedoch reichlich dazu, um die Flüssigkeit zu ersetzen, die Sie wegen seiner harntreibenden Wirkung ausscheiden.

Wie Sie Löwenzahn anwenden können: Löwenzahnblätter können Sie selbst auf Wiesen pflücken oder im Obst- und Gemüsehandel kaufen und daraus schmackhafte Salate zubereiten. Löwenzahnpräparate gibt es in vielerlei Form; die Durchschnittsdosis bei chronischen Verdauungsproblemen beträgt zwei- bis dreimal täglich 1 bis 2 Teelöffel Tinktur bzw. 500 bis 1000 mg Trockenextrakt. Als tägliches Magentonikum nehmen Sie zweimal täglich 1 Teelöffel Tinktur oder 250 bis 500 mg Trockenextrakt.

Ergänzungsmittel für die Verdauung

Zur Regulierung der Verdauung sind Vitamine und Mineralstoffe nicht so bedeutsam, wie das bei anderen Körperfunktionen der Fall ist. Was man allerdings braucht, sind B-Vitamine, vor allem Pantothen- sowie Folsäure: Ein Mangel an diesen beiden Vitaminen kann zu Verstopfung oder auch Durchfall und anderen Verdauungsstörungen führen. Die durchschnittliche Tagesdosis Vitamin-B-Komplex für ein gesundes Verdauungssystem beträgt zweimal täglich 50 mg.

Es gibt außerdem eine ganze Reihe von natürlichen Substanzen, die zwar nicht regelmäßig eingenommen werden sollten, bei bestimmten Verdauungsproblemen jedoch sehr nützlich sein können.

Pankreas-Enzyme. Die Bauchspeicheldrüse (der Pankreas) produziert die Verdauungsenzyme Lipase, Protease und Amylase. Sie werden in den Zwölffingerdarm ausgeschüttet, wo sie mithelfen, Fette, Proteine und Kohlenhydrate aufzuspalten. Angeborene oder erworbene Stoffwechselstörungen (etwa die zystische Fibrose), übermäßiger Alkoholkonsum und andere Faktoren können bewirken, daß zu wenig dieser Enzyme ausgeschüttet werden; daraus resultieren wiederum diverse Stoffwechselstörungen, eventuell auch Vitamin- und Mineralstoffmangel. Pankreas-Enzym-Präparate (aus den Bauchspeicheldrüsen von Hunden hergestellt) sind in Apotheken erhältlich, sollten aber nur unter ärztlicher Aufsicht eingenommen werden, vor allem wegen der möglichen Allergiegefahr (sie enthalten Fremdeiweiße, wenn auch nur in winzigen Mengen).

Salzsäure. Sie ist die wichtigste im Magen produzierte Säure. Viele Menschen produzieren eher zuviel davon, manche – vor allem ältere – gelegentlich aber auch zu wenig. Sie können von Salzsäure-Präparaten profitieren. Meist werden sie mit Rote-Bete-Extrakten (Betain) gesüßt; oft enthalten sie auch das Verdauungsenzym Pepsin, das aus Schweinen oder anderen Tieren gewonnen wird.

Bevor Sie allerdings auf eigene Faust Salzsäure-Präparate schlucken, müssen Sie sich unbedingt ärztlich untersuchen und feststellen lassen, ob Sie tatsächlich an einer Salzsäure-Unterproduktion leiden – denn sonst können die Präparate Ihrem Magen schwer schaden! Ein weitverbreiteter Säuremeßtest besteht darin, daß man eine kleine Kapsel herunterschluckt, die an einem reißfesten Faden hängt. Die Kapsel enthält ein Meßgerät, das den Säuregehalt des Magens mißt und ihn mittels eines winzigen Senders zum Empfangsgerät in der Arztpraxis übermittelt. – Davon abgesehen, sollten Salzsäurepräparate auf keinen Fall zusammen mit säurehaltigen Medikamenten, etwa Acetylsalicylsäure, eingenommen werden.

Aktivkohle. Diese vorbehandelte medizinische Kohle kann Partikel und Gase im Verdauungstrakt sehr gut absorbieren, wobei sie selbst nur durchgleitet, aber nicht verdaut wird. Man schluckt sie, um Blähungsschmerzen zu lindern, das Abgehen von Winden zu bremsen, Durchfall zu stoppen und Gase und Toxine aus dem Körper zu befördern. Eine Reihe von Doppelblindstudien hat ergeben, daß Aktivkohle besser gegen Blähungen wirkt als so manches schulmedizinische Medikament. Darüber hinaus können die Kohletabletten unter Umständen dazu beitragen, den Cholesterinspiegel zu senken (siehe Kapitel 8) – allerdings nur in sehr großen Mengen.

Innerhalb von 60 bis 90 Minuten nach der Einnahme von Nähr- oder Vitalstoffpräparaten sollten Sie keine Kohletabletten schlucken, weil sie diese Substanzen an sich binden und vorzeitig aus dem Körper transportieren könnten. Beim ersten Anzeichen einer Verdauungsstörung wie Durchfall, Blähungen oder Winden 500 mg Aktivkohle (bzw. 2 bis 3 Tabletten) zu schlucken, hilft jedoch oft schon, die Störung zu beseitigen. Wenn nicht, nehmen Sie alle zwei Stunden eine weitere Dosis ein – aber nicht öfter als drei- bis viermal hintereinander. Bedenken Sie, daß es halbe Tage dauern kann, bis die Aktivkohle die vielen Meter Verdauungstrakt überwunden und ihr Werk getan hat.

Bromelin und Papain. Hierbei handelt es sich um natürliche Enzyme aus Ananas- bzw. Papayafrüchten. Papain wird u. a. in »Fleischweichmachern« verwendet, weil es die Struktur des Muskelgewebes aufbricht. Bromelin wie auch Papain werden in vielen Präparaten angeboten, die bei der Proteinverdauung helfen sollen. Sie fördern die Eiweißaufspaltung und mindern so das Risiko unangenehmer Fermentierungsprozesse im Verdauungstrakt. Naturheilkundige empfehlen die Einnahme dieser beiden Enzyme auch bei Diarrhö, die sehr wahrscheinlich auf Enzymmangel zurückzuführen ist. Bromelin ist darüber hinaus als oral einzunehmendes Mittel bei Sportverletzungen sehr beliebt, weil es Schmerzen und Schwellungen mildert und die Wundheilung beschleunigt. Als Verdauungshilfen sollten Enzymtabletten aus Bromelin und Papain nach dem Essen eingenommen werden. Auch vorbeugend können Sie ein bis zwei Tabletten kauen.

Heilerde. Bestimmte Heilerde-Präparate sind so hochgereinigt, daß man sie auch schlucken kann; sie säubern den Verdauungstrakt von Toxinen aus Lebensmitteln oder Chemikalien. Im Schnitt genügt 1 Teelöffel Heilerde für den oralen Gebrauch, vermischt mit einem Glas Wasser oder Saft.

Nützliche lebende Bakterien

Manche natürlichen Substanzen können Sie regelmäßig einnehmen, um die Gesundheit Ihres Verdauungssystems sicherzustellen. Dazu gehören auch nützliche lebende Bakterien.

Viele Bakterien sind krankheitserregend, einige jedoch für unsere Gesundheit unabdingbar (siehe Kapitel 2). Ohne eine gut funktionierende Darmflora, wie die gesunden Bakterienansiedlungen dort genannt werden, könnte unser Verdauungstrakt nicht richtig arbeiten. Er braucht sie zur Verdauung selbst, zur Produktion bestimmter Vitamine und zum Schutz gegen schädliche Eindringlinge, etwa Pilze oder Chlamydien. Die Darmflora verhindert außerdem, daß nach der Nahrungsaufnahme Störungen wie Durchfall, Blähungen und Winde auftreten.

Im Darm leben Hunderte von Bakterienstämmen – die meisten von ihnen sehr nützlich – einträchtig zusammen. Am besten bekannt sind die Milchsäure- oder Laktobazillen (L. acidophilus) sowie die Bifidobazillen (B. bifidum); daneben sind aber auch L. casei, L. plantarum und L. fermentum wichtig für den gesunden Darm. Ja sogar eine Spezies der Streptokokken – die ja normalerweise als Krankheitserreger bekannt sind – schützt unseren Darm, und zwar Streptococcus thermophilus. (Kleinkinder haben eine etwas anders zusammengesetzte Darmflora als Erwachsene; für sie gibt es spezielle Präparate in der Apotheke.) Auch L. bulgaricus findet sich im Darm. Anders als Lakto- und Bifidobakterien siedelt er sich dort jedoch nicht fest an, sondern passiert den Darm nur zeitweise – zum Beispiel, wenn wir Joghurt oder Bakterienpräparate essen, in denen dieser nützliche Gast enthalten ist.

Im allgemeinen sind Präparate mit nützlichen lebenden Bakterien nicht für die ständige, regelmäßige Einnahme gedacht, auch wenn sie im Prinzip keinen Schaden anrichten, sondern nur hilfreich sein können (sie sind jedoch auch nicht ganz billig). Gegen den täglichen Genuß von Joghurt, der lebende Lakto- oder Bifidobazillen enthält, ist medizinisch nichts einzuwenden. Besonders wichtig ist eine solche Zusatztherapie, wenn Sie aus irgend einem wichtigen Grund Antibiotika verschrieben bekommen (sie greifen auch die gesunde Darmflora stark an). Nehmen Sie den Joghurt bzw. das Bakterienpräparat aber stets erst ca. zwei Stunden nach den Antibiotika ein. Auch Milchzucker – 1 bis 2 Teelöffel nach der Medikamenteneinnahme – kann die Darmflora unterstützen, ebenso eine Ernährung, die reich an Ballaststoffen ist. Auch die Antibabypille kann unter Umständen die Darmflora schädigen. Frauen, die sie über Jahre einnehmen, tun gut daran, viel Joghurt oder Kefir mit lebenden Bakterien zu essen und ihrem Darm ab und zu nützliche Bakterienpräparate zu gönnen.

Die Durchschnittsdosis für eine gesunde Darmflora beträgt 10 Milliarden Lebendorganismen pro Tag – das sind ein halber bis ein Teelöffel Pulver bzw. Flüssigkeit oder eine entsprechende Zahl von Kapseln, die je 2 bis 3 Milliarden Lebendorganismen enthalten.

Weitere natürliche Vitalstoffe für den Darm

Auch mit zwei weiteren Naturpräparaten können Sie viel für die Gesundheit Ihres Verdauungstraktes tun bzw. Ihre Verdauung fördern.

Inulin

Inulin ist ein weißes, stärkeähnliches Polysaccharid, also ein komplexes Kohlenhydrat, das in kleinen Mengen in Obst, Gemüse und Getreide enthalten ist. Chemisch wird es auch Fructo-Oligosaccharid genannt, denn es wird beim Kontakt mit bestimmten Komponenten in Fructose (Fruchtzucker) umgewandelt. Zu den natürlichen Inulinquellen gehören Bananen, Zwiebeln, Knoblauch, Gerste und Tomaten. Viele Mitglieder der riesigen Korbblütler-Familie (Compositen) – zu ihnen gehören u. a. Artischocken, Gänseblümchen, der Echte Alant, Löwenzahn und Sonnenhut (Echinacea) – sind reich an Inulin. Das gilt ganz besonders für die »Süßkartoffel« Topinambur sowie eine beliebte Blühpflanze, die Dahlie.

Viele klinische Studien in Japan und anderen Ländern haben gezeigt, daß Inulinpräparate die gesunde Darmflora, vor allem die Bifidobazillen im Dickdarm, um das Zehnfache vermehren können. Ähnlich wie die Einnahme nützlicher lebender Bakterien kann Inulin also die Darmflora wiederherstellen und den Verdauungstrakt gegen schädliche Eindringlinge, etwa Clostridiumbakterien und Candida-Pilze, schützen. Darüber hinaus hilft es Zuckerkranken unter Umständen, Schwankungen ihres Blutzuckerspiegels abzufangen.

Zu den besten Nahrungsquellen für Inulin gehört, wie schon erwähnt, Topinambur (Helianthus tuberosus), eine ziemlich große, gelbblühende Verwandte der Sonnenblume, die außerdem reich an Kalium und Ballaststoffen ist. Sie können Topinambur in Bioläden und auf gutsortierten Gemüsemärkten bekommen und ähnlich wie Kartoffeln zubereiten. Inzwischen gibt es auch Topinamburmehl, das einen nußartigen Geschmack hat und aufs Müsli gestreut, Suppen oder Joghurts beigemengt oder mit anderen Mehlsorten gemeinsam zum Backen verwendet werden kann (Topinamburgehalt maximal 10 Prozent).

Wie Sie Inulin anwenden können: Es wird vielen verdauungsfördernden Präparaten als Fructo-Oligosaccharid zugesetzt, ist aber auch als Einzelpräparat (Pulver, Tabletten) erhältlich. Die Durchschnittsdosis für die Darmgesundheit beträgt zwei- bis dreimal täglich einen halben bis einen Teelöffel bzw. 1 bis 2 Tabletten.

Ballaststoffpräparate

Ganz allgemein sind wasserunlösliche Ballaststoffe, wie sie zum Beispiel Vollkornprodukte und Psyllium bieten, wichtiger für den Verdauungstrakt als wasserlösliche aus pflanzlichen Klebemitteln und Pektinen. Unlösliche Ballaststoffe können dazu beitragen, Durchfall zu verhüten bzw. zu hemmen, indem sie den Stuhl andicken und ihn mit Flüssigkeit anreichern. Interessanterweise können Ballaststoffe aber auch Verstopfungen beheben: Da sie die Stuhlmasse vergrößern, regen sie die Darmmuskulatur zu verstärkter Bewegung an; und weil sie Flüssigkeit im Stuhl binden, rutscht die Masse zudem leichter. Bei der Vorbeugung und Behandlung verschiedener Darmerkrankungen, etwa dem »Syndrom des gereizten Darms« und der Divertikulose, aber auch bei Hämorrhoiden sind Ballaststoffe sehr hilfreich. Darüber hinaus können sie Dickdarm- und Rektumkrebs vorbeugen helfen.

Bevölkerungsstudien haben ergeben, daß die Nahrung nichtindustrialisierter, sich auf traditionelle Weise ernährender Völker oft 50 g Ballaststoffe pro Tag oder sogar mehr enthält. (In den westlichen Industrieländern sind es nur 20 g oder weniger.) Ihr Verdauungsprozeß dauert weniger lang, und alle Nährstoffe werden absorbiert, bevor Fäulnisvorgänge im Darm einsetzen können. Der Stuhl ist dicker, der Stuhlgang regelmäßiger, und die nützliche Darmflora wird in gesundem Gleichgewicht gehalten. Bestimmte Ballaststoffe werden im Darm bakteriell fermentiert, wobei nützliche Fettsäuren entstehen. Alles in allem haben Menschen in Entwicklungsländern – vorausgesetzt, sie müssen keinen Hunger leiden – wesentlich seltener Verdauungsstörungen als unsereins.

Als Quelle sowohl wasserlöslicher als auch -unlöslicher Ballaststoffe ist das Psyllium besonders beliebt. Es wird aus verschiedenen Pflanzen gewonnen und häufig Abführmitteln beigefügt, weil es den Verdauungstrakt anregt, die Verdauungsvorgänge beschleunigt, die Darmpassage des Nahrungsbreis verkürzt und Darmkrämpfe lindert. Es hilft aber auch gegen Durchfall, weil es den Stuhl dicker macht. Seine Schleimstoffe absorbieren Wasser und füllen den Magen, können also auch appetitzügelnd wirken und beim Abnehmen dienlich sein. Zuguterletzt kann Psyllium Altersdiabetes verhüten helfen und die Serumcholesterinwerte senken. Psylliumsamen oder -kapseln sollten immer zusammen mit viel Flüssigkeit eingenommen werden.

Wie schon mehrfach betont, sollte die Ballaststoffzufuhr am besten über die Nahrung selbst erfolgen: Essen Sie viel frisches Obst, Gemüse, Hülsenfrüchte und Salate sowie Vollkornprodukte! In Sonderfällen können Sie auch zu Ballaststoffpräparaten greifen, sollten es dabei aber nicht übertreiben: Beginnen Sie mit 4 bis 5 g pro Tag und steigern Sie die Dosis ganz allmählich auf ca. 20 bis 25 g. Bei mehr als 30 g pro Tag können Sie sich einen Mineralstoffmangel einhandeln, weil die Fasern im Darm zuviel dieser Nährstoffe aufnehmen. Außerdem sollten Sie täglich mindestens zwei Liter Flüssigkeit trinken, damit Sie durch die Ballaststoffe keine Verstopfung oder womöglich gar einen lebensgefährlichen Darmverschluß davontragen. Bei starken Schmerzen im Darmbereich sofort den Notarzt alarmieren!

Wie Sie Psyllium und andere Ballaststoffpräparate anwenden können: Sie werden in zahlreichen Darreichungsformen angeboten. Die Durchschnittsdosis für den gesunden Darm beträgt ein- bis zweimal täglich 1 Teelöffel Pulver, in einem Glas Wasser verrührt, oder 4 bis 5 g als Kapseln oder Tabletten. Bei akuten Verdauungsstörungen kann es auch einmal die doppelte Dosis sein, aber nicht länger als 2 bis 3 Tage.

Aromaöle für den Verdauungstrakt

»Die Aromatherapie kann vielen Verdauungsstörungen vorbeugen, denn es gibt viele aromatische Inhaltsstoffe von Pflanzen, die den Darm anregen und für gute Verdauung sorgen, vor allem, wenn die Verdauungsorgane etwas träge sind«, meint die Aromatherapeutin und Buchautorin Daniele Ryman. »Schon die Verwendung bestimmter Kräuter beim Kochen kann den ersten Verdauungsvorgang, die Speichelproduktion, in Gang bringen; die gleichen aromatischen Essenzen helfen dann im Magen-Darm-Trakt bei der Nahrungsaufspaltung. (...) Wann immer es möglich ist, sollten daher aromatische Öle aus Kräutern, Früchten, Gemüsen und Gewürzen den Speiseplan bereichern.«

Ryman und andere Aromatherapeutinnen und -therapeuten nennen zu diesen Zwecken häufig die Aromaöle von Gewürznelke (Eugenia caryophyllata oder Syzygium aromaticum), Knoblauch, Ingwer, Lavendel, Kardamom (Elettaria cardamomum), Zimt (Cinnamomum zeylanicum), Fenchel (Foeniculum vulgare) sowie schwarzem Pfeffer (Piper nigrum).

Pfefferminze

Eines der beliebtesten Aromaöle zur Appetitanregung und Linderung von Verdauungsbeschwerden ist zweifellos die Pfefferminze, eine Pflanzenspezies, deren Wirksamkeit schon im alten Ägypten, China und Rom bekannt war. Wie Plinius der Ältere im ersten Jahrhundert unserer Zeitrechnung schrieb: »Der Duft der Minze weckt Geist und Appetit, so daß man schließlich sogar Heißhunger bekommt.«

Sowohl in der Pflanzenheilkunde als auch in der Aromatherapie werden die Blätter und Blüten dieser mehrjährigen Gartenpflanze seit langem medizinisch genutzt. Pfefferminzöl wird Nahrungsmitteln, Bonbons, Kaugummis und Zahnpasten zugesetzt. Ein Pfefferminztee oder ein paar Tropfen Minzöl in Wasser helfen bei verdorbenem Magen, Übelkeit, Durchfall und Blähungen. Das Aromaöl enthält Menthol, einen medizinisch aktiven Alkohol, der stark antiseptisch und entzündungshemmend wirkt, so daß das Aromaöl auch als Heilmittel bei Insektenstichen, Juckreiz und Zahnweh verwendet werden kann. Die Pfefferminze wirkt mild stimulierend (siehe Kapitel 5), so daß man sie am besten nicht direkt vor dem Schlafengehen anwendet.

Unverdünnt oder in großen Mengen kann dieses Aromaöl auch hautreizend wirken. Zudem setzt es unter Umständen die Wirkung von Homöopathika außer Kraft, sollte also nicht zusammen mit solchen Mitteln angewendet werden.

Aromaöle können grundsätzlich im Bauchbereich in die Haut einmassiert werden; das nützt bei allen möglichen Verdauungsstörungen, vor allem Blähungen und Sodbrennen. In den Unterbauch einmassiert, hilft das Öl (und die Massage selbst), Verstopfung zu beheben. Bei Durchfall ist es am besten, eine warme Kompresse zu machen, etwas Aromaöl daraufzuträufeln und sie dann 10 bis 15 Minuten auf den Unterbauch zu legen. Sie können verdauungsanregende Aromaöle auch dem Badewasser zusetzen (meiden Sie jedoch hier Pfefferminze) oder sie in der Atemluft zerstäuben. In Kapitel 2 finden Sie weitere Informationen über Einsatzbereiche und Anwendung von aromatischen Ölen.

Pfefferminztee ist bei vielen beliebt, und auch wenn Aromaöle generell nicht oral eingenommen werden sollten, kann es im akuten Fall doch nicht schaden, dem Tee 1 bis 2 Tropfen davon hinzuzufügen. Vorsicht: Bei manchen Menschen löst Pfefferminze Sod- oder Magenbrennen aus!

Für den Anfang

Falls Ihr Verdauungssystem etwas Anregung nötig hat oder nicht besonders gut funktioniert, sollten Sie es erst einmal mit folgenden Mitteln versuchen:

- täglich 1 bis 2 Joghurts oder einen halben bis 1 Teelöffel eines Präparats mit lebenden Lakto- und Bifidobazillen,
- mehr Ballaststoffe in der Nahrung, ersatzweise 1 Teelöffel Ballaststoffpulver bzw. 4 bis 5 g in Kapseln oder Tabletten,

- dreimal täglich 1 Teelöffel Magenbitter, in Wasser verdünnt oder unverdünnt, 15 bis 30 Minuten vor den Mahlzeiten.

Was Sie sonst noch für sich tun können

Zu einem gut funktionierenden Verdauungssystem gehört weit mehr als nur eine gesunde Darmflora. Einzelne Speisen, die gesamte Ernährungsweise, die Einstellung zum Essen, der Gemütszustand wie auch körperliche Bewegung und die Gesundheit im allgemeinen – all das beeinflußt die Verdauung. Hier ein paar Regeln, die Sie beherzigen sollten:

- Ernähren Sie sich möglichst ballaststoffreich, fettarm und ausgewogen, am besten überwiegend vegetarisch. Das verhütet bereits viele Verdauungsprobleme im Ansatz – außer Blähungen, die sich bei der Ernährungsumstellung zuerst vielleicht einstellen, später aber meistens von selbst geben. Überschüssige Magensäure läßt sich durch weichgekochte Körner, Tofu und komplexe Kohlenhydrate (z. B. Vollkornreis) binden.
- Kauen Sie Ihr Essen stets ausgiebig und sorgfältig. So bereiten Sie den Verdauungsvorgang optimal vor und nehmen auch mehr Vitalstoffe auf.
- Versuchen Sie sich zu entspannen, bevor Sie sich zu Tisch setzen! Gesundes Essen braucht nicht Eile, sondern Weile. Wenn Sie etwas zu sich nehmen, während Sie gerade zur Arbeit fahren, einen Horrorfilm im Fernsehen anschauen oder einen Streit mit Familienangehörigen ausfechten, krampft sich Ihr Magen zusammen, und die Verdauung gerät ins Stocken (oder Sie können überhaupt nichts runterbringen).
- Wenn Sie an Sodbrennen, Verstopfung oder Magen- bzw. Zwölffingerdarmgeschwüren leiden, sollten Sie Speisen meiden, die den Verdauungstrakt irritieren. Fettige, schwere

Speisen verlangsamen die Verdauung; Koffein und Schokolade können die Speiseröhre reizen; Alkohol, Industriezukker sowie Nikotin und Acetylsalicylsäure können die Magensäure-Produktion erhöhen.

- »Nach dem Essen soll man ruhn – oder tausend Schritte tun«, lautet eine alte Volksweisheit. Wer einen nervösen Magen hat (und keine Gewichtsprobleme), sollte sich nach dem Essen lieber etwas Ruhe gönnen, als womöglich zu joggen oder schwimmen zu gehen. Bei der Verdauung werden nämlich Blut und Energie nach innen gelenkt, stehen also für stärkere körperliche Bewegung nicht zur Verfügung. Andererseits kann ein leichter Spaziergang nach dem Essen all jenen guttun, die zu träger Verdauung neigen.
- Ein bis zwei Stunden nach einer Mahlzeit sollten Sie sich so viel wie möglich bewegen; das fördert auch die Motorik des Darms.
- Bei chronischen Verdauungsstörungen, die sich auch durch Ernährungsumstellungen und mehr Bewegung kaum zu bessern scheinen, lohnt es sich, den Rat einer gut ausgebildeten homöopathischen Fachkraft einzuholen. Individuell ausgewählte homöopathische Mittel wecken die Selbstheilungskräfte des Körpers, können sich heilsam auf die Funktion von Magen, Leber, Galle und Darm auswirken und das gesamte Verdauungssystem kräftigen.

16. Kapitel: Auf gesunde Weise abnehmen

Starkes Übergewicht ist einer der wichtigsten Risikofaktoren für die Entstehung verschiedener Zivilisationskrankheiten, von koronaren Herzleiden (vor allem Herzinfarkt) über Venenerkrankungen, Stoffwechsel- und Verdauungsstörungen, Altersdiabetes bis hin zu bestimmten Krebsformen. Viele Menschen sollten daher unbedingt abnehmen, um nicht krank zu werden bzw. um ihre Gesundheit wiederherzustellen.

Beim Körpergewicht geht es nicht allein um die Kilogramm, die man auf die Waage bringt, sondern auch um die Verteilung der Muskel- und Fettanteile. Dabei gibt es geschlechtsbedingte Unterschiede. Frauen haben im Schnitt mehr Unterhautfettgewebe als Männer und mehr Fettpölsterchen auf Hüften, Bauch, Po und Oberschenkeln; auch ihre Brüste bestehen zum Großteil aus Fettgewebe. Damit sorgt die Natur für die typischen weiblichen Rundungen, einen guten Schutz der empfindlichen Unterleibsorgane sowie Fettreserven in Hungerzeiten, vor allem auch zur Erhaltung von Schwangerschaften. Zudem wird in den Fettgeweben ein Teil der weiblichen Geschlechtshormone (Östrogene) produziert. In der Pubertät wächst der Fettgewebe-Anteil vieler Mädchenkörper aus hormonellen Gründen zunächst überproportional – ein Grund für zahllose Teenager, spätestens jetzt die erste Diät zum Abnehmen zu machen. Das ist jedoch in den meisten Fällen nicht nur überflüssig – das Gewicht regelt sich im Lauf der Zeit meist von selbst wieder –, sondern auch ungesund (und nicht selten der erste Schritt zu Magersucht oder Eß-Brech-Sucht). Auch in den Wechseljahren sind krampfhafte Versuche, gertenschlank zu werden oder zu bleiben, der Gesundheit eher abträglich: Wenn die Eierstöcke der Frau immer weniger Hormone produzieren, ist sie besonders auf die Östrogenproduktion ihrer Fettgewebe angewiesen. Sich gerade in dieser Zeit mager zu hungern, bringt sie um diese Möglichkeit.

Männer haben im Durchschnitt mehr Muskelmasse als Frauen, vor allem, wenn sie ihre Muskeln regelmäßig sportlich trainieren. Muskelgewebe sind schwerer als Körperfett. Ein normalgewichtiger Mann bringt im Schnitt etwa 10 bis 15 Prozent seines Gewichts als Fettanteil auf die Waage, eine normalgewichtige Frau 25 bis 30 Prozent. (Folgt sie den derzeit geltenden Schönheitsidealen, wird sich die Frau dabei jedoch »zu dick« vorkommen und abnehmen wollen.) Das Knochengewicht hingegen spielt eine weit geringere Rolle als früher angenommen; es variiert bei Menschen mit »zartem« und solchen mit »kräftigem« Knochenbau im Schnitt nur um zwei bis drei Kilogramm, ist also für größere Gewichtsdifferenzen nicht ausschlaggebend.

Ob Sie übergewichtig sind oder nicht, kann Ihnen die Waage allein also nicht exakt anzeigen: Es hängt von Ihrem Geschlecht und vom Verhältnis Fett- zu Muskelgewebe ab, das Ihr Körper aufweist. Um diesen Faktoren gerechter zu werden, gehen viele Gewichtstabellen heute von einem »Körpermasse-Index« (engl. Body Mass Index) aus statt nur von Kilogramm und Körpergröße.

Ob Sie abnehmen sollten oder keine Schlankheitskur brauchen, erfahren Sie eher von Ihrem Arzt bzw. Ihrer Ärztin als aus Modezeitschriften, die bestimmte Idealfiguren propagieren. Es gibt heute zahlreiche und sehr unterschiedliche Diäten zum Abnehmen, von denen nur eines gewiß ist: Dauerhaft helfen die allermeisten nicht, und sie sind oft auch gesundheitsschädlich, weil der Organismus dabei nicht mit allen notwendigen Nähr- und Vitalstoffen versorgt wird. Die einzig richtige Weise, auf lange Sicht ein bestimmtes, angemessenes Körpergewicht zu erreichen und auch zu halten, besteht in einer grundsätzlichen Umstellung der Ernährungsgewohnheiten (die Nahrung muß vor allem fettarm und ballaststoffreich sein) sowie darin, sich körperlich mehr zu bewegen. Wer erfolgreich abnehmen will, muß mehr Energie verbrennen als zuführen.

Wege zum Gewichtsverlust

Neben der begrenzten Kalorienzufuhr werden heute vorwiegend zwei Mittel zur dauerhaften Gewichtsabnahme angepriesen: Appetitzügler, die Sie veranlassen, Ihrem Körper weniger »Brennmaterial« zuzuführen, sowie sogenannte thermogene Substanzen, die den Grad Ihrer Energieverbrennung erhöhen.

Appetitzügler. Hunger entsteht aus einem komplexen Zusammenspiel mehrerer körperlicher und seelischer Faktoren. Aus der Hirnforschung ist bekannt, daß körperliches Hungergefühl von den Gewebespiegeln einer ganzen Reihe von Substanzen beeinflußt wird, unter anderem vom Blutzuckerspiegel, den Verdauungsenzymen und -hormonen, dem Wasserhaushalt, der Proteinaufnahme sowie bestimmten Neurotransmittern im Gehirn. Informationen über den Stand dieser »Hungerkontrolleure« werden an die Hirnrinde und von dort zum Hypothalamus vermittelt. Diese Hirnregion reguliert viele Körperfunktionen, von der Ausschüttung der Geschlechtshormone über den Schlaf bis hin zum Appetit. Die meisten Appetitzügler wirken auf dieses Zentrum ein – auf welche Weise, ist noch nicht ausreichend erforscht. Eben weil sie im Gehirn wirksam werden, haben sie in aller Regel auch zahlreiche unerwünschte Nebenwirkungen zur Folge, etwa Schlafstörungen, innere Unruhe und Blutdruckerhöhung, oft aber auch Impotenz, Depressionen sowie die Gefahr, nach diesen Mitteln süchtig zu werden. Das gilt vor allem für die (rezeptpflichtigen) Amphetamine und verwandte chemische Substanzen. Appetitzügler bieten also keinen gesunden Weg zum Gewichtsverlust.

Eine direktere Möglichkeit, den Appetit zu unterbinden, besteht darin, die Geschmacksknospen auf der Zunge so zu beeinflussen, daß sie keinen Geschmack mehr am Essen finden – ein Effekt, den Studien zwar teilweise tatsächlich bestätigt haben, der aber doch auf lange Sicht kaum eine akzeptable Lösung darstellen dürfte, weil die wenigsten Menschen sich den Genuß am Essen versagen wollen. Manche Kaugummis und Kautabletten enthalten das Oberflächen-Anästhetikum Benzocain, das die Zunge betäubt und damit den Geschmackssinn unterbindet.

Erhöhung der Thermogenese. Als Thermogenese wird jeder (Stoffwechsel-)Prozeß bezeichnet, bei dem Hitze produziert, also Energie verbrannt wird. Thermogene Substanzen sind solche, die die Fähigkeit des Körpers erhöhen, Kalorien zu verbrennen, bevor sie als Körperfette gespeichert werden, bzw. die bereits vorhandenen Fettpolster abzubauen. Ihre regelmäßige Einnahme führt dazu, daß der Energiepegel insgesamt gesteigert und das Gewicht allmählich reduziert wird.

Solche thermogenen Substanzen einzunehmen, ist ein relativ neuer Ansatz beim Kampf gegen überflüssige Pfunde. Bislang glaubte man nämlich, daß nur wenige, sehr starke Medikamente (z. B. Schilddrüsenhormone) die Thermogenese des Körpers beeinflussen könnten. Die Adipositas oder Obesität, wie starkes Übergewicht medizinisch genannt wird, führte man vor allem auf überhöhte Nahrungszufuhr zurück und versuchte, dem Problem mit Appetitzüglern und Schlankheitsdiäten zu Leibe zu rücken. In den sechziger Jahren begann der inzwischen verstorbene Dr. Derek Miller mit seinen Pionierarbeiten zum menschlichen Stoffwechsel; seither versteht man erheblich mehr davon, wie es zu Gewichtszunahme und -verlust kommen kann und wie wichtig die Kalorienverbrennung dabei ist. In Studien an Tieren und Menschen zeigte sich, daß Übergewichtige manchmal genauso viel (bzw. wenig) zu sich nehmen wie Normal- oder Untergewichtige, deren Körper es allerdings schaffen, mehr davon zu verbrennen.

Um Thermogenese und Gewichtsverlust ging es 1992 auch auf einem internationalen Wissenschaftssymposium in Genf, dessen Ergebnisse 1993 in der Fachzeitschrift ›International Journal of Obesity‹ veröffentlicht wurden. Die Resultate, zu denen diese neue Generation von Gewichtsforscherinnen und -forschern gelangt waren, führten inzwischen zur Entwicklung verschiedener thermogener Nahrungs-Ergänzungspräparate, die meisten davon auf der Basis von Pflanzen und Nährstoffen. Zu den erfolgversprechendsten der bislang identifizierten thermogenen Substanzen gehören die Xanthine, natürliche Pflanzeninhaltsstoffe, zu denen auch Koffein, Theophyllin und Theobromin zählen, außerdem Ephedra (aus dem Meerträubel), Acetylsalicylsäure sowie Magnesium und Kalium.

Pflanzen, die beim Abnehmen helfen

Pflanzen wirken auf ganz verschiedene Weise auf den Stoffwechsel ein. Manche von ihnen lohnen einen Versuch, andere eher weniger.

Pflanzliche Diuretika. Viele Pflanzen sind als milde Entwässerungsmittel (Diuretika) bekannt, die den Harnfluß steigern. In den Geweben eingelagertes, überschüssiges Wasser aus dem Körper auszuleiten, kann relativ rasch zu einer Gewichtsabnahme von mehreren Kilogramm führen. Zu diesen Pflanzen gehören beispielsweise Lauch, Zwiebeln, Kartoffeln, Spargel, Brunnenkresse, Petersilie, Wacholderbeeren, Löwenzahn sowie alle koffeinhaltigen Pflanzen. Wer an Bluthochdruck oder Harnweginfekten leidet, kann von einem solchen harntreibenden Effekt durchaus profitieren; zur dauerhaften Gewichtsabnahme reicht er jedoch nicht.

Scharfe Gewürze. Sie führen kurzfristig zu einem Anstieg der Körpertemperatur und zum Schwitzen, daher ebenfalls zu leichtem Gewichtsverlust. Zu ihnen gehören z. B. Cayennepfeffer, Ingwer und auch Zimtstangen.

Weide. Die Rinde der Weide (Salix alba) ist eine natürliche Quelle des Salicins, einer entzündungshemmenden Substanz, der die Acetylsalicinsäure chemisch nachgebaut wurde. Letztere, so stellte sich in Studien heraus, hat thermogene Eigenschaften ähnlich dem Koffein und dem Ephedrin. Weidenrindenextrakt wurde in diesem Zusammenhang noch nicht getestet, dürfte aber ebenfalls mild thermogen wirken.

Relativ weit verbreitet ist der Gebrauch zweier potenter Alkaloide mit starker stimulierender Wirkung: Koffein und Ephedrin. Zu den bekannten Mitteln, die Koffein (und verwandte Xanthine, wie das Theophyllin) enthalten, gehören Kaffee, schwarzer und grüner Tee, zuckerfreie Colagetränke sowie Guarana. Pflanzliches Ephedrin stammt überwiegend aus dem Meerträubel (Ephedra), vor allem den chinesischen Spezies, die als *ma huang* bekannt sind (siehe Kapitel 5). Beide Substanzen beschleunigen den Stoffwechsel und damit die Fettverbrennung. In mehreren Studien stellte sich heraus, daß sie gemeinsam zu doppelt so hohem Gewichtsverlust führen wie einzeln, ja daß die Gewichtsabnahme bei reiner Koffeinzufuhr nur minimal ist, falls nicht gleichzeitig auch Ephedrin eingenommen wird. In einem Tierexperiment, dessen Ergebnisse 1986 in der Fachzeitschrift ›American Journal of Clinical Nutrition‹ veröffentlicht wurden, stellte sich heraus, daß reine Ephedringaben das Körpergewicht der Tiere um 14 Prozent, ihre Fettgewebe um 42 Prozent reduzierten; gab man Ephedrin gemeinsam mit Koffein oder Theophyllin, verloren die Tiere 75 Prozent ihrer Fettgewebe und dadurch 25 Prozent an Körpergewicht.

Wie bereits in Kapitel 4 besprochen, können stimulierende

Substanzen jedoch auch starke Nebenwirkungen auf das Nervensystem sowie Herz und Kreislauf haben. Übergewichtige, die sich allzusehr auf Stimulanzien zur Gewichtsabnahme verlassen und/oder hohe Dosen davon einnehmen, nach dem Motto »Mehr hilft auch mehr«, können sich dabei gesundheitlich schwer schaden. Von der Einnahme solcher Präparate ist auf jeden Fall abzuraten, wenn Sie ohnehin schon täglich mehrere Tassen Kaffee oder schwarzen Tee trinken, unter Streß stehen, zu Nervosität und Reizbarkeit oder Schlafstörungen neigen und/oder Ihr Herz durch eine vorwiegend sitzende Lebensweise ohnehin belastet ist.

Grüner Tee

Eine der besten Koffeinquellen für diejenigen, die ein paar Pfund Übergewicht loswerden wollen, ist grüner Tee. Die Forschung hat sich zwar zumeist auf seine antioxidativen und krebsvorbeugenden Wirkungen konzentriert; in letzter Zeit wurde er aber auch als Hilfsmittel beim Abnehmen getestet. Zum einen enthält er Koffein, das mild stimulierend auf den Stoffwechsel wirkt. Zum anderen hat man entdeckt, daß seine Inhaltsstoffe, die Polyphenole und Katechine, die Fettverbrennung regulieren und den Blutzucker-und Insulinspiegel positiv beeinflussen können. In einer placebokontrollierten Studie an übergewichtigen Frauen stellte sich heaus: Diejenigen Frauen, die zusätzlich zu ihrer kalorienreduzierten Diät auch noch Grünteepräparate einnahmen, verloren innerhalb eines Monats dreimal mehr an Gewicht als die Kontrollgruppe, die zusätzlich nur ein Placebopräparat erhielt.

Wie Sie grünen Tee anwenden können: Teeblätter 2 bis 3 Minuten ziehen lassen; das Getränk enthält dann ca. 20 bis 30 mg Koffein. Durchschnittsdosis: 4 bis 6 Tassen pro Tag. Bei Grünteepräparaten den Polyphenolgehalt beachten: bei

15prozentigen Kapseln ca. 300 bis 600 mg täglich, bei 50prozentigen 100 bis 200 mg.

Vitalstoffe für die Schlankheitskur

Viele Menschen, die stark übergewichtig sind und/oder eine der typischen Schlankheitskuren machen, nehmen nicht genügend Nähr- und Vitalstoffe zu sich. Dicke essen zwar oft Unmengen, aber zumeist eine kalorien- und fettreiche, vitamin- und mineralstoffarme Nahrung. Und wer ständig kalorienreduzierte Diät hält und dabei weniger als 1500 Kalorien pro Tag aufnimmt, bekommt meist noch nicht einmal die empfohlene Tagesdosis, geschweige denn Optimaldosen der allerwichtigsten Vitamine, Mineralstoffe und Spurenelemente. Hinzu kommt, daß die meisten Menschen bei einer Schlankheitskur noch mehr Antioxidanzien benötigen als ohnehin schon (damit sie die schädlichen Effekte der im Fett gespeicherten Toxine, die beim Abnehmen freigesetzt werden, bekämpfen können) und auch mehr Vital-und Nährstoffe für ihren Stoffwechsel brauchen.

Vitamin- und Mineralstoffmangel kann zu Hungergefühlen führen. »Wenn die Nahrung wenig Mineralstoffe und Vitamine enthält«, meint dazu der Ernährungsspezialist Dr. Jeffrey Bland, »sendet die Leber Hungersignale ans Gehirn – was dann wiederum zu verstärktem Appetit führt.«

Wer eine Schlankheitskur beginnt, sollte also als erstes daran denken, jeden Tag ein Multivitamin-Multimineralstoff-Präparat einzunehmen. Die folgenden Vitalstoffe können darüber hinaus beim Abnehmen behilflich sein.

Die wichtigsten Mineralstoffe. Die im Blut und anderen Körperflüssigkeiten gelösten Mineralstoffe Kalium, Magnesium, Kalzium und bestimmte Phosphate werden als Elektrolyte bezeichnet. In gelöster Form bewirken sie, daß winzige elektrische Ströme in den Körperflüssigkeiten fließen können, die nicht nur von Muskeln, Nerven und Herz zum richtigen Funktionieren benötigt werden, sondern auch für die Regulierung der Körperwärme sehr wichtig sind. Studien haben gezeigt, daß ein optimaler Elektrolythaushalt auch den Stoffwechsel und die Fettverbrennung anregt. Sogenannte Softdrinks (u. a. Colagetränke) enthalten oft viel zu viel Phosphate und zu wenig der ausgleichenden anderen Elektrolyte. In Multimineralstoffpräparaten sind auch Kalzium, Kalium und Magnesium in ausgewogenen Mengen enthalten.

Verdauungsanregende Substanzen. Dazu gehören nützliche Darmbakterienstämme wie Milchsäure- und Bifidobakterien, das komplexe Kohlenhydrat Inulin sowie die Verdauungsenzyme Papain und Bromelin. Wenn die Verdauung gut funktioniert, werden auch die Nähr-und Vitalstoffe im richtigen Verhältnis absorbiert, der Blutzuckerspiegel wird reguliert, und der Körper scheidet vermehrt Schad- und Abfallstoffe aus. (Siehe hierzu auch Kapitel 15.)

Coenzym Q10. Diese vitaminähnliche Substanz hilft den Körperzellen, Sauerstoff aufzunehmen und daraus Energie herzustellen. Bislang ist das Coenzym Q10 nur in wenigen Studien zum Abnehmen getestet worden; es scheint jedoch durchaus Erfolg zu versprechen. Zum Beispiel zeigte sich in einer Studie an 27 Übergewichtigen, daß diejenigen mit sehr niedrigen Coenzym-Q10-Spiegeln rascher an Gewicht verloren, wenn man ihnen das Enzym zusätzlich verabreichte, als Dicke mit normal hohen Enzymspiegeln. Die Durchschnittsdosis Coenzym Q10 beträgt 15 bis 30 mg pro Tag.

Die Spurenelemente Zink und Kupfer. Ausgewogene Tagesdosen Zink (17 bis 25 mg), Kupfer (2 bis 4 mg), Beta-Carotin (25 000 bis 50 000 IE oder 15 bis 30 mg) sowie Vitamin E (400 bis 600 IE) helfen der Schilddrüse, optimal zu funktionieren. Diese endokrine Drüse in der Halsgrube spielt eine zentrale Rolle im gesamten Stoffwechsel, vor allem bei seiner Geschwindigkeit. Produziert sie nicht genügend Schilddrüsenhormone – das kann auch passieren, wenn ihr bestimmte Vitalstoffe fehlen –, nimmt man unter Umständen einiges an Gewicht zu und hat es mit dem Abnehmen sehr schwer. Auch chronische Müdigkeit und Kälteempfindlichkeit sprechen für eine Schilddrüsenunterfunktion, daneben eine Körpertemperatur von weniger als 36,8° C (morgens nach dem Aufwachen in der Achselhöhle gemessen). Ein ärztlicher Bluttest kann zeigen, welche Schilddrüsenhormone fehlen. Auch ein Jodmangel führt zu Schilddrüsenproblemen. Die meisten Menschen brauchen dann aber nur jodiertes Speisesalz und keine weiteren Jodpräparate, damit ihre Schilddrüse wieder besser funktioniert.

Vitamin-B-Komplex. Viele der B-Vitamine spielen für die Schilddrüsenfunktion sowie für die Fettverbrennung eine Rolle. Wer abnehmen will, sollte dafür sorgen, täglich 50 bis 100 mg des Vitamin-B-Komplexes zu sich zu nehmen.

Cholin/Phosphatidylcholin/Lecithin. In Kapitel 2 können Sie nachlesen, was es mit diesen Substanzen genau auf sich hat. Cholin in jeder Form hilft dem Körper bei der Fettaufspaltung und dem Transport der Fette in Zellen hinein und aus ihnen heraus. Die Durchschnittsdosis beträgt für Cholin 100 bis 200 mg, für 90prozentiges Phosphatidylcholin 1,1 bis 2,2 g, für Lecithin mit 20prozentigem Phosphatidylcholinanteil 5 bis 10 g oder 1 bis 2 Teelöffel Granuli pro Tag.

Chrom

Bei einer Schlankheitskur zusätzlich Chrompräparate einzunehmen, kann zwei gute Gründe haben: Zum einen fördert es den Fettabbau, zum anderen den Muskelaufbau. Wie bereits erwähnt, kommt es beim Abnehmen nicht nur auf den Gewichtsverlust als solchen, sondern vor allem auf die Fettverbrennung an. Wenn Sie zusätzlich Chrom schlucken, bauen Sie gleichzeitig Muskelmasse auf (was Sie an der Waage ablesen, kann daher täuschen). So verhilft Chrom Ihnen vielleicht nicht dazu, rasch viele Pfunde loszuwerden, doch auf jeden Fall zu qualitativ höherwertigem und dauerhaftem Abnehmen.

Dieser doppelte Effekt des Spurenelements hat damit zu tun, welche Rolle es bei der Insulinproduktion und -nutzung spielt. Die Bauchspeicheldrüse schüttet vermehrt Insulin aus, um mit höheren Blutzuckerspiegeln fertigzuwerden. Insulin reguliert den Blutzucker, indem es die Leber und die Muskulatur befähigt, Glukose abzubauen. Mit anderen Worten, Insulin ist ein wichtiges Agens innerhalb der Körpermechanismen, die das Appetitzentrum im Gehirn mit dem Stoffwechsel und den Blutzuckerspiegeln verbinden. Arbeitet die Bauchspeicheldrüse, wie sie sollte, werden die Blutzuckerspiegel adäquat unter Kontrolle gehalten, und das Gehirn bekommt die richtigen Hunger- oder Sättigungssignale übermittelt. Stimmt hingegen etwas mit der Insulinproduktion nicht, sinkt der Energiepegel, und das Bedürfnis nach Zuckerzufuhr wird geweckt.

So ist es also kein Wunder, daß man leicht an Gewicht zulegt, wenn zu wenig Insulin produziert wird bzw. der Körper das ausgeschüttete Insulin nicht richtig verwerten kann (wie das bei der Zuckerkrankheit der Fall ist). Auch eine starke Zunahme der Fettgewebe kann die Insulinverwertung beeinflussen. Übergewicht loszuwerden, wird dann erheblich schwieriger. Chrom ist nicht nur für die Insulinproduktion wichtig, sondern auch für die Fähigkeit der Muskel- und anderen Körpergewebe, das vorhandene Insulin richtig auszunutzen.

Eine Reihe von placebokontrollierten Studien an Sportlern, Collegestudenten, übergewichtigen Erwachsenen und anderen Probanden hat ergeben, daß 200 bis 400 Mikrogramm Chrom pro Tag, über zwei bis drei Monate hinweg eingenommen, tatsächlich den Fettabbau und den Muskelaufbau fördern. An einer »Schlankheitsklinik« in San Antonio beispielsweise führten Forscher kürzlich eine Doppelblindstudie mit übergewichtigen Erwachsenen durch. Die Studiengruppe erhielt 200 bis 400 Mikrogramm Chrompicolinat täglich, ohne ihre Ernährung oder körperliche Bewegung in besonderer Weise zu verändern. Innerhalb von zwei Monaten verloren die Probanden der Studiengruppe im Schnitt knapp zwei Kilogramm Fett, legten dafür aber rund 700 g Muskelmasse zu. In der Kontrollgruppe, die statt Chrom ein Placebo erhielt, verloren die Probanden nur ein knappes halbes Pfund Fett; ihr Muskelgewebe nahm um knapp 200 Gramm zu. Bei einer anderen Studie mit Frauen und Männern, die an der Universität von Louisiana an einem Programm zur Gewichtsreduzierung teilnahmen, stellte sich heraus: Diejenigen, die täglich 200 Mikrogramm Chrompicolinat bekamen, nahmen im Schnitt 40 Prozent an Muskelmasse zu und verloren 20 Prozent ihrer Fettgewebe.

Natürlich wirkt Chrom am besten, wenn man gleichzeitig fettarm ißt und sich viel körperlich bewegt.

Wie Sie Chrompräparate anwenden können: Sie sind als Tabletten, Kapseln und in flüssiger Form erhältlich. Die Durchschnittsdosis für Erwachsene beträgt 200 bis 400 Mikrogramm (0,2 bis 0,4 mg) pro Tag.

Ballaststoffpräparate

Ballaststoffe haben eine Reihe von positiven Wirkungen auf den Körper, die allesamt dazu beitragen, das Abnehmen zu erleichtern. Als Präparat kurz vor den Mahlzeiten (oder aber in einer faserreichen Nahrung) aufgenommen, tragen Ballaststoffe zur Füllung des Magens bei und signalisieren bald Sättigung; daher ißt man auch weniger als ohne sie. Ballaststoffreiche Nahrung muß gut gekaut werden; auch das trägt dazu bei, daß man langsamer und kleinere Mengen ißt. Hinzu kommt, daß faserreiche Nahrungsmittel in aller Regel vergleichsweise wenig Kalorien, dafür aber viele Vitalstoffe enthalten.

Sobald Ballaststoffe – ob aus der Nahrung oder aus Präparaten – in den Darm gelangen, helfen sie, die Blutzuckerspiegel zu regulieren und auf diese Weise Hungerattacken vorzubeugen. Fette und andere kalorienreiche Nahrungsbestandteile werden rascher durch den Verdauungstrakt befördert, daher auch weniger absorbiert. Ballaststoffe können außerdem die Ausschüttung von appetitanregenden Botenstoffen hemmen.

Die beste Art und Weise, viel Ballaststoffe zu sich zu nehmen, besteht darin, viele Vollkornprodukte, frische Gemüse, Obst und Hülsenfrüchte zu essen. Präparate nützen natürlich auch etwas, sollten aber kein Ersatz für gesunde Ernährung sein.

Doch Vorsicht: Übertreiben Sie es nicht mit der Ballaststoffzufuhr. Beginnen Sie mit 4 bis 5 Gramm pro Tag und steigern Sie die Dosis allmählich, so daß Ihr Körper sich daran gewöhnen kann. Wer allzuviel Ballaststoffe zu sich nimmt (im Schnitt mehr als 30 g pro Tag), kann nicht mehr genügend Nähr- und Vitalstoffe absorbieren. Außerdem sollten Sie stets viel Flüssigkeit trinken (mindestens zwei Liter pro Tag), damit die Ballaststoffe sich nicht im Darm verklumpen und zu Verstopfung führen.

Wie Sie Ballaststoffpräparate anwenden können: Es gibt sie in vielerlei Darreichungsformen. Um den Gewichtsverlust zu beschleunigen, sollten Sie täglich 1 bis 2 gehäufte Teelöffel bzw. 4 bis 8 g als Tabletten oder Kapseln zusammen mit einem großen Glas Wasser, Saft oder Tee 15 bis 30 Minuten vor den Mahlzeiten einnehmen.

Hydroxylzitrussäure

Hydroxylzitrussäure (abgekürzt HZS) ist eine natürliche Substanz, die chemisch mit der Zitrussäure von Orangen und anderen Zitrusfrüchten verwandt ist. Sie wird aus dem Rindenextrakt der Malabar-Tamarinde (auch Goraka genannt) gewonnen – einer tropischen Frucht, die wie ein kleiner Kürbis aussieht und auf einem südasiatischen Baum (Garcinia cambogia) wächst. In diesen Ländern wird die Frucht gern verzehrt, als Würzmittel verwendet (wer die thailändische Küche liebt, hat sie vielleicht schon in Curry-Gerichten gegessen) und als Heilpflanze genutzt, vor allem zur Verdauungsförderung. HZS ist zwar auch in anderen, meist südasiatischen Pflanzen enthalten, doch diese Tamarinde ist die beste bekannte Nahrungsquelle.

Sowohl Tierexperimente wie auch klinische Studien zeigten, daß HZS die ungewöhnliche Eigenschaft besitzt, den Stoffwechselprozeß der Umwandlung von Kohlenhydraten in Fette rückgängig zu machen. Dabei wird der Appetit vermindert, man ißt weniger und nimmt daher auch leichter ab. Des Rätsels Lösung findet sich im Glukosestoffwechsel: Hohe Blutzuckerspiegel führen dazu, daß Glukose in Glykogen umgewandelt und in Leber und Muskulatur gespeichert wird. Ist dort kein Platz mehr für weiteres Glykogen, wird die überschüssige Glukose in mehreren Schritten in Fettsäuren und Cholesterin umgewandelt und in anderen Körpergeweben gespeichert. Hydroxylzitrussäure hemmt kurzzeitig die Wirkung des Enzyms ATP-Zitratlyase, die für diesen Stoffwechselvorgang notwendig ist. In zwei Tierstudien stellte sich heraus, daß HZS die Fettsynthese acht bis zwölf Stunden nach einer Mahlzeit um 40 bis 70 Prozent zu hemmen vermag. Die Leber wandelt weiterhin Glucose zu Glykogen um (statt zu Fettsäuren und Cholesterin) und signalisiert dem Gehirn, daß jetzt ein Sättigungsgrad erreicht ist.

In Studien an Menschen zeigte sich, daß HZS die Nahrungsaufnahme um rund 10 Prozent vermindern kann. In einer Untersuchung mit 22 Übergewichtigen, die auf eine fettarme Diät gesetzt wurden, gab man der einen Gruppe dreimal täglich 250 mg HZS plus 100 mg Chrom, der anderen nur Placebos. Innerhalb von zwei Monaten hatte die erste Gruppe im Schnitt gut 5 kg abgenommen, die zweite nur knapp 2 kg. Diejenigen, die HZS bekommen hatten, berichteten außerdem, daß sie weit weniger Appetit gehabt hatten, vor allem auf Süßes.

Hydroxylzitrussäure ist in mehreren Produkten enthalten, die das Abnehmen erleichtern sollen (achten Sie auf die Angaben der Inhaltsstoffe). Zwar wurde HZS bislang noch nicht so gründlich erforscht wie einfache Zitrussäure, scheint jedoch ähnlich nebenwirkungsarm zu sein. (Kleine Mengen Zitrussäure werden zahlreichen Produkten – von Shampoos bis hin zu Colagetränken – als Konservierungsstoff beigesetzt.) In großen Mengen kann HZS jedoch bestimmte Hormone beeinflussen. Kinder sowie Schwangere und Stillende sollten daher HZS nicht einnehmen. Eines ist jedoch sicher: HZS ist weitaus sicherer als alle anderen marktüblichen Appetitzügler, von verschreibungspflichtigen Amphetaminen bis hin zu pflanzlichem Ephedrin, die allesamt auf das Zentralnervensystem wirken. HZS macht auch weder abhängig noch süchtig.

In den meisten Tierexperimenten wurden ziemlich hohe Dosen HZS verabreicht, die der Zufuhr von 3 bis 6 g bei Menschen entsprechen. Die zuvor zitierten klinischen Studien zeigten jedoch, daß die Substanz auch in kleineren Dosen bereits effektiv ist, vor allem in Kombination mit Chrom. Außerdem stellte sich heraus, daß es wirksamer ist, zwei bis drei kleinere Dosen pro Tag einzunehmen statt nur einer einzigen größeren.

Dr. Dallas Clouatre, der sich intensiv mit HZS beschäftigt hat, schreibt dazu: »Nach allem, was wir bislang über HZS wissen, kann man die Dosierung nach individuellen Bedürfnissen gestalten. Die meisten erzielen schon mit sehr kleinen Mengen HZS die gewünschten Resultate; macht sich nach drei Wochen jedoch immer noch kein Effekt bemerkbar, sollte man die Dosis weitere drei Wochen lang verdoppeln. Rund 1500 mg

HZS pro Tag, kombiniert mit Niacin-gebundenem Chrom, bringen in ungefähr 80 Prozent der Fälle den gewünschten Erfolg.«

Wie Sie HZS anwenden können: Die durchschnittliche Anfangsdosis für eine Schlankheitskur beträgt dreimal täglich 250 mg HZS plus 100 Mikrogramm (0,1 mg) Chrom, 30 bis 60 Minuten vor den Mahlzeiten eingenommen.

Carnitin

Immer mehr Bodybuilder(-innen) sowie Sportler und Sportlerinnen greifen zu Carnitin, um ihre Kraft und Ausdauer zu erhöhen (siehe Kapitel 4). Andere nutzen Carnitin zur Verbesserung ihrer Herz- und Kreislauffunktion (siehe Kapitel 8). Sie können sich damit aber auch das Abnehmen erleichtern. Das ist zwar wissenschaftlich noch nicht bewiesen; doch wenn man sich die Rolle ansieht, die Carnitin im Körper spielt, könnte es gut sein, daß Experimente dazu sehr erfolgversprechende Resultate zeitigen werden.

Carnitin ist äußerst wichtig für die Fettverbrennung. Im Körper wird Carnitin im Herzen und in anderen Muskeln gespeichert; es wird dort für den Transport von Fettsäuren in die Mitochondrien der Zellen benötigt, wo sie verbrannt und in Energie umgewandelt werden. Wer Carnitinpräparate einnimmt, kann die Energiegewinnung des Körpers durch Verstoffwechslung gespeicherter Fette erheblich erhöhen und so dazu beitragen, daß verstärkt Fettgewebe abgebaut werden.

Die effektivste und sicherste Carnitinform ist das L-Carnitin, das in vielerlei Nahrungs-Ergänzungspräparaten enthalten ist, oft kombiniert mit Spurenelementen wie dem Chrom.

Wie Sie L-Carnitin anwenden können: Meist wird es in Form von Kapseln und Tabletten (zu je 250 oder 500 mg) sowie als Flüssigkeit angeboten. Um das Abnehmen zu beschleunigen, können Sie ein- bis zweimal täglich 250 bis 500 mg pro Tag zu den Mahlzeiten einnehmen.

Aminosäuren und Gewichtsverlust

Die Aminosäurespiegel im Blut haben direkten Einfluß auf bestimmte Neurotransmitter im Gehirn, die für die Übermittlung von Hunger- und Appetitsignalen zuständig sind. So kann beispielsweise Tryptophan die Serotoninspiegel senken – ein Neurotransmitter, der dem Hypothalamus als Bote für Sättigungssignale an andere Hirnzentren dient.

Auch auf indirektem Wege können Tryptophan und die Aminosäure Phenylalanin den Hunger und damit das Abnehmen beeinflussen: Wenn fetthaltige Nahrung in den Zwölffingerdarm gelangt, schüttet dieser ein Hormon namens Cholezystokinin (CZK) aus. Dieses bewegt wiederum die Gallenblase und die Bauchspeicheldrüse, bestimmte Substanzen – einschließlich Gallenflüssigkeit und Enzymen – auszuschütten, die für die Verdauung benötigt werden. Es gibt außerdem Hinweise darauf, daß CZK die Zirbeldrüse beeinflußt (und damit die Produktion eines für die Fettverbrennung wichtigen Wachstumshormons) sowie den Hypothalamus anregt. Studien ergaben, daß stark Übergewichtige oft verminderte CZK-Spiegel im Blut aufweisen bzw. die Wirkung dieses Enzyms sich bei ihnen nicht richtig entfalten kann.

Der Haken daran: CZK ist zwar in den USA als Nahrungs-Ergänzungspräparat auf den Markt gekommen; es scheint jedoch recht unsicher, ob das oral zugeführte CZK denselben positiven Effekt ausübt wie das im Körper selbst produzierte. Tryptophan wie auch Phenylalanin fördern die körpereigene CZK-Produktion. Doch ist Tryptophan wegen seiner starken Nebenwirkungen (es gab sogar einige Todesfälle zu verzeichnen) inzwischen nur noch bei bestimmten schweren Schlafstörungen auf Rezept erhältlich und nicht mehr frei verkäuflich im Handel. Wer die CZK-Produktion im Zwölffingerdarm erhöhen möchte, um besser abzunehmen, kann daher allenfalls auf aminosäurehaltige Lebensmittel (zum Beispiel viele Sorten von Fruchtsäften) oder aber auf Präparate mit Phenylalanin oder Arginin zurückgreifen.

Phenylalanin

Diese Aminosäure fördert nicht nur die körpereigene Produktion des Enzyms Cholezystokinin, sondern ist auch eine Vorläuferin der Aminosäure Tyrosin. Diese ist wiederum für die Produktion der Schilddrüsenhormone unabdingbar, die die Stoffwechselrate regulieren, und sie ist für die Synthese bestimmter Neurotransmitter notwendig, vor allem Dopamin, Noradrenalin und Adrenalin, die sehr wahrscheinlich bei der Übermittlung von Hungersignalen ihre Hand im Spiel haben.

Phenylalanin ist ein Stimulans und kann daher verschiedene Nebenwirkungen haben, einschließlich Schlafstörungen und innerer Unruhe. Die Aminosäure sollte nicht eingenommen werden von Schwangeren und Stillenden, Bluthochdruckkranken sowie Menschen, die MAO-Hemmer als Antidepressiva einnehmen. Auch bei Phenylketonurie (einer Phenylalanin-Stoffwechsel-Störung) darf man sie nicht schlucken.

In einem Schlankheitsprogramm ist die L-Form des Phenylalanins anderen Formen vorzuziehen.

Wie Sie Phenylalanin anwenden können: Die Aminosäure wird meist in Kapseln zu 375, 500 oder 750 mg angeboten. Die Durchschnittsdosis für leichteres Abnehmen beträgt zwei- bis dreimal täglich 375 bis 500 mg, vor den Mahlzeiten eingenommen.

Arginin

Arginin ist in Bodybuilding-Kreisen sehr beliebt, weil es die Ausschüttung von Wachstumshormonen aus der Zirbeldrüse anregen kann (siehe Kapitel 4). Das bewirkt, daß der Körper auch mehr Fett verbrennen und Muskelmasse aufbauen kann. Daher ist diese Aminosäure auch für Übergewichtige nützlich, die ein paar Pfund loswerden und dabei den Fettanteil ihrer Gewebe reduzieren wollen.

Schwangere Frauen, Menschen mit Nieren- und Leberleiden sowie unter Zwanzigjährige (deren Knochen noch im Wachsen begriffen sind) sollten kein Arginin einnehmen. Möglicherweise können hohe Dosen Arginin in manchen Fällen eine latente Herpesinfektion virulent machen; die Aminosäure mit Lysin zu kombinieren – es kann eventuell Herpesausbrüche verhindern –, ist dann vielleicht das Beste. Ohnehin hat eine der interessantesten Studien zu Arginin ergeben, daß die Sekretion des Wachstumshormons bei denjenigen Probanden am stärksten stimuliert wurde, die sowohl 1,2 g Arginin als auch 1,2 g Lysin pro Tag erhielten.

Wie Sie Arginin anwenden können: Es wird meist als Einzelpräparat (Kapseln, Pulver) angeboten, aber auch als Inhaltsstoff in Fettverbrennungs- und Muskelaufbau-Präparaten, wo es häufig mit Nährstoffen wie Ornithin, Methionin oder Vitamin B6 kombiniert wird. Die Durchschnittsdosis im Schlankheitsprogramm beträgt ein- bis zweimal täglich 250 bis 500 mg zu den Mahlzeiten.

Mit Aromaölen leichter abnehmen

Geschmacks- und Geruchssinn sind eng miteinander verbunden, wie alle bestätigen können, die schon einmal versucht haben, mit zugehaltener Nase zwischen dem Geschmack einer

Birne und dem eines Apfels zu unterscheiden. Wenn Sie sich beim Schmecken nur auf Ihre Zunge verlassen müßten, hätten Sie lediglich die Wahl zwischen vier Geschmacksrichtungen: süß, sauer, bitter und salzig. Ihr Geruchssinn hingegen kann schätzungsweise zwischen zwei- und viertausend verschiedene Aromen unterscheiden. Und das sind etwa 80 Prozent aller Wahrnehmungen, die den Geschmack prägen.

Daß der Geruchssinn bei der Nahrungsaufnahme – und damit beim Hungergefühl – eine wesentliche Rolle spielt, ergibt sich auch aus der Anatomie. Der Riechkolben im oberen Teil der Nasenhöhle ist mit bestimmten Bereichen des Gehirns, u. a. mit dem Hypothalamus, verbunden, die den Hunger und Appetit regulieren. Forschungen zeigten, daß auch das Verdauungsenzym Cholezystokinin (CZK) als eine Art Botenstoff im Riechkolben fungiert. Interessant sind die folgenden Verbindungen zwischen Geschmack, Geruch und Appetit:

- Ihre Nase kann Essen nicht mehr so gut riechen, sobald Sie sich sattgegessen haben.
- Im Flugzeug schmeckt jedes Essen weniger intensiv, weil der in der Kabine reduzierte Luftdruck verhindert, daß sich Aromastoffe in der Luft ausbreiten.
- Das Wichtigste aber: Forschungen zeigten, daß ein Verlust des Geruchssinns oft mit einer Gewichtszunahme einhergeht.

Eine der wenigen wissenschaftlichen Studien, die es überhaupt zur Beziehung zwischen Geruchssinn und Gewichtsabnahme gibt, wurde 1993 am Zentrum für Erforschung und Behandlung von Geruchs- und Geschmackssinn in Chicago durchgeführt. Der Leiter des Zentrums, Dr. Alan R. Hirsch, und seine Kolleginnen und Kollegen untersuchten 3193 übergewichtige Personen, die meisten von ihnen Frauen im mittleren Alter, die etwa 1,62 m groß waren und knapp 98 kg wogen. Es stellte sich heraus, daß diejenigen Probandinnen, die mehrmals täglich – und zwar immer dann, wenn sie Hunger verspürten – Bananen-, Pfefferminz- oder Apfelduft durch die Nase inhalierten, innerhalb eines Monats fast 2,5 kg abnahmen, obwohl sie weder auf Diät gesetzt waren noch ein Bewegungsprogramm absolvierten. Manche Frauen nahmen sogar bis zu 8 kg ab. Die Forschungsgruppe zog daraus den Schluß, das Gehirn ließe sich offenbar mit Essensdüften überlisten, die es mit richtigem Essen gleichsetzt und daraufhin die Appetitbremse zieht.

Der Neurologe Hirsch erklärte außerdem, die Resultate seien bei Personen mit gutem Geruchssinn besonders ausgeprägt gewesen. Und: »Der Grad der Gewichtsabnahme korrelierte direkt mit der Zahl der Inhalationen.« Man schloß daraus, daß »es für Personen mit gut funktionierendem Geruchssinn durchaus möglich sein kann, innerhalb von sechs Monaten durch Inhalieren bestimmter Aromen einen kontinuierlichen Gewichtsverlust zu induzieren und beizubehalten«. Derzeit führen Hirsch und seine Mitarbeiter eine ähnliche Studie an 12 000 Menschen durch, die 13 Monate lang beobachtet werden; Ziel ist es, herauszufinden, ob die Gewichtsabnahme auch von Dauer ist. Dabei werden neue Aromen zum Einsatz kommen, u. a. Mandelkeks, Cola, Preiselbeere und Vanille.

Eine weitere Forscherin, die eine enge Beziehung zwischen Geruchssinn und Gewichtsabnahme entdeckte, ist Dr. Susan Schiffman von der Duke-Universität. Sie förderte das Abnehmen bei Übergewichtigen, indem sie deren Lieblingsspeisen jeweils ein Aroma zusetzte, das die verführerischen Essensdüfte noch erhöhte. So aßen die Probandinnen noch mehr »mit der Nase« und brauchten weniger Nahrung, um sich gesättigt zu fühlen.

Bislang ist noch zu wenig darüber bekannt, welche Düfte sich nun speziell zum Abnehmen eignen; besondere Tips für die Anwendung von Aromaölen kann man daher noch nicht geben. Außerdem kann man nie wissen, ob die Düfte den Appetit manchmal nicht eher stimulieren, statt ihn zu befriedigen. Die meisten Fachleute für Aromatherapie sehen im Gewichtsverlust daher kein Einsatzgebiet für aromatische Öle.

Wenn Sie jedoch einmal eigene Studien mit einzelnen Düften durchführen wollen, die Sie mehrmals täglich durch die Nase inhalieren, dann gibt es medizinisch sicher nichts dagegen einzuwenden. In den wissenschaftlichen Studien wird meistens (auch) Pfefferminzöl verwendet, das leicht süßlich riecht und mild stimulierend wirkt (siehe Kapitel 5). Halten Sie stets ein solches Riechfläschchen bereit und schnüffeln Sie daran, wann immer Sie Appetit bekommen – dreimal durch jedes Nasenloch den Duft einziehen. Es spricht alles dafür, daß die Methode um so wirksamer ist, je öfter Sie sie anwenden.

Für den Anfang

Wenn Sie bislang noch keine Erfahrungen mit Heilpflanzen oder Nährstoffen als Hilfen zum Abnehmen gemacht haben, fangen Sie am besten mit der folgenden Kombination an:

- ein Präparat, das die Thermogenese anheizt; es sollte kleine Mengen Koffein (oder pflanzliches Ephedrin) sowie Vitamine, Mineralstoffe, das Coenzym Q10, Carnitin oder Tyrosin enthalten;
- ein Präparat mit Hydroxylzitrussäure plus Chrom;
- ein Ballaststoffpräparat (zusammen mit viel Flüssigkeit einnehmen).

Je nachdem, wieviel Sie abnehmen sollen oder wollen, müssen Sie diese Präparate ein paar Wochen bis einige Monate lang einnehmen. Sobald Sie Ihr Wohlfühlgewicht erreicht haben, können Sie auf die ersten beiden Kombinationspräparate gut verzichten, sollten aber weiterhin Chrom (100 Mikrogramm pro Tag) sowie Ballaststoffe zu sich nehmen, denn sie sind für Ihre gesamte Gesundheit unverzichtbar.

Was Sie sonst noch für sich tun können

Wer dauerhaft abnehmen und Fettpolster abbauen will, muß natürlich mehr tun, als nur regelmäßig ein paar nützliche Präparate »einzuwerfen«. Zudem steigen Ihre Siegeschancen im Kampf gegen überflüssige Pfunde erheblich, wenn Sie mehrere Eisen im Feuer haben. Millionen Menschen, die immer wieder erleben müssen, wie ihr Gewicht erst abnimmt, dann aber fast unweigerlich wieder hochgeht, können bestätigen, daß mit den üblichen »Proteindrinks zum Abnehmen« nur sehr selten dauerhafte Erfolge zu erzielen sind. Jede Diät, jede Ernährungsumstellung kann erst dann effektiv sein, wenn Sie gleichzeitig ein positives Gefühl für Ihren Körper entwickeln und sich erheblich mehr bewegen.

Schlankheitsprogramme, die langfristig angelegt sind, haben weit mehr Erfolg als Kurzzeitdiäten. Bei sehr vielen Menschen schwankt außerdem das Körpergewicht natürlicherweise, je nach Jahreszeit, Monatszyklus oder anderen Faktoren. Dreimal am Tag auf die Waage zu steigen, ist nichts als Zeitverschwendung, meint dazu Dr. James Rippe, Leiter des Zentrums für Klinische Forschung und Lebensführung in Shrewsbury (Massachusetts). Für dauerhaftes Abnehmen ist es nicht wichtig, wie viele Kalorien man täglich zu sich nimmt oder wie viele Gramm Körpergewicht man von einem Tag auf den nächsten abnimmt. Es geht vielmehr um »langsame Regulierungsprozesse, die Monate bis Jahre brauchen, um sich einzuspielen«.

Um wirklich dauerhaft abzunehmen, sollten Sie die folgenden Regeln beherzigen:

- Machen Sie keine speziellen Schlankheitsdiäten. Stellen Sie Ihre Ernährung lieber grundsätzlich um, und zwar auf fettarme, ballaststoffreiche Nahrungsmittel, vor allem komplexe Kohlenhydrate. Wie viele Ernährungswissenschaftlerinnen und -wissenschaftler heute immer wieder betonen, geht es nicht um die Kalorienzahl, sondern um einen möglichst geringen Anteil gesättigter Fette in der Nahrung. Der Ökotrophologe Dr. Neal Barnard konstatiert: »Wer dauerhaft ein bestimmtes Gewicht erreichen und halten will, sollte sich vor allem von Körnern, Hülsenfrüchten, Gemüsen und Obst ernähren. Das verhilft zu leichterem Gewichtsverlust als jede Schlankheitsdiät. Die meisten Menschen können essen, was und so viel sie wollen, und bleiben trotzdem schlank, solange sie sich an diese Regel halten.«
- Bleiben Sie körperlich aktiv. Tägliche Bewegung hat vielerlei positive Auswirkungen auf Ihre Gesundheit. Sie bringt Ihren Stoffwechsel in Schwung, und zwar nicht nur während der Aktivität, sondern auch, während sie ausruhen. Dabei wird Muskelgewebe aufgebaut, das auch in Ruhelage mehr Kalorien verbrennt als Fett. Ihr Appetit wird dabei auf gesunde Weise reguliert, und Sie haben keine unkontrollierten Heißhungeranfälle mehr.
- Trinken Sie viel Wasser oder verdünnte Fruchtsäfte. Zum einen geben Sie Ihnen das Gefühl, früher satt zu sein; Sie essen also auch weniger als vorher. Allerdings: Alkoholika sind hier nicht inbegriffen! Sie enthalten meist sehr viele Kalorien und können die Fettverbrennung eher behindern als fördern.
- Versuchen Sie, extreme Blutzuckerschwankungen zu vermeiden. Wenn Sie zum Beispiel viel raffinierten Industriezucker (Süßigkeiten) oder koffeinhaltige Getränke zu sich nehmen, gehen Ihre Blutzuckerspiegel zunächst unverhältnismäßig stark nach oben und sinken anschließend wieder ziemlich tief ab; das führt dann zu Heißhunger, und der Teufelskreis beginnt von vorn.

- Versuchen Sie, zwölf Stunden am Tag überhaupt nichts zu sich zu nehmen (außer Wasser). Das hört sich im ersten Moment vielleicht schwierig an, heißt aber nichts anderes als nach dem Abendessen bis zum Frühstück am nächsten Morgen nichts zu essen. Vor allem die kleinen Häppchen (und Bierchen) vor dem Fernseher setzen sich meist als Fettpölsterchen an Ihrem Körper fest.
- Schalten Sie öfter mal den Fernseher aus. In mehreren Studien hat sich herausgestellt, daß Übergewichtige meist viel mehr Zeit vor dem Fernseher verbringen als Dünne.

Danksagung

Großen Dank schulde ich den Tausenden von Menschen, die Studien durchgeführt, Bücher und Artikel veröffentlicht und ihr Leben der Erforschung von Heilpflanzen, Nährstoffen etc. und ihren Wirkungen auf den menschlichen Organismus gewidmet haben. Ihre Arbeit bildet die Grundlage für vieles, was ich in diesem Buch zusammengefaßt habe. Außerdem möchte ich folgenden Personen herzlich für ihre Anmerkungen, Einsichten und Antworten auf große und kleine Fragen danken: Christopher Hobbs, Carol J. Corio, Georg Wikman, Dr. Alan Hirsch, Mark Blumenthal, Dr. Bob Bonnano, Bill Thompson und Bob Felt. Meine Agentin Judith Weber und mein Agent Nat Sobel von Sobel Weber Associates haben den Schreibprozeß vom Exposé zum Manuskriptabschluß sehr hilfreich begleitet. Leslie Meredith, Cheflektorin bei Bantam Books, gab mir wertvolle Anregungen dazu, wie die Materialfülle besser zu ordnen und das Buch so praktisch wie möglich zu machen sei. Brian Tart von Bantam Books sorgte dafür, daß alles, was ein Manuskript zum fertigen Buch macht, auch wirklich zum richtigen Zeitpunkt getan wurde. Zu den Mitgliedern meiner Familie, die mir bei diesem Projekt ganz besonders viel Unterstützung und Hilfe zukommen ließen, gehören Hillary Mayell White, Dick White und meine Frau Jeanne Mayell.

Gesundheit ist kein Zufall

Gesund bleiben und sich wohl fühlen: dafür kann jeder etwas tun. dtv Ratgeber wissen, was hilft. Ärzte, Körpertherapeuten, Naturheilkundige geben Ratschläge zu Vorbeugung und Behandlung von Beschwerden und Krankheiten.

Dr. David M. Gemmell
Dr. med.W. Haeusler
Homöopathie für alle Tage
Allgemeinerkrankungen, Frauen- und Kinderkrankheiten, Notfälle
dtv 36015

Heilfasten
Die Buchinger-Methode. Der natürliche Weg zu körperlicher und seelischer Gesundheit
Herausgegeben von Maria Buchinger
dtv 36504

Dr. med. Hans Flury
Die neue Leichtigkeit des Körpers
Grundlagen der normalen Bewegung.
Übungen und Selbsthilfe für Alltag und Freizeit
dtv 36507

Dr. med. Harald Kinadeter
Gesund mit Vitaminen
Der tägliche Vitaminbedarf zum Schutz vor Krankheiten und Umwelteinflüssen · dtv 36512

Dr. med Sigrid Das
Entgiften und Entschlacken
Die Abwehrkräfte stärken und die natürliche Selbstreinigung des Körpers aktivieren
dtv 36516

Magret Siemers
Gesund mit natürlichen Haus- und Heilmitteln
Kräutertees, Säfte und Tinkturen, Dämpfe, Aromaöle und Einreibungen, Umschläge und Bäder
dtv 36518

Elke und Werner Sperling
Pilzerkrankungen
Mykosen erkennen und natürlich behandeln
dtv 36544

Anne Kent Rush
Massage
Entspannende Pausen für Körper und Seele
Mit Photos von Patrick Harbron
dtv 36537

dtv-Atlas Akupunktur

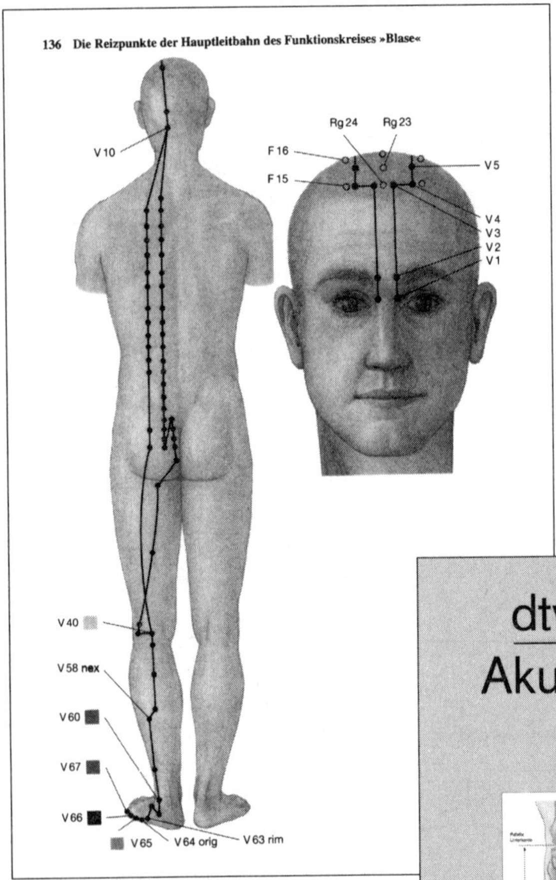

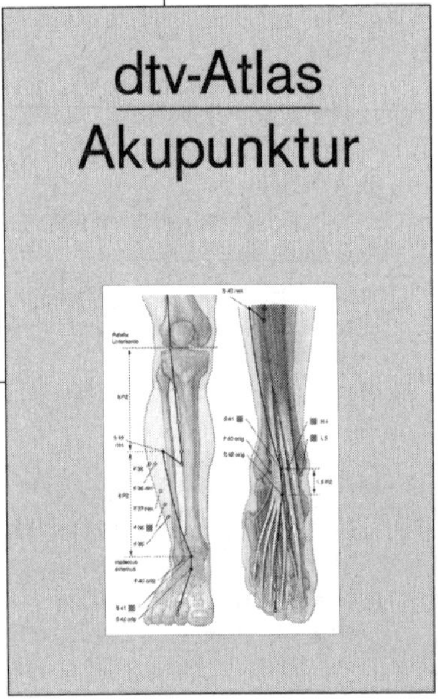

dtv-Atlas Akupunktur
von Carl-Hermann Hempen
Mit 135 farbigen Abbildungsseiten
von Ulrike Brugger
Originalausgabe
dtv 3232